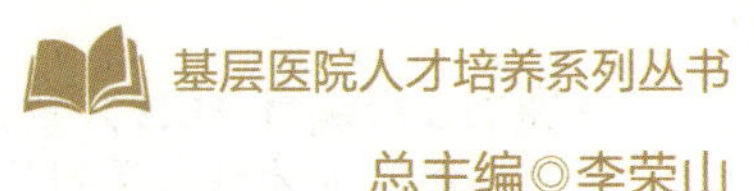

血液科　风湿免疫科

主　编

贺建霞　张改连

山西出版传媒集团

山西科学技术出版社

图书在版编目（CIP）数据

基层医院人才培养系列丛书．血液科 风湿免疫科 / 李荣山主编．-- 太原 : 山西科学技术出版社，2025．6．-- ISBN 978-7-5377-6490-2

Ⅰ．R4；R552；R593.21

中国国家版本馆 CIP 数据核字第 2025CH4702 号

基层医院人才培养系列丛书

血液科　风湿免疫科

出 版 人　阎文凯
丛书总主编　李荣山
主　　编　贺建霞　张改连
责任编辑　张延河
封面设计　杨宇光

出版发行　山西出版传媒集团·山西科学技术出版社
地址：太原市建设南路 21 号　邮编：030012
编辑部电话　0351-4922078
发行部电话　0351-4922121
经　　销　各地新华书店
印　　刷　山西东智印刷有限公司

开　　本　787mm × 1092mm　1/16
印　　张　23
字　　数　462 千字
版　　次　2025 年 6 月第 1 版
印　　次　2025 年 6 月山西第 1 次印刷
书　　号　ISBN 978-7-5377-6490-2
定　　价　100.00 元

总编委会名单

分 册 主 编

总序

在全国医疗系统中，基层医疗机构是不可或缺的一环。作为健康服务的前线，基层医疗机构承担着保障广大人民群众健康的重任。然而，面对人力和资源的限制，基层医疗工作者在为当地患者提供高质量医疗服务的过程中，常常遇到重重挑战。为此，专为基层医生设计的《基层医院人才培养系列丛书》应运而生。《基层医院人才培养系列丛书》的出版旨在为基层医生提供必要的知识支持和实操指导。

《基层医院人才培养系列丛书》涵盖了从常见病症的诊治到紧急情况的处理等多方面的知识。《基层医院人才培养系列丛书》所列举的病例都基于真实的临床案例，将理论与实践紧密结合，确保基层医生能够理解并应用其中的知识。通过学习书中介绍的最新的疾病诊疗标准，借鉴专家诊疗疾病的经验，基层医生会更加准确地把握疾病的本质，从而提高诊疗水平。

《基层医院人才培养系列丛书》的编写团队由经验丰富的临床医生（他们都是从事医学教育和医学研究的学者、专家）组成，他们共同努力，确保内容的临床相关性和教育有效性。每个分册中每一小节的开头都设有“核心提示”，“核心提示”概括了章节的重点，可使忙碌的基层医生能迅速把握关键信息；每一小节的结尾都设有“科普小常识”，“科普小常识”可加深基层医生对疾病预防和健康促进的理解。

此外，《基层医院人才培养系列丛书》对每个典型病例都提供了疾病诊断思路和鉴别诊断方法。这些内容不仅能够帮助基层医生理清错综复杂的疾病，而且能够培养他们综合分析和临床判断的能力。通过集思广益，作者们分享了他们的诊疗经验，包括如何在资源有限的条件下制定有效的治疗计划。

《基层医院人才培养系列丛书》共有10个分册，包含13个临床学科，每个临床学科包含若干种疾病介绍，每种疾病都设有“要点与讨论”栏目。“要点与讨论”中介绍了单个疾病最新的研究成果，特别强调了持续医学教育的重要性，鼓励基层医生通过阅读最新研究成果来不断更新医学知识。每种疾病的创新治疗方法和研究进展都是基于最新的科学研究，旨在提供给基层医生最前沿的医学信息，从而更好地服务病患。

作为一位长期关注基层医疗发展的临床工作者，我深知这些内容对基层医生的重要性。《基层医院人才培养系列丛书》不仅是一本医学书籍，更是一份责任和承诺，旨在提升基层医疗服务的整体水平，使每一位患者都能得到科学、合理和人性化的治疗。

我衷心推荐每一位基层医疗工作者阅读这套丛书，相信在这套丛书的帮助下，他们会更加自信和专业地面对各种医疗挑战。

李荣山

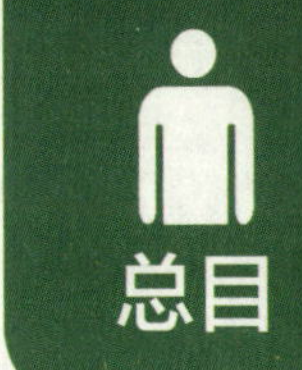
总目

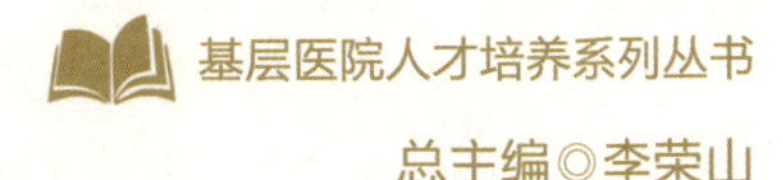

总主编◎李荣山

血液科

主　　编

贺建霞

副 主 编

张乃红

参编人员

（按姓氏笔画排序）

王云鹏　白斯君　史殷雪　刘文华

张彩霞　高轶男　耿　晔　袁瑞兰

山西出版传媒集团

山西科学技术出版社

前言

提升基层医生医疗服务的能力和水平对“健康中国2030”“以农村和基层为重点，推动健康领域基本公共服务均等化”总原则的实行至关重要。继续教育是提升基层医生服务能力的重要手段和方法。

因为血液病特别是恶性血液病的发病率较低，而有关血液病的医学文献专业性较强，所以相当一部分基层医生对血液病较为陌生。近年来，随着医学诊断技术的不断提高及人口不断老龄化，多种血液疾病，比如淋巴瘤、多发性骨髓瘤等，发病率显著上升。相比其他实体肿瘤，很多血液肿瘤发病较急，如果得不到及时有效的处置，往往会贻误病情。随着医改的深化，三级医疗体系的日臻完善，多种恶性血液病的维持治疗、康复随访需要在基层医疗机构进行。基层医疗机构常常是患者就诊的“第一道门户”，因此，提高基层医生对有关血液病的认识和规范诊疗非常重要。有鉴于此，我们组织山西省人民医院血液科（以下简称“我科”）的专家团队编写了本书。

本书共有4章，详细介绍了造血干细胞疾病、出凝血性疾病、淋巴细胞和浆细胞疾病、白血病等4类疾病中10个典型案例的诊治经验，对基层医生有一定的启迪作用。

本书力求由浅入深，贴近临床实际进行编写。在编写过程中，我们遵循了两个原则：一是选取血液病时，尽可能覆盖到红细胞、白细胞、血小板三系疾病；二是疾病的诊疗遵循明确的国内诊治标准。

由于我们的经验和水平所限，本书难免存在纰漏和瑕疵，不足之处望读者及同行指正！

贺建霞

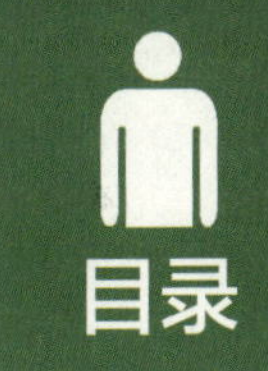

目录

第一章
造血干细胞疾病

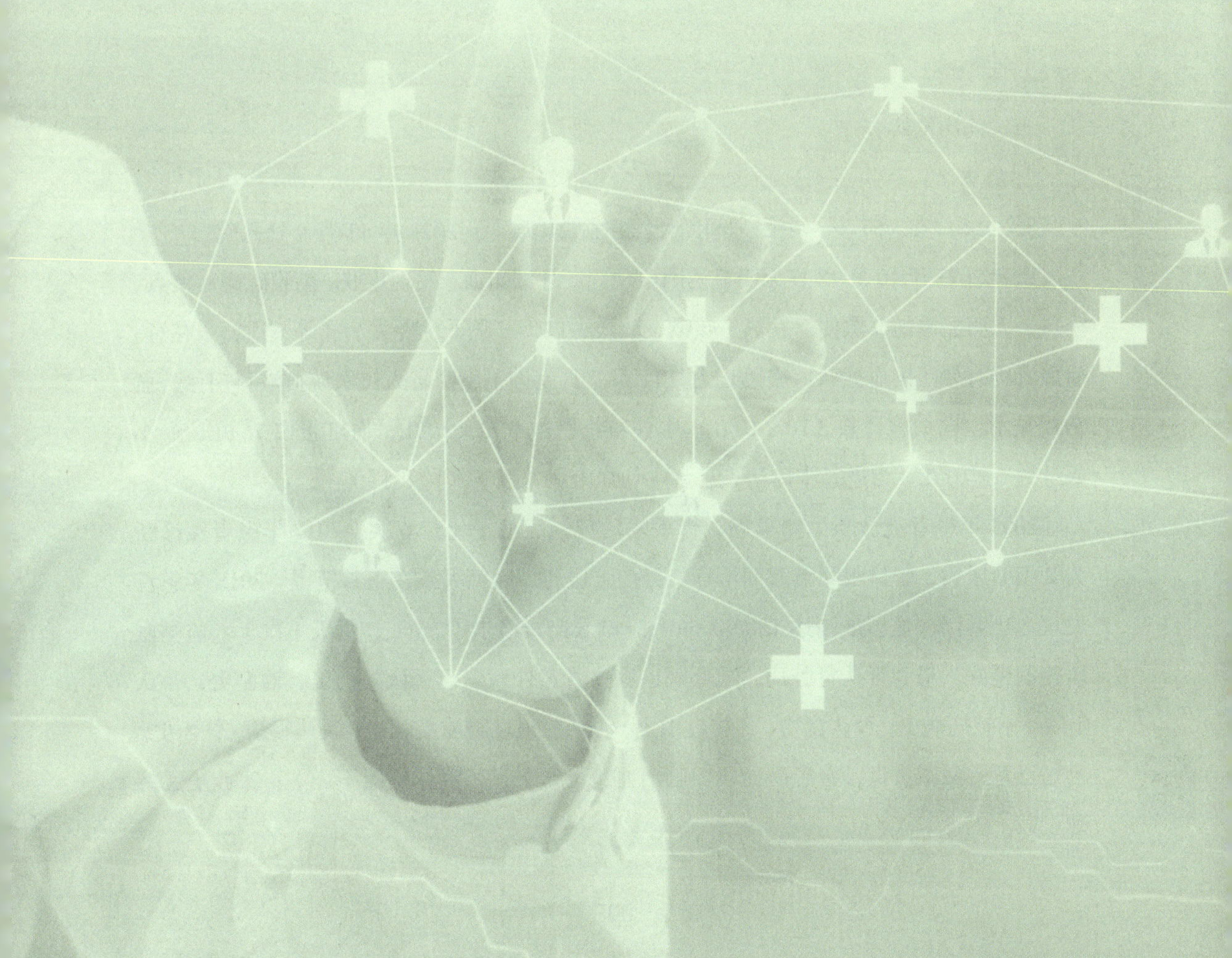

第一节　再生障碍性贫血（案例 1）

核心提示

❖学会再生障碍性贫血与其他全血细胞减少性疾病的鉴别。

❖掌握再生障碍性贫血治疗方法。

一、病历资料

1. 病史

安 ××，女，57 岁，主因"间断牙龈出血 21 天"于 2023 年 11 月 9 日入院。

患者 2023 年 10 月 18 日无明显诱因出现间断牙龈出血，发现皮肤、黏膜磕碰后瘀点、瘀斑，无明显鼻衄、黑便、发热、咳嗽、咳痰、口干、眼干、骨关节痛等不适，未在意。后患者仍有牙龈出血症状，略感乏力，11 月 7 日就诊于山西省人民医院血液科门诊。血常规显示：白细胞计数 3.10×10^9/L、中性粒细胞数 0.72×10^9/L、血红蛋白 76g/L、血小板计数 6×10^9/L。为进一步诊治，患者入住血液科（以下简称我科）。

2003 年患者被诊断为卵巢癌，行手术治疗，后给予化疗 6 次。2017 年患者被诊断为 2 型糖尿病，曾口服阿卡波糖治疗，目前未服药，血糖大致在正常范围。2018 年患者发现血压升高，血压最高达 150/90mmHg，口服比索洛尔（2.5mg，每天 1 次），监测血压控制良好。患者否认肾脏病、冠心病、脑血管意外病史，否认外伤史、输血史，否认肝炎、结核病病史，否认食物、药物过敏史，否认放射性物质接触史；否认吸烟、饮酒史；已婚已育；父亲去世，曾患高血压、脑出血；母亲去世（具体病因不详）；家族史无特殊记载。

2. 体格检查

体温 36.5℃，脉搏 89 次 / 分，呼吸 19 次 / 分，血压 151/77mmHg，身高 168cm，体重 60kg。生命体征平稳，贫血貌，皮肤、黏膜散在出血点，浅表淋巴结未触及肿大；胸骨压痛阴性；双肺呼吸音清，未闻及干、湿啰音；心律齐，心脏各瓣膜听诊区未闻及病理性杂音；腹软，全腹无压痛、反跳痛及肌紧张，肝、脾肋缘下未触及；双下肢无水肿。

3. 实验室检查和辅助检查

血常规：白细胞计数 3.10×10^9/L、中性粒细胞计数 0.72×10^9/L、血红蛋白 76g/L、血小板计数 6×10^9/L、网织红细胞 0.43%。骨髓活检增生低下。

4. 初步诊断

全血细胞减少原因待查，慢性再生障碍性贫血（CAA）。

二、诊治经过

患者为女性，57 岁，主因“间断牙龈出血 21 天”入院。

患者无发热，无明显乏力，无鼻衄、咯血、黑便；20 年前有卵巢癌手术、化疗史；有糖尿病、高血压病史。体格检查：贫血貌，皮肤散在瘀点、瘀斑，浅表淋巴结未触及，肝脾不大。血细胞分析示全血细胞减少。

初步诊断：全血细胞减少待查，慢性再生障碍性贫血可能。

患者入院后进一步完善血常规、肝肾功能、贫血系列、自身免疫抗体、传染病系列、PNH、骨髓穿刺、骨髓活检、免疫分型、染色体等相关检查。

肝、肾功能：乳酸脱氢酶 244.83IU/L，丙氨酸氨基转移酶、天冬氨酸氨基转移酶、血白蛋白、血清总胆红素、血尿酸、钾、钠、氯均在正常范围。

贫血系列：促红细胞生成素 519.73 μg/mL，铁蛋白、叶酸、维生素 B_{12} 均在正常范围。

甲状腺功能：T_3、T_4、TSH、FT_3、FT_4 均在正常范围。

传染病系列：HBsAg、HBsAb、HBeAg、HBeAb、HBcAb、Anti-HCV、Anti-HIV、Anti-TP 均阴性。

自身抗体系列：抗 ds-DNA 抗体、抗 Sm 抗体、抗 SSA 抗体、抗 SSB 抗体等均阴性。

PNH 系列：流式表型分析未检测到 PNH 克隆。

骨髓象（髂后）：增生低下，粒系占 22.5%，红系占 1%，成熟淋巴细胞占 72%，未见巨核细胞。

骨髓象（胸骨）：增生活跃，粒系占 12.4%，红系占 1.2%，成熟淋巴细胞占 70%，见巨核细胞 7 个。

骨髓活检：骨髓增生低下，偏成熟阶段粒红系细胞少，呈散在分布，可见大量小淋巴细胞散在分布，未见巨核细胞。部分区域纤维组织增生。网状纤维染色：MF-0 级。铁染色：+。

免疫分型：髓系原始细胞比例不高；粒系比例减低，表型未见明显异常；红系比例正常，部分 CD36、CD71 表达减弱或缺失；淋巴细胞比例正常，T 淋巴细胞 $CD3^+CD4^+$/$CD3^+CD8^+$=3.44，比值增高。

染色体：46，XX［20］。

二代测序：检测到 PIGA:chrX:NM_002641:exon6: c.1301del: p.F434Sfs × 9 基因位点突变（8.5%）。①该基因突变主要见于 PNH 和获得性再生障碍性贫血，也见于骨髓增生异常综合征和 MDS/AML。PIGA 基因突变可导致获得性造血干细胞克隆性疾病，是 PNH 发病机制之一。②免疫抑制治疗（IST）对 PIGA 基因突变的再生障碍性贫血患者效果好。

根据患者病史、查体、实验室检查、骨髓检查等结果，诊断为慢性再生障碍性贫血。

治疗：卧床休息，软质饮食；给予补充血小板、止血等对症支持治疗；补充造血原料（叶酸、甲钴胺）；原发病治疗（环孢素软胶囊、十一酸睾酮、海曲泊帕）；监测血常规、肝肾功能动态变化。

三、案例分析

1. 病史特点

（1）患者为女性，57 岁，以“间断牙龈出血 21 天”为主诉。

（2）无发热，无明显乏力，无鼻衄、咯血、黑便。

（3）患者有卵巢癌手术、化疗史；有糖尿病、高血压病史。

（4）体格检查：贫血貌，皮肤散在瘀点、瘀斑，浅表淋巴结未触及，肝、脾不大。

（5）实验室检查和辅助检查显示，全血细胞减少；骨髓活检增生低下。

2. 诊断和诊断依据

（1）诊断：慢性再生障碍性贫血。

（2）诊断依据：①牙龈出血，无发热，无明显乏力；②全血细胞减少；③骨髓穿刺及活检增生低下，未见巨核细胞，淋巴细胞明显增多，网状纤维为 MF-0 级；④除外其他骨髓衰竭性疾病。

3. 鉴别诊断

患者主要表现为全血细胞减少，需与其他全血细胞减少症相鉴别。

（1）阵发性睡眠性血红蛋白尿症（PNH）：依据阵发性睡眠性血红蛋白尿症向再

生障碍性贫血转化的阶段不同，患者的临床表现不同。阵发性睡眠性血红蛋白尿症典型患者有血红蛋白尿发作，酸溶血（Ham）试验、尿含铁血黄素试验（Rous）、检测外周血红细胞和白细胞表面糖基磷脂酰肌醇（GPI）锚链蛋白可以鉴别。

（2）低增生性骨髓增生异常综合征（MDS）：低增生性骨髓增生异常综合征具备如下特点：增生减低，一系或多系病态造血；外周血可见幼稚细胞；骨髓活检可见网状纤维、$CD34^+$ 细胞增加以及前体细胞异常定位（ALIP）。

（3）自身抗体介导的全血细胞减少：包括 Evans 综合征和免疫相关性全血细胞减少，可检测到外周成熟血细胞的自身抗体或骨髓未成熟血细胞的自身抗体，患者可有全血细胞减少并骨髓增生减低，但外周血网织红细胞或中性粒细胞比例往往不低甚或偏高，骨髓红系细胞比例不低且易见“红系造血岛”，Th1/Th2 降低（Th2 细胞比例增高），$CD5^+B$ 细胞比例增高，血清 IL–4 和 IL–10 水平增高，对糖皮质激素和（或）大剂量静脉输注丙种球蛋白、CD20 单抗、环磷酰胺等治疗反应较好。

（4）急性白血病：特别是白细胞减少和低增生性急性白血病，早期肝、脾、淋巴结不肿大，外周两系或三系血细胞减少，易与再生障碍性贫血混淆。仔细观察选项及多部位骨髓，可发现原始粒、单或原（幼）淋巴细胞明显增多。

（5）大颗粒淋巴细胞（LGL）白血病：可表现为全血细胞减少，和（或）脾大及 B 症状等。流式细胞术检测外周血持续性 LGL 数量增多，T 细胞受体（TCR）基因重排等检测证实 LGL 为克隆性增殖。

（6）霍奇金淋巴瘤或非霍奇金淋巴瘤：可表现为全血细胞减少，骨髓增生减低，骨髓涂片可见局部淋巴瘤细胞浸润。再生障碍性贫血患者淋巴细胞显著增高，但系正常淋巴细胞，可通过免疫分型和基因重排检测与淋巴瘤细胞进行区分。其他如脾肿大等特征也可作为鉴别再生障碍性贫血与淋巴瘤的依据。

（7）原发性骨髓纤维化：可表现为全血细胞减少，外周血可检测到泪滴样异常红细胞、幼稚粒细胞 / 幼稚红细胞，脾肿大。骨髓易干抽，骨髓活检可见巨核细胞增生和异型巨核细胞、网状纤维和（或）胶原纤维。

（8）分枝杆菌感染：有时表现为全血细胞减少和骨髓增生减低，可见肉芽肿、纤维化、骨髓坏死和噬血征象。结核分枝杆菌一般没有特征性肉芽肿。抗酸杆菌属于不典型分枝杆菌感染，其常被泡沫状巨噬细胞吞噬。如果考虑结核，应进行骨髓抗酸染色和培养。

（9）神经性厌食或长期饥饿：可表现为全血细胞减少、骨髓增生减低、脂肪细胞和造血细胞丢失，骨髓涂片背景物质增多，HE 染色为浅粉色，吉姆萨染色亦可观察到。

（10）原发免疫性血小板减少（ITP）：部分再生障碍性贫血患者初期仅表现为血小板减少，后期出现全血细胞减少，需与 ITP 相鉴别。这类再生障碍性贫血患者骨髓增生减低、巨核细胞减少或消失。这种表现在 ITP 中并不常见。可用于鉴别早期再生障碍性贫血及 ITP。

（11）分枝杆菌易感的单核细胞缺乏综合征（MonoMAC 综合征）：骨髓增生减低，同时外周血单核细胞减少或极度减少可能提示该诊断。

四、处理方案及基本原则①

1. 一般治疗

（1）卧床休息，必要时输注血制品。

（2）保护隔离，预防感染，杜绝接触危险因素。

（3）诊断明确后，根据病情轻重采取相应的治疗（环孢菌素 A 为主的免疫抑制治疗或转至上级医院）。

2. 住院期间检查项目

（1）必须检查的项目：

1）血常规：白细胞计数及分类、红细胞计数及形态、血红蛋白水平、网织红细胞百分比和绝对值、血小板计数和形态。

2）尿常规、大便常规 + 潜血、血型、输血前相关检查（HIV、梅毒、病毒性肝炎标志物）。

3）生化：肝肾功能、空腹血糖、电解质。

4）血清铁蛋白、叶酸和维生素 B_{12} 水平；溶血，Coomb 试验、Ham’s 试验。

5）骨髓：不同平面多部位骨髓穿刺，至少包括髂骨和胸骨。骨髓涂片分析，造血细胞增生程度；粒、红、淋巴母细胞形态和各阶段百分比；巨核细胞数目和形态；小粒造血细胞面积；是否有异常细胞；是否有病态造血；非造血细胞比例增高，须注意淋巴细胞及浆细胞形态有无异常。骨髓活检：至少取 2cm 骨髓组织（髂骨）标本用以评估骨髓增生程度、各系细胞比例、造血组织分布（有无灶性 $CD34^+$ 细胞分布等）情况，以及是否存在骨髓浸润、骨髓纤维化等。

6）其他：心电图、腹部超声、心脏彩色超声、心动图检查（如患者为长期贫血，建议检查以评价心脏功能）及其他影像学检查（如胸部 X 线或 CT 等）等。

① 中华医学会血液学分会红细胞疾病（贫血）学组．再生障碍性贫血诊断与治疗中国指南（2022）[J]．中华血液学杂志，2022，43（11）：881-888.

（2）根据患者情况可选择的检查项目：

1）甲状腺功能。

2）免疫相关指标检测：T 细胞亚群（如 $CD4^+$、$CD8^+$、Th1、Th2、Treg 等）、细胞因子（如 IFN-γ、IL-4、IL-10 等）、自然杀伤（NK）细胞亚群、自身抗体和风湿抗体，大颗粒淋巴细胞白血病相关标志检测。

3）病毒学［包括肝炎病毒、EB 病毒（EBV）、巨细胞病毒（CMV）、细小病毒 B19 等］及免疫球蛋白、补体、免疫固定电泳检查。

4）流式细胞术检测骨髓 $CD34^+$ 细胞数量、阵发性睡眠性血红蛋白尿症（PNH）克隆（CD55、CD59、Flaer）。

5）细胞遗传学：常规染色体核型分析、荧光原位杂交［del（7）、del（7q-）、+8、del（5q）、del（20q）等］及遗传性疾病筛查（儿童或有家族史者推荐做染色体断裂试验）、胎儿血红蛋白检测。

6）住院期间体温大于 38.5℃，持续 2 天以上，非感染原因难以解释，应送可疑部位分泌物培养。

（3）建议检测项目：有条件可开展以下项目：①骨髓造血细胞膜自身抗体检测；②端粒长度及端粒酶活性检测、端粒酶基因突变检测；③二代测序（NGS）检测有无先天性骨髓衰竭性疾病相关基因突变及克隆造血分子标志。

3. 治疗方案

（1）判断患者病情并进行分型：患者确诊为获得性再生障碍性贫血，需根据血常规分为重型（急性）再生障碍性贫血（SAA）及非重型（慢性）再生障碍性贫血（NSAA）。如果外周血细胞符合以下三项中的两项，则可确诊为 SAA：①中性粒细胞计数 $< 0.5 \times 10^9/L$；②血小板计数 $< 20 \times 10^9/L$；③网织红细胞绝对值 $< 20 \times 10^9/L$。如果中性粒细胞计数 $< 0.2 \times 10^9/L$，则诊断极重型再生障碍性贫血（VSAA）。如不符合以上各项，则诊断为 NSAA。诊断分型与患者发病时间无关。

（2）再生障碍性贫血的治疗原则：SAA 一经确诊应尽早启动本病治疗。研究显示，SAA 确诊后 30 天内启动治疗，疗效明显优于 30 天后启动治疗组。确诊为 SAA 患者及 TD-NSAA 的标准疗法：对年龄 ≤ 40 岁且有人类白细胞抗原（HLA）相合同胞供者的 SAA 患者，如无活动性感染和出血，首选 HLA 相合同胞供者造血干细胞移植（MSD-HSCT）。对无 HLA 相合同胞供者和年龄 > 40 岁的患者，首选免疫抑制治疗（IST）［抗胸腺细胞球蛋白 / 抗淋巴细胞球蛋白（ATG/ALG）+ 环孢素 A（CsA）］联合促血小板生成素受体激动剂（TPO-RA）和（或）其他促造血的治疗方案；HLA 相合无关供者（MUD）

造血干细胞移植（MUD-HSCT）或单倍体造血干细胞移植（Haplo-HSCT）目前提倡适用于 IST 无效的年轻 SAA 患者。对非输血依赖型非重型再生障碍性贫血（NTD-NSAA）可采用 CsA 联合血小板生成素受体激动剂（TPO-RA）和（或）其他促造血治疗（如图 1-1-1 所示）。

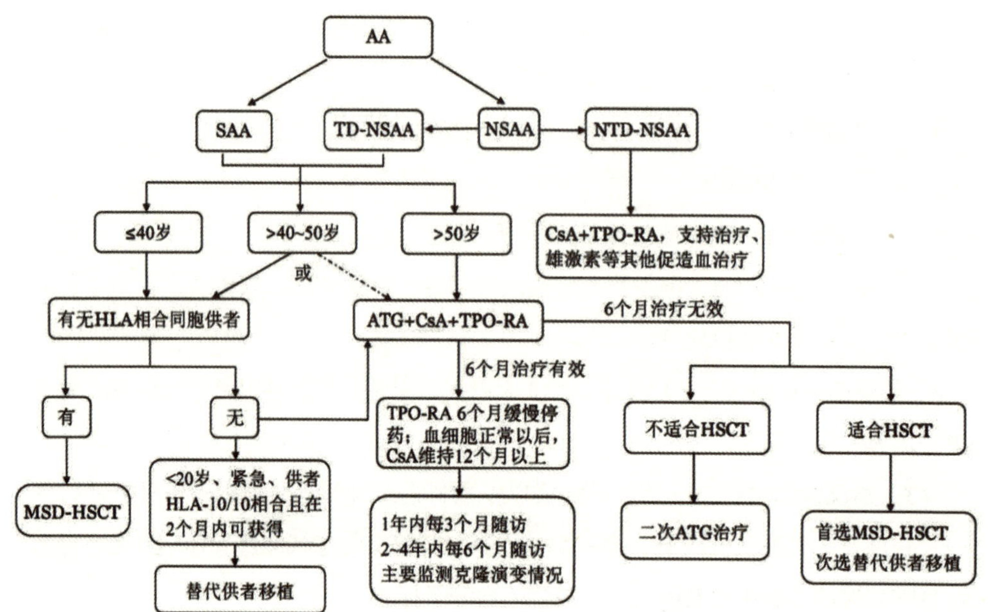

说明：SAA，重型再生障碍性贫血；NSAA，非重型再生障碍性贫血；TD-NSAA，输血依赖非重型再生障碍性贫血；NTD-NSAA，非输血依赖非重型再生障碍性贫血；HLA，人类白细胞抗原；ATG，抗胸腺细胞球蛋白；CsA，环孢素 A；TPO-RA，促血小板生成素受体激动剂；HSCT，造血干细胞移植；MSD-HSCT，同胞全相合造血干细胞移植。

图 1-1-1　再生障碍性贫血治疗路线图

在一线治疗选择时，除了关注年龄、是否存在合并症、疾病的严重程度、造血干细胞移植合并症指数评分（HCT-CI）外，还需评价是否存在影响预后的其他因素。如存在多个 IST 预后良好因素（如表 1-1-1 所示），则更倾向于一线使用 IST 联合 TPO-RA 治疗；如存在多项 IST 预后不良因素，如端粒显著缩短、不良基因突变（ASXL1、TP53、RUNX1、DNMT3A）、合并难以控制的活动性感染、从 NSAA 逐渐发展到 SAA 等，若条件允许尽量选择 HSCT，TPO-RA 联合 IST 选择需权衡利弊。无论如何，在 TPO-RA 联合 IST 疗效明显提升背景下，选择 MUD-HSCT 或 Haplo-HSCT 时，应充分衡量患者风险与获益。

表 1-1-1　再生障碍性贫血免疫抑制治疗效果良好的预测因素

预测因素
年龄小
病情较轻
网织红细胞绝对值 > 25×10^9/L 且淋巴细胞绝对值 > 1.0×10^9/L
染色体异常 +8 或 del（13q）
存在 PIGA 基因突变或阵发性睡眠性血红蛋白尿症克隆
端粒长度不能预测血清学反应，但长端粒组 IST 后总生存率高
BCOR 和 BCORL1 突变

（3）NSAA 治疗：此类患者如果需要定期频繁进行血制品输注，即输血依赖，治疗建议参考 SAA 患者选择的治疗方案。

如患者非输血依赖，首选治疗口服环孢素 A（CsA），初始治疗剂量 3 ~ 5mg/kg，根据环孢素浓度调整用药剂量，使 C0 维持在 200 ~ 400ng/mL 范围。应用过程中监测肝肾功能，必要时同时服用保肝药物预防肝细胞损伤。雄激素对于初诊患者，尤其是儿童及年轻女性，不常规作为首选治疗；对于 CsA 效果不明显或者无效患者可以加用；年轻女性因血小板减低、月经量明显增多患者可短期应用以减轻出血。雄激素对肝功能影响较大，须实时监测。NSAA 患者也可适当加用中成药治疗。

（4）SAA 治疗：对于 SAA/VSAA 患者应及时转至上级医院行骨髓移植或 ATG 联合 CsA 强烈免疫抑制治疗。

IST（ATG/ALG+CsA）联合促造血治疗：IST 联合 TPO-RA 方案为不适合骨髓移植的 SAA 患者的一线治疗方案。

1）ATG/ALG：目前 ATG/ALG 使用无年龄上限，对于 > 60 岁 SAA 患者需评估合并症以及患者一般情况是否适合应用。兔源 ATG（法国）剂量为 2.5 ~ 3.5mg/（kg · d），猪源 ALG（中国）剂量为 20 ~ 30mg/（kg · d），连用 5 天。输注之前均应按照相应药品制剂说明进行皮试和（或）静脉试验，试验阴性方可接受 ATG/ALG 治疗。每天用 ATG/ALG 时同步应用肾上腺糖皮质激素防止过敏反应。急性期不良反应包括超敏反应、发热、僵直、皮疹、高血压或低血压及液体潴留。血清病反应（关节痛、肌痛、皮疹、轻度蛋白尿和血小板减少）一般出现在 ATG/ALG 治疗后 1 周左右，因此糖皮质激素应足量用至 15 天，随后减量，一般 2 周后减停（总疗程 4 周）。出现血清病反应者则静

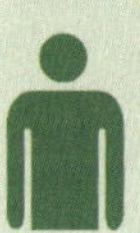

脉应用肾上腺糖皮质激素冲击治疗。

第 1 次 ATG/ALG 治疗无效或复发患者可选择 HSCT 或第 2 次 ATG/ALG 治疗。选择第 2 次 ATG/ALG 治疗，应与前次治疗间隔 3 ~ 6 个月。第 2 个疗程的 ATG/ALG，宜尽可能采用动物种属来源与前次不同的 ATG/ALG 剂型，以减少过敏反应和严重血清病发生的风险。

2）CsA：CsA 联合 ATG/ALG 用于 SAA 时，CsA 口服剂量为 3 ~ 5mg/（kg·d），建议与 ATG/ALG 同时应用。CsA 治疗再生障碍性贫血的确切有效血药浓度并不明确，有效血药浓度窗较大，一般目标血药浓度（C0 谷浓度）为成人 150 ~ 250μg/L，儿童酌减。临床可根据血药浓度及疗效调整 CsA 的应用剂量。CsA 减量过早会增加复发风险，IST 联合 TPO-RA 治疗 SAA 的方案中，CsA 足量应用 6 个月或疗效达平台期后建议持续用药 12 ~ 24 个月后停药。CsA 的主要不良反应为消化道反应、齿龈增生、色素沉着、肌肉震颤、肝肾功能损害，少数患者出现头痛和血压变化；因此，服用 CsA 期间应定期检测血压、肝肾功能，出现上述不良反应可通过 CsA 减量或停药来纠正。

3）TPO-RA：TPO-RA 包括海曲泊帕、艾曲泊帕、阿伐曲泊帕、罗米司亭等，其中海曲泊帕在我国获批治疗成人 SAA 适应证，艾曲泊帕在美国获批治疗初诊及难治性 SAA，其他 TPO-RA 的临床研究均正在进行，目前多为探索性治疗。

艾曲泊帕在 ATG 应用第 1 天同时给药可获得最佳疗效，起始剂量为 75mg/d，根据疗效情况可每两周增加 25mg/d 进行剂量爬坡，最大剂量为 150mg/d。血小板正常后缓慢减药，不要骤停，尤其对于老年及未达完全缓解的患者。海曲泊帕治疗难治成人 SAA，推荐起始剂量 7.5mg/d，每 2 周加量 2.5mg/d，最大剂量 15mg/d。艾曲泊帕及海曲泊帕均应空腹服用，避免与抗酸药物或含多价金属阳离子的食物，如奶制品等同服，或当有合并用药时根据药品说明书调整药物剂量。

艾曲泊帕及海曲泊帕最常见的不良反应为肝脏毒性，在治疗过程中应严密监测肝功能变化，目前没有证据表明艾曲泊帕增加克隆造血（CH）的发生率，但 CH 出现更早，需定期监测。

对艾曲泊帕或海曲泊帕联合 IST 治疗 SAA 无效患者，可尝试 TPO-RA 之间的转换，如罗米司亭用于治疗艾曲泊帕无效的再生障碍性贫血患者，起始剂量每周 20μg/kg，70% 患者在 3 个月内出现不同程度血清学反应。

4）其他免疫抑制剂：研究显示，抗 CD52 单抗、他克莫司、西罗莫司、环磷酰胺（Cy）等对于难治、复发 SAA 有效。

5）其他促造血治疗：雄激素可以刺激骨髓红系造血，减轻女性再生障碍性贫血患

者月经期出血过多，且具有端粒调节作用，常用的雄激素包括司坦唑醇、十一酸睾酮、达那唑等。国内研究显示，重组人血小板生成素（rhTPO）及白介素 11（IL-11）联合 IST 也可治疗 SAA。粒细胞刺激因子在 IST 治疗时代具有加速中性粒细胞恢复、协助控制感染等作用，到目前为止无证据表明粒细胞刺激因子可增加克隆演变的风险。也有研究显示加用促红细胞生成素可加速造血恢复。

（5）HSCT：MSD-HSCT 目前仍被认为是 SAA 与 TD-NSAA 适合移植患者的首选治疗方案。对 IST 无效、适合移植但无 HLA 相合同胞供者的 SAA 与 TD-NSAA 患者，也可采用替代供者移植，包括 MUD-HSCT、Haplo-HSCT 和脐血移植（CB-HSCT）。

1）MSD-HSCT：适用于年龄≤ 40 岁，有 HLA 相合同胞供者的 SAA 与 TD-NSAA 患者；年龄超过 40 岁的 SAA 患者，在 IST 治疗失败后，条件允许也可采用 MSD-HSCT。有经验的移植中心将 MSD-HSCT 一线治疗年龄放宽，即≤ 50 岁，IST 治疗失败挽救治疗年龄为 50 ~ 60 岁。

2）MUD-HSCT：多用于 IST 治疗失败后的二线治疗，在一些特殊条件下，如预计 IST 疗效不佳或 < 20 岁的 SAA 或 VSAA 患者，骨髓库能找到 HLA-10/10 全合无关供者，情况紧急且在 2 个月之内能实施 HSCT 的，可将 MUD-HSCT 作为一线治疗。

3）Haplo-HSCT：可作为缺乏 MSD 或 MUD 的补充治疗选择，在有经验的移植中心 Haplo-HSCT 可用于缺乏 MSD 患者的一线治疗。

4）CB-HSCT：使用脐血作为 SAA 患者无关供者移植物来源的潜在优势是脐血获取容易，可及时进行移植，对 HLA 不相合具有更好的耐受性，当患者缺乏 HLA 相合无关供者时可以考虑行脐血移植。对于 IST 联合 TPO-RA 治疗失败患者，又缺乏 HLA 相合供者，只要脐血细胞计数足够（理想情况下总有核细胞 > 4×10^7/kg），可作为一个有效的挽救性治疗手段。

（6）支持对症治疗：

1）保护性隔离：对于中性粒细胞减低的患者建议尽早进行保护性隔离，以减少发生感染的机会。SAA 患者应予保护性隔离，有条件者应入住层流病房；避免出血，防止外伤及剧烈活动；必要的心理护理。

2）造血因子：对于中性粒细胞绝对值 < 0.5×10^9/L 患者，应用粒细胞刺激因子每天 200 ~ 400 μg/m²，持续至中性粒细胞绝对值 > 1.5×10^9/L，以减少患者发生感染的机会。

3）血制品输注：红细胞输注指征一般为血红蛋白 < 60g/L。老年（≥ 60 岁）、代偿反应能力低（如伴有心、肺疾病）、需氧量增加（如感染、发热、疼痛等）、氧气供应缺乏加重（如失血、肺炎等）时，红细胞输注指征可放宽为血红蛋白≤ 80g/L，尽量

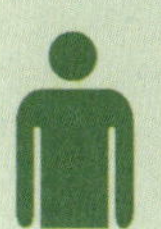

输注悬浮红细胞。

存在血小板消耗危险因素（感染、出血、使用抗生素或ATG/ALG等）者，或SAA预防性血小板输注指征为血小板计数 < 20×10^9/L、病情稳定者，为血小板计数 < 10×10^9/L。发生严重出血者则不受上述标准限制，应积极输注单采浓缩血小板悬液。重症感染（如败血症患者）或ATG治疗期间，尽量维持血小板计数≥ 20×10^9/L。因产生抗血小板抗体而导致无效输注者应输注HLA配型相合的血小板。

粒细胞缺乏伴不能控制的细菌和真菌感染，广谱抗生素及抗真菌药物治疗无效可以考虑粒细胞输注治疗，建议连续输注3天以上。治疗过程中预防及密切注意粒细胞输注相关不良反应，如输血相关性急性肺损伤、同种异体免疫反应及发热反应。

4）感染的预防和治疗：一旦患者合并感染，如果中性粒细胞计数 < 0.5×10^9/L，在明确病原菌之前建议尽早应用超广谱抗生素，以尽快控制感染，争取应用有效治疗机会。如果患者中性粒细胞正常，可根据感染部位选择适当抗生素。应取可疑感染部位的分泌物或尿、便、血液等进行细菌培养和药敏试验，并用广谱抗生素治疗，待细菌培养和药敏试验有结果后换用敏感窄谱的抗生素。

口腔护理及高压无菌饮食，必要时可预防性应用抗真菌药物。欲进行移植及ATG/ALG治疗者建议预防性应用抗细菌、抗病毒及抗真菌治疗。HSCT后须预防卡氏肺孢子菌感染，如用复方磺胺甲唑（SMZco）。临床研究提示，接种疫苗可诱发骨髓造血衰竭（BMF）或再生障碍性贫血复发，所以除非绝对必要否则不主张接种疫苗。再生障碍性贫血患者发热同样遵循“中性粒细胞减少伴发热”的治疗原则处理。

5）控制出血：用促凝血药如酚磺乙胺，合并血浆纤溶酶活性增高者可用抗纤溶药如氨基己酸（泌尿生殖系统出血患者禁用）。女性子宫出血可肌内注射丙酸睾酮。输血小板应对血小板减少引起的出血有效。

6）祛铁治疗：长期反复输血超过20U和（或）血清铁蛋白水平高于1 000 μg/L的患者，有条件可进行肝脏、心脏MRI检查，明确铁过载程度。根据血细胞数量和脏器功能情况酌情祛铁治疗。以铁螯合剂为主，推荐应用去铁胺、地拉罗司。研究显示，艾曲泊帕具有一定的祛铁作用，疗效与铁螯合剂相当。因此在IST联合TPO-RA治疗时代，祛铁治疗的策略是否面临改变尚需研究证实。

4. 转诊及随访

诊断明确后，根据病情轻重采取相应的治疗，急性再生障碍性贫血患者转至上级医院治疗。

接受IST联合TPO-RA方案治疗的SAA患者应定期随访，以便及时评价疗效和不

良反应。主要监测指标：①造血功能，血常规（包含网织红细胞绝对值）、骨髓检测（骨髓增生程度、形态学、流式细胞术检测细胞分群变化）；②免疫指标，T、B、NK 及 DC 细胞各亚群数量及功能；③克隆演变，染色体、FISH、PNH 克隆，骨髓增生异常综合征 / 急性髓系白血病（AML）二代测序、端粒长度；④用药不良反应，肝肾功能、电解质、血糖等。

在免疫抑制治疗的最初 6 个月，通常每 2 ~ 4 周安排 1 次门诊，并进行以下实验室检查：全血细胞计数和分类计数、网织红细胞计数、电解质、血尿素氮和肌酐、肝转氨酶和环孢素浓度。伴有重度血小板减少的患者可能需要每周或每 2 周检测 1 次，以评估是否需要输注血小板。在 3 个月和 6 个月时进行骨髓检查，对于部分缓解或血细胞计数下降的患者行骨髓检查，以评估克隆性或血液系统恶性肿瘤的证据。在进行免疫抑制治疗 6 个月后，可根据患者的临床状况延长门诊就诊和实验室检查的间隔时间。对于仍在使用海曲泊帕和（或）环孢素、不依赖输血且中性粒细胞计数 > 500/μL 的患者，就诊频率可调整至 1 个月 1 次。一旦患者停用所有药物，就诊频率可调整至每 3 个月 1 次，然后调整至每 6 个月 1 次持续最初 2 ~ 3 年，再调整为 1 年 1 次。

建议随访观察点为 ATG/ALG 用药后 3 个月、6 个月、9 个月、1 年、1.5 年、2 年、2.5 年、3 年、3.5 年、4 年、5 年、10 年。

五、要点与讨论

1. 再生障碍性贫血的诊断标准

（1）血常规检查：全血细胞（包括网织红细胞）减少，淋巴细胞比例增高。至少符合以下三项中两项：血红蛋白 < 100g/L；血小板计数 < 50×10^9/L；中性粒细胞绝对值 < 1.5×10^9/L。

（2）骨髓穿刺：多部位（不同平面）骨髓增生减低或重度减低；小粒空虚，非造血细胞（淋巴细胞、网状细胞、浆细胞、肥大细胞等）比例增高；巨核细胞明显减少或缺如；红系、粒系细胞均明显减少。

（3）骨髓活检（髂骨）：全切片增生减低，造血组织减少，非造血细胞增多，网硬蛋白不增加，无异常细胞。

（4）除外检查：必须除外先天性和其他获得性、继发性 BMF。

2. 再生障碍性贫血严重程度确定（Camitta 标准）

（1）重型再生障碍性贫血（SAA）诊断标准：

1）骨髓细胞增生程度 < 正常的 25%；如 ≥ 正常的 25%，但 < 50%，则残存的造血

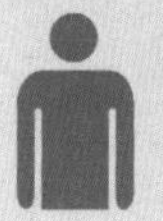

细胞应 < 30%。

2）血常规需具备下列三项中的两项：中性粒细胞绝对值 < 0.5×10^9/L；网织红细胞绝对值 < 20×10^9/L；血小板计数 < 20×10^9/L。

3）若中性粒细胞绝对值 < 0.2×10^9/L，则诊断为极重型再生障碍性贫血（VSAA）。

（2）非重型再生障碍性贫血（NSAA）诊断标准：未达到 SAA。根据是否依赖血制品输注，将 NSAA 分为输血依赖型（TD-NSAA）和非输血依赖型（NTD-NSAA），TD-NSAA 有向 SAA 转化的风险。成分输血指征：血红蛋白 ≤ 60g/L；血小板计数 ≤ 10×10^9/L，或血小板计数 ≤ 20×10^9/L 伴有明显出血倾向。平均每 8 周至少 1 次成分输血且输血依赖持续时间 ≥ 4 个月者称为 TD-NSAA。

3. 再生障碍性贫血的疗效标准

（1）SAA 的 IST 疗效标准：

完全缓解（CR）：血红蛋白 > 100g/L；中性粒细胞绝对值 > 1.5×10^9/L；血小板计数 > 100×10^9/L。

部分缓解（PR）：脱离成分血输注，不再符合 SAA 诊断标准。

无效（NR）：仍满足 SAA 诊断标准。

（2）NSAA 的 IST 疗效标准：

完全缓解（CR）：同 SAA 疗效标准。

部分缓解（PR）：脱离成分血输注（若既往输血依赖），或至少一系细胞数目增加 2 倍或达正常，或任何一系血细胞基线水平上升，即血红蛋白 > 60g/L（如治疗前 < 60g/L）、中性粒细胞绝对值 > 0.5×10^9/L（如治疗前 < 0.5×10^9/L）、血小板计数 > 20×10^9/L（如治疗前 < 20×10^9/L）。

无效（NR）：疾病进展，或未能达到上述有效指标。

4. 特殊情况下再生障碍性贫血的处理

（1）伴有 PNH 克隆的再生障碍性贫血患者的处理：在再生障碍性贫血患者中可检测到少量 PNH 克隆，患者骨髓细胞减少但并不出现溶血，通常仅单核细胞和中性粒细胞单独受累，并且仅占很小部分。一些证据表明 PNH 克隆预示着 IST 反应更好，推荐对这些患者的处理同无 PNH 克隆的再生障碍性贫血患者。但伴有明显 PNH 克隆（> 50%）及伴溶血临床及生化指标的再生障碍性贫血患者慎用 ATG/ALG 治疗，以针对 PNH 治疗为主。

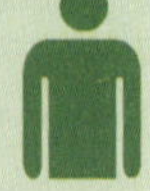

（2）妊娠再生障碍性贫血患者的处理：再生障碍性贫血可发生于妊娠过程中，有些患者需要支持治疗。再生障碍性贫血患者在妊娠后，疾病可能反复或进展，尤其对于

未达到完全缓解的患者。对于妊娠再生障碍性贫血患者主要是给予支持治疗，输注血小板维持患者血小板计数≥ 20×10^9/L。不推荐妊娠期使用 ATG/ALG、HSCT 或雄激素，可予 CsA 治疗。妊娠期间应该严密监测患者孕情、血常规和重要脏器功能。

（3）肝炎相关性再生障碍性贫血的处理：肝炎相关性再生障碍性贫血大都发生在肝炎发生后的 2 ~ 3 个月内。如果再生障碍性贫血发病前有黄疸史（通常为发病前的 2 ~ 3 个月）则提示可能为肝炎相关性再生障碍性贫血。肝功能检查有利于发现肝炎相关性再生障碍性贫血。肝炎相关性再生障碍性贫血的肝炎病原学检查可为阴性。针对肝炎应该检测甲肝抗体、乙肝表面抗原、丙肝抗体及 EBV。合并肝炎的再生障碍性贫血病情一般较重，对治疗反应差，预后不良。在目前国内可获得的 TPO-RA 中，阿伐曲泊帕虽然现阶段临床适应证为“择期行诊断性操作或者手术的慢性肝病相关血小板减少症的成年患者”，但对于肝炎相关再生障碍性贫血或再生障碍性贫血伴有肝功能异常者，可尝试使用阿伐曲泊帕治疗。

（4）老年再生障碍性贫血的治疗：IST 联合 TPO-RA 为首选治疗，部分有 MSD 的患者，条件允许可以考虑 HSCT。尽管对于 SAA 或 TD-NSAA 患者，ATG 联合 CsA 比单用 CsA 疗效更好；但是，对于老年患者，ATG 治疗相关毒副作用更大、风险更高，因此是否应用仍需谨慎，如应用可酌情减量。研究显示，CsA 联合 TPO-RA 一线治疗可使无法接受 ATG 治疗的再生障碍性贫血患者获益。其他治疗包括单药 CsA、雄激素及阿仑单抗等。不耐受或拒绝 IST 的患者也可考虑中医中药及支持对症治疗。

六、思考题

1. 再生障碍性贫血的诊断标准有哪些？

2. 再生障碍性贫血的治疗原则是什么？

3. 环孢素治疗再生障碍性贫血需要注意些什么？

七、科普小常识

1. 再生障碍性贫血的病因是什么？

再生障碍性贫血是由骨髓损伤所致。在年龄较大的儿童或成人中，许多情况均可损伤骨髓，包括某些药物、某些化学品、感染某些病毒、身体的免疫系统出现问题等。但是，对许多患者而言，医生并不清楚其出现再生障碍性贫血的原因。

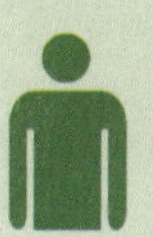

2. 再生障碍性贫血的症状是什么？

部分症状与其他类型贫血的症状相同，包括疲倦、心跳较快、呼吸困难、头痛等。

再生障碍性贫血患者可能还会经常发生感染，有瘀斑或出血。

3. 有针对再生障碍性贫血的检查吗？

有，如血液检测、骨髓穿刺、骨髓活检等。血细胞计数低时，会通过血检和骨髓检测确定病因。

4. 如何治疗再生障碍性贫血？

治疗再生障碍性贫血取决于引起再生障碍性贫血的原因，如停用疑似致病药物；抗生素和抗病毒药物，用于预防和治疗感染；红细胞或血小板输注；免疫抑制药物；促进骨髓生成血细胞的药物；骨髓移植（也称“干细胞移植”，采用供者的健康细胞来替换骨髓中异常或缺乏的细胞）。

（编者　张乃红）

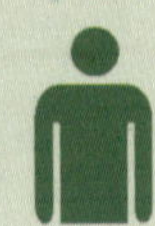

第二节　骨髓增生异常综合征（案例2）

核心提示

❖认识骨髓增生异常综合征的临床表现。

❖掌握骨髓增生异常综合征诊断要点。

❖学会骨髓增生异常综合征分层治疗方法。

一、病历资料

1. 病史

张 ××，女，66 岁，主因“发现血细胞减少 1 年，间断乏力，皮肤、黏膜出血 1 月余”入院。

1 年前患者体检行血常规检查时，白细胞计数减低，为 2.1×10^9/L，无发热、咳嗽、咳痰、乏力、皮肤黏膜出血点等症状，口服升白药物、中药治疗，未进一步诊治及监测血常规。1 个月前患者出现间断乏力，伴活动后心悸、气促、纳差，发现皮肤、黏膜散在瘀点、瘀斑，偶有鼻衄、牙龈出血，无发热；半个月前患者于当地医院化验血常规，白细胞计数 8.85×10^9/L、血红蛋白 79g/L、血小板计数 32×10^9/L。后患者就诊于山西省人民医院我科，骨髓象显示：骨髓增生明显活跃，原始细胞 8%，可见 Auer 小体。为进一步诊治，患者入住我科。患者自发病以来，精神、睡眠可，食欲欠佳，大小便正常，近半年体重下降 5kg。

2 周前患者行胃镜检查。胃镜检查提示“慢性萎缩性胃炎”。予以口服“胃复春、摩罗丹、叶酸片、替普瑞酮、复合维生素 B 片、阿嗪米特肠溶片、米曲菌胰酶片”等治疗。患者否认高血压、糖尿病病史；母体健，父已故；已婚，已育；无烟酒嗜好；否认肝炎、

结核病病史；否认手术、外伤史；否认输血史；否认食物、药物过敏史；家族史无特殊记载。

2. 体格检查

体温 36.3℃，脉搏 67 次 / 分，呼吸 20 次 / 分，血压 111/56mmHg，身高 152cm，体重 48kg。贫血貌，皮肤、黏膜可见瘀点、瘀斑；胸骨压痛阴性；双肺呼吸音清，未闻及干、湿啰音；心脏节律齐，心脏各瓣膜听诊区未闻及病理性杂音；腹软，无压痛，无反跳痛，肝、脾肋缘下未触及；双下肢无水肿。

3. 实验室检查和辅助检查

血常规：白细胞计数 5.87×10^9/L、中性粒细胞 57.8%、中性粒细胞计数 3.39×10^9/L、血红蛋白 86g/L、红细胞平均容积 112.6fL、血小板计数 45×10^9/L。

叶酸：11.72 μg/L。

维生素 B_{12}：159ng/L。

骨髓涂片：增生明显活跃，粒系占 75.2%，原始细胞占 8%，内含 Auer 小体，部分粒细胞呈巨变，内外浆现象可见；红系占 7.2%，个别细胞呈巨变，胞连桥、花瓣核现象可见；巨核细胞 8 个。血片：原始细胞占 8%。

骨髓活检：骨髓增生明显活跃，于造血主质区示幼稚前体细胞较明显增生，呈弥漫分布，可见核仁，红系增生可见，巨核可见，见有少量纤维组织。

融合基因：AML1-ETO、CBFβ-MYH11、BCR-ABL、PML-RARa、DEK-CAN、MLL-AF9、NPM-MLF1 阴性。

免疫分型：髓系原始细胞比例升高，占 2.66%，CD34、CD13 部分表达减弱，CD117 表达增强，表型异常；粒系占 70.40%，SSC 减小，CD13/CD11b、CD16/CD13 分化抗原表达异常，部分表达 CD56；成熟单核占 6.29%，部分表达 CD56；红系占 3.34%，比例明显减低，部分 CD36、CD71 表达减弱或缺失；淋巴细胞占 13.15%，比例减低，部分 T 淋巴细胞 CD7 表达减弱。

染色体：46，XX［20］。

FISH：5q/-5 阴性、7q/-7 阴性、8 号染色体三体阴性、20q- 阴性、TP53 基因位点缺失阴性。

髓系血液疾病基因突变（北京海思特医学检验实验室）：检出 Ⅰ 类突变位点 ASXL1、CEBPA、NRAS、RUNX1、TET2，Ⅱ 类突变位点 NFE2，Ⅲ 类突变位点 CBL、CCND3、EZH2、FGFR3、IL6ST、LAMB4、LRRK2、PTPRT、ROBO2、TET3。

4. 初步诊断

骨髓增生异常综合征（MDS）、慢性萎缩性胃炎。

二、诊治经过

患者入院后完善血常规、肝肾功能、心脏超声、胸部CT等检查，评估基本脏器功能；完善骨髓穿刺、骨髓活检、免疫分型、染色体、融合基因、二代测序等检查，明确疾病诊断分型及预后评估。根据骨髓检查，明确诊断为骨髓增生异常综合征伴原始细胞增多（MDS-IB），结合形态学，骨髓原始细胞为10% ~ 19%或外周血原始细胞为5% ~ 19%，有Auer小体，诊断为MDS-IB2。按照国际预后积分系统（IPSS），国际预后积分系统修订版（IPSS-R）危险度评估5分，为高危组；基于分子的国际预后积分系统（IPSS-M）危险度评估1.97分，为极高危组。依据《恶性血液病诊疗指南（2023）》①，较高危组（IPSS-R评分大于3.5分）患者，评估是否可接受异基因造血干细胞移植（allo-HSCT）进一步分层。

本案例患者为老年女性（ > 60岁），体质较虚弱，经济条件受限，暂不考虑进行allo-HSCT。不适合移植的较高危骨髓增生异常综合征患者，选择临床试验或去甲基化药物的治疗。我科暂无开展相关临床试验，故本案例患者选择去甲基化治疗。应用阿扎胞苷75mg/（m^2·d），皮下注射，连用7天。治疗后，患者经历骨髓抑制期，出现粒细胞缺乏合并发热，给予亚胺培南-西司他丁联合利奈唑胺抗感染，泊沙康唑真菌预防，输注成分血支持。治疗1个周期后，患者血常规恢复，顺利度过骨髓抑制期。经过复查骨髓穿刺，原始细胞的数量降低了，降至2%以下。随后患者继续接受去甲基化治疗，至病情稳定。

三、案例分析

1. 病史特点

（1）患者为老年女性，以乏力、出血、消瘦为主要表现。

（2）近半年体重下降5kg，否认糖尿病记载，需警惕肿瘤性疾病。

（3）体格检查存在贫血及出血表现，贫血性质为中度贫血（大细胞性），血小板减少，与血常规检查结果相符。

（4）实验室检查和辅助检查：骨髓涂片提示病态造血，原始细胞升高，可见Auer小体。胃镜检查提示：慢性萎缩性胃炎。

2. 诊断和诊断依据

（1）诊断：骨髓增生异常综合征、慢性萎缩性胃炎。

（2）诊断依据：①乏力、出血、体重减轻症状；②贫血貌，肝、脾不大；③血常

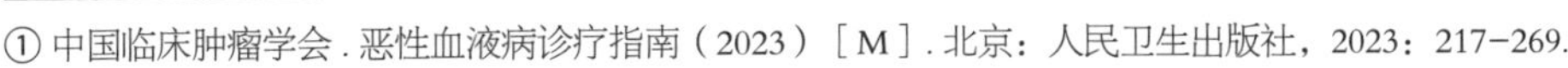

① 中国临床肿瘤学会．恶性血液病诊疗指南（2023）［M］．北京：人民卫生出版社，2023：217-269.

规示血红蛋白及血小板降低；④骨髓涂片示病态造血，骨髓中及外周血中原始细胞比例升高至 8%，可见 Auer 小体；⑤胃镜检查提示：慢性萎缩胃炎。

3. 鉴别诊断

患者主要表现为大细胞性贫血及血小板减少，需与以下疾病相鉴别：

（1）巨幼细胞性贫血（MA）：MA 由于缺乏叶酸和（或）维生素 B_{12} 导致血细胞减少，严重者可发展成为全血细胞减少。血清叶酸和（或）维生素 B_{12} 水平的检测可提示降低，骨髓检查可见各系造血细胞发生巨幼样变，原始细胞比例不升高。给予补充叶酸及维生素 B_{12} 治疗后，血常规指标可迅速恢复。如进行补充治疗后血细胞水平不能改善则可印证诊断并非 MA。寻找缺乏叶酸及维生素 B_{12} 原因更为重要，常见原因为消化道疾病、营养摄入不足等。本案例患者有慢性萎缩性胃炎病史，维生素 B_{12} 水平稍低，可能存在内因子缺乏导致维生素 B_{12} 吸收异常，但结合骨髓涂片检查，患者骨髓及外周血中的原始细胞比例升高，应考虑克隆性疾病导致血细胞减少的因素，维生素 B_{12} 降低可能并非导致血细胞减少的主要原因。

（2）急性白血病（AL）：AL 的诊断目前仍主要依赖骨髓形态学，WHO 分型将原始细胞≥骨髓有核细胞 20% 定义为 AL 诊断标准。在急性髓系白血病（AML），当伴随克隆性重现性遗传学异常，如 t（15；17）（q24；q21）/PML-RARA,t（8；21）（q22；q22）/RUNX1-RUNX1T1（AML1-ETO），inv（16）（p13q22）或 t（16；16）（p13；q22）/CBFβ-MYH11 时，可将原始细胞比例下降至 10%，诊断急性髓系白血病。伴随克隆性重现性遗传学异常原始细胞比例 < 10% 者，是否诊断急性髓系白血病国际上尚未达成共识。根据骨髓中原始细胞比例水平及遗传学、分子学相关检查进行 AL 与骨髓增生异常综合征的鉴别并不困难。本案例患者骨髓涂片及骨髓活检中原始细胞的比例均未达到 AL 诊断标准，且遗传学及分子学检查未提示重现性异常改变，故应诊断为骨髓增生异常综合征。

（3）再生障碍性贫血（AA）：再生障碍性贫血可表现为血细胞减少，网织红细胞百分数 < 0.01，淋巴细胞比例增高，骨髓检查提示增生减低，非造血细胞比例增加。骨髓增生异常综合征网织红细胞计数正常或升高，外周血涂片可见到有核红细胞，骨髓增生多活跃，病态造血明显。进一步行遗传学及分子学检查可见骨髓增生异常综合征特征性改变。

（4）阵发性睡眠性血红蛋白尿（PNH）：PNH 可能出现血细胞减少，骨髓中可见病态造血表现，但患者多存在血管内溶血的症状，化验 Ham 试验阳性，CD55、CD59 检测可见血细胞表面缺失。骨髓增生异常综合征则无血管内溶血表现，Ham 试验，

CD55、CD59 缺失检测均为阴性。

四、处理方案及基本原则

1. 骨髓增生异常综合征诊断方法[①]

（1）细胞形态学检测：骨髓增生异常综合征患者外周血和骨髓涂片的形态学异常分为两类，即原始细胞比例增高和细胞发育异常。典型的骨髓增生异常综合征患者，发育异常细胞占相应系别细胞的比例≥ 10%。骨髓原始细胞≥ 5% 和（或）外周血原始细胞≥ 2%（或两次检测证实为 1%）诊断为原始细胞比例升高。

所有怀疑为骨髓增生异常综合征的患者均应行骨髓活检，通常在髂后上棘进行，长度不少于 1.5cm。骨髓活检细胞学分析有助于排除其他可能导致血细胞减少的因素或疾病，并提供骨髓细胞增生程度、巨核细胞数量、原始细胞群体、骨髓纤维化程度及肿瘤骨髓转移等重要信息。

（2）细胞遗传学检测：所有怀疑骨髓增生异常综合征的患者均应进行染色体核型检测，通常需分析≥ 20 个骨髓细胞的中期分裂象，并按照《人类细胞遗传学国际命名体制（ISCN）（2013）》进行核型描述。40% ~ 60% 的骨髓增生异常综合征患者具有非随机的染色体异常，其中以 +8、−7/del（7q）、del（20q）、−5/del（5q）和 −Y 最为多见。骨髓增生异常综合征患者常见的染色体异常中，+8、del（20q）和 −Y 亦可见于再生障碍性贫血及其他血细胞减少疾病。形态学未达到标准（一系或多系细胞发育异常比例 < 10%），但同时伴有持续性血细胞减少的患者，如检出具有骨髓增生异常综合征诊断价值的细胞遗传学异常，应诊断为骨髓增生异常综合征未分类型（MDS−U）。

应用针对骨髓增生异常综合征常见异常的组套探针进行荧光原位杂交（FISH）检测，可提高部分骨髓增生异常综合征患者细胞遗传学异常检出率。因此，对疑似骨髓增生异常综合征者，骨髓干抽、无中期分裂象、分裂象质量差或可分析中期分裂象 < 20 个时，应进行 FISH 检测，通常探针应包括 5q31、CEP7、7q31、CEP8、20q、CEPY 和 TP53。

（3）流式细胞术（FCM）：目前尚无骨髓增生异常综合征特异性的抗原标志或标志组合。对于缺乏确定诊断意义的细胞形态学或细胞遗传学表现的患者，不能单独依据 FCM 检测结果确定骨髓增生异常综合征诊断。但 FCM 对于骨髓增生异常综合征的预后分层，以及低危骨髓增生异常综合征与非克隆性血细胞减少症的鉴别诊断有应用价值。

① 中华医学会血液学分会 . 骨髓增生异常综合征中国诊断与治疗指南（2019）［J］. 中华血液学杂志，2019，40（2）：89−97.

对于无典型形态学和细胞遗传学证据，无法确诊骨髓增生异常综合征的患者，FCM 检测结果可作为辅助诊断标准之一。

（4）分子遗传学检测：新一代基因测序技术（NGS）可以在绝大多数骨髓增生异常综合征患者中检出至少一个基因突变。骨髓增生异常综合征常见基因突变包括 TET2、RUNX1、ASXL1、DNMT3A、EZH2、SF3B1 等。常见基因突变检测对骨髓增生异常综合征的诊断有潜在的应用价值，如 SF3B1 基因突变对骨髓增生异常综合征伴 SF3B1（即旧称骨髓增生异常综合征伴环状铁粒幼红细胞亚型）有重要诊断和鉴别诊断价值，应为必检基因。部分基因的突变状态对骨髓增生异常综合征的鉴别诊断和危险度分层中有一定的价值，推荐作为检测项目，包括 TP53、TET2、DNMT3A、IDH1/2、EZH2、ASXL1、SRSF2、RUNX1、U2AF1、SETBP1 等。

2. 骨髓增生异常综合征诊断最低标准

目前临床诊断标准多沿用骨髓增生异常综合征国际工作组 2016 年修订的《维也纳骨髓增生异常综合征最低诊断标准》：

（1）必要条件（两项均需符合）：

1）持续（≥ 4 个月）一系或多系血细胞减少。红细胞、中性粒细胞和血小板减少。但如原始细胞增多或存在骨髓增生异常综合征相关细胞遗传学异常，不用等待即可诊断骨髓增生异常综合征。

2）排除作为主要原因导致血细胞减少或发育异常的其他造血及非造血系统疾患。

（2）骨髓增生异常综合征相关标准（主要标准，至少符合 1 项）：

1）骨髓涂片中任一系发育异常细胞占该系所有细胞比例 ≥ 10%：红细胞系、粒细胞系、巨核细胞系。

2）环状铁粒幼红细胞（RS）（铁染色）≥ 15% 或 SF3B1 突变阳性时 RS 占比 ≥ 5%。

3）原始细胞：骨髓涂片中 5% ~ 19% 或外周血涂片中 2% ~ 19%（无急性白血病特异性基因重排存在）。

4）典型染色体核型异常（常规核型分析或 FISH）。

（3）辅助标准（用于符合 1 而不符合 2 标准，但表现其他方面有典型临床特征的患者，如输血依赖的大细胞性贫血；至少符合 2 项时考虑暂定诊断骨髓增生异常综合征）。

1）骨髓活检和（或）免疫组化存在支持骨髓增生异常综合征的异常发现。

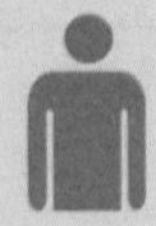

2）流式细胞术检出骨髓细胞免疫表型异常，具有多个骨髓增生异常综合征相关的表型异常，提示红系和（或）髓系存在单克隆细胞群。

3）分子（测序）研究发现，骨髓增生异常综合征相关基因突变提示存在克隆性髓系细胞。

当满足必要条件和至少一项主要标准时，可以确定骨髓增生异常综合征的诊断。如果没有达到主要标准，但仍可能是髓系克隆性疾病患者，应用辅助标准可有助于诊断，患者可能为骨髓增生异常综合征样髓系肿瘤或将会发展为骨髓增生异常综合征。需要通过在随访期间反复检查骨髓最终得出骨髓增生异常综合征的诊断。典型的染色体异常是指重现的和通常在骨髓增生异常综合征患者中发现（例如 5q-，-7）的染色体异常，即使在没有形态学标准情况下，也可诊断骨髓增生异常综合征。

3. 骨髓增生异常综合征的分型标准

目前有两种骨髓增生异常综合征分类系统，分别为国际共识分类（ICC）和世界卫生组织 2022（WHO2022）分类，使用 ICC 或 WHO2022 均可。这两种系统更好地整合了与预后和治疗相关的骨髓增生异常综合征细胞遗传学和分子学特征，比早期分类系统更完善。

依据《恶性血液病诊疗指南（2023）》[①] 介绍，骨髓增生异常综合征 WHO2022 分类如下：

（1）根据遗传学特征，这类骨髓增生异常综合征可分为 3 种亚型：

1）骨髓增生异常综合征伴低原始细胞和孤立性 del（5q），定义为 del（5q）或 -5，可能还伴有除 -7/del（7q）以外的 1 个其他异常；骨髓原始细胞 < 5% 及外周血原始细胞 < 2%；在符合其他标准的前提下，可伴有 SF3B1 突变或单个 TP53 突变。

2）骨髓增生异常综合征伴低原始细胞和 SF3B1 突变，定义为 SF3B1 突变；无 del（5q）、-7/deL（7q）和复杂核型；骨髓原始细胞 < 5% 及外周血原始细胞 < 2%；诊断此类病例时，环形铁粒幼细胞≥ 15% 可替代 SF3B1 突变。

3）骨髓增生异常综合征伴 TP53 双等位基因失活突变，定义为≥ 2 个 TP53 突变，或 1 个突变伴 TP53 拷贝数丢失或拷贝数中性杂合性缺失（cnLOH）证据。TP53 双等位基因异常可能包括多重突变或一个突变合并另一个等位基因的缺失，这种“多次打击（multi-hit）”性 TP53 突变导致出现缺乏残留的野生型 p53 蛋白的克隆。可将 TP53VAF ≥ 50% 视为另一个正常等位基因丢失或 cnLOH 的推定（非确定性）证据。一般为复杂核型；骨髓和外周血原始细胞 < 20%。

（2）无界定性遗传学异常的骨髓增生异常综合征根据形态学界定，可分类如下：

1）骨髓增生异常综合征伴低原始细胞（MDS-LB）：骨髓原始细胞 < 5% 及外周血

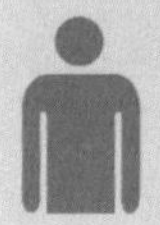

① 中国临床肿瘤学会．恶性血液病诊疗指南（2023）［M］．北京：人民卫生出版社，2023：217-269.

原始细胞 < 2%。

2）低增生性骨髓增生异常综合征（MDS-h）：校正年龄后的骨髓增生程度≤ 25%。

这种亚型与以下情况有关：T 细胞介导的造血干细胞和祖细胞免疫攻击；过度产生 IFN-γ 和（或）TNF-α 的 $CD8^+$ 细胞毒性 T 细胞的寡克隆扩增；接受抗胸腺细胞球蛋白等针对再生障碍性贫血的治疗后有效。

（3）骨髓增生异常综合征伴原始细胞增多（MDS-IB），有 3 种亚型：

1）MDS-EB1：骨髓原始细胞为 5% ~ 9% 或外周血原始细胞为 2% ~ 4%。

2）MDS-EB2：骨髓原始细胞为 10% ~ 19% 或外周血原始细胞为 5% ~ 19%；有 Auer 小体伴原始细胞≤ 19%，这种亚型对应 ICC 中的 MDS/AML。

3）骨髓增生异常综合征伴纤维化和原始细胞增多：骨髓原始细胞为 5% ~ 19% 及外周血原始细胞为 2% ~ 19%，伴骨髓纤维化（WHO 分级为 2 ~ 3 级，共 3 级）。

4. 骨髓增生异常综合征的预后评估

骨髓增生异常综合征本质上为造血系统克隆性疾病，由于克隆之间巨大的异质性，导致患者临床表现和预后的差别巨大。风险分层对于评估骨髓增生异常综合征患者疾病危险度、生存期和制订治疗策略具有重要指导意义。目前国际公认的、在临床工作中应用广泛的、对骨髓增生异常综合征患者进行危险度分层的积分系统为国际预后积分系统（IPSS）（如表 1-2-1、表 1-2-2 所示），基于突变的预后模型即国际预后积分系统修订版（IPSS-R）（如表 1-2-3、表 1-2-4 所示）和基于分子的国际预后积分系统（IPSS-M）。

表 1-2-1　国际预后积分系统（IPSS）

预后变量	积分				
	0	0.5	1	1.5	2
骨髓原始细胞比例（%）	< 5	5~10	–	11~20	21~30
染色体核型	好	中等	差	–	–
血细胞减少系列	0~1	2~3	–	–	–

说明：①细胞遗传学。预后好核型，正常，-Y，del（5q），del（20q）；预后中等核型，其余异常；预后差核型，复杂（≥ 3 个异常）或 7 号染色体异常。②血细胞减少定义。中性粒细胞绝对计数 < 1.8×10^9/L，血红蛋白 < 100g/L，血小板计数 < 100×10^9/L。

表 1-2-2　IPSS 危险度分类及预后

危险度分类	积分	中位生存（年）	25% 转化急性髓系白血病（年）
低危	0	5.7	9.4
中危 -1	0.5~1	3.5	3.3
中危 -2	1.5~2	1.2	1.1
高危	≥ 2.5	0.4	0.2

表 1-2-3　国际预后积分系统修订版（IPSS-R）

预后变量	积分						
	0	0.5	1	1.5	2	3	4
细胞遗传学	极好	–	好	–	中等	差	极差
骨髓原始细胞比例（%）	≤ 2	–	2~5	–	5~10	> 10	–
血红蛋白（g/L）	≥ 100	–	80~100	< 80	–	–	–
血小板计数（$\times 10^9$/L）	≥ 100	50~100	< 50	–	–	–	–
中性粒细胞绝对计数（$\times 10^9$/L）	≥ 0.8	< 0.8	–	–	–	–	–

说明：细胞遗传学。极好，–Y，del（11q）；好，正常核型，del（5q），12p–，del（20q），del（5q）附加另一种异常；中等，del（7q），+8，+19，i（17q），其他 1 个或 2 个独立克隆的染色体异常。

表 1-2-4　IPSS-R 危险度分类及预后

危险度分类	积分	中位生存期（年）	25% 为转化急性髓系白血病（年）
极低危	≤ 1.5	8.8	NR
低危	1.5~3	5.3	10.8
中危	3~4.5	3	3.2
高危	4.5~6	1.6	1.4
极高危	> 6	0.8	0.73

说明：NR 未达到。

IPSS-M 根据骨髓原始细胞比例（%）、血小板计数（上限 250×10^9/L）、血红蛋白（g/L）、IPSS-R 细胞遗传学类别、31 个基因等预后变量，计算疾病评分。可进入网站（https://www.mds-risk-model.com），填写参数，计算评分，系统可根据计算得分给出患者相应危险度分级，参比数据集直观地获得个体患者的中位无白血病生存期、中位总生存期、年白血病转化率等各项临床预后。

三者当中 IPSS 较为经典，但其纳入的临床和细胞遗传学结果非常有限，未纳入分子学结果，其依据的诊断标准不具动态性，并且缺乏后续模型（包括基于突变的模型和 IPSS-R）的预后准确性。IPSS-R 结合了临床和病理学特征，但不包括分子学结果。IPSS-M 由骨髓增生异常综合征预后国际工作组（IWG-PM）开发，利用了近 3 000 例患者的临床、细胞遗传学和分子学数据，具有个体化（即提供个体化风险评分）、动态化（即从诊断到治疗时都适用，包括造血干细胞移植后）、易于解读（即评分增加 1 个单位则风险加倍）等特点，并且提供了解决数据缺失时的灵活策略。与不含突变的预后模型相比，IPSS-M 能更好地区分包括生存期及急性髓系白血病转化等所有关键点。

此外，尚有 WHO 预后评分系统（WPSS）、MD 安德森癌症中心模型（MDACC-MDS）等预后评估工具，也可应用于临床。

5. 治疗原则

骨髓增生异常综合征患者自然病程和预后的差异性很大，治疗宜个体化。应根据骨髓增生异常综合征患者的预后分组，同时结合患者年龄、体能状况、合并疾病、治疗依从性等进行综合分析，选择治疗方案。骨髓增生异常综合征可按预后积分系统分为两组：较低危组[IPSS-低危组/中危-1组、IPSS-R-极低危组、低危组和中危组（≤3.5分）]和较高危组[IPSS-中危-2组/高危组、IPSS-R-中危组（>3.5分）、高危组和极高危组]。较低危组骨髓增生异常综合征的治疗目标是改善造血功能、提高生活质量，较高危组骨髓增生异常综合征治疗目标是延缓疾病进展、延长生存期。

（1）支持治疗：应是 IPSS-低危/中危-1、IPSS-R 极低危和低危，以及部分中危患者，特别是高龄骨髓增生异常综合征患者的主要甚至唯一治疗手段，这一观点应引起我们的高度重视，从而避免过度治疗。

1）随诊观察：对于无临床症状、不需输血、血红蛋白 > 100g/L、中性粒细胞计数 > 1×10^9/L、血小板计数 > 75×10^9/L 的患者，可继续随诊观察，给予必要的心理支持，并进行生活质量评估。

2）输血治疗：现今尚无确定是否需要红细胞输注的血红蛋白值界定值，主要根据贫血相关症状的临床判断。一般来说，当血红蛋白 < 80g/L 时应考虑红细胞输注，当反

复出现非溶血性发热性输血反应后应输去白细胞的红细胞。慢性血小板减少患者只需观察而不必进行预防性血小板输注，血小板计数 10×10^9/L 为预防性血小板输注的指征，当有发热、感染时应提高到 20×10^9/L。对于血小板无效输注或显著血小板减少的患者可考虑加用氨甲苯酸或其他抗纤溶药物。如果患者考虑进行造血干细胞移植，所输血制品应在输注前进行照射。

3）感染的处理：中性粒细胞减少的骨髓增生异常综合征患者尚无证据支持常规给予预防性抗细菌或真菌药物。严重中性粒细胞减少患者可以考虑预防性小剂量粒细胞刺激因子治疗，以维持中性粒细胞计数 $> 1.0 \times 10^9$/L。有明确感染灶时，采用静脉抗生素治疗。

4）去铁治疗：骨髓增生异常综合征患者接受去铁治疗，可显著提高 IPSS– 低危 / 中危 –1 骨髓增生异常综合征患者的总体生存期，降低接受造血干细胞患者移植后移植物抗宿主病（GVHD）和感染的风险，从而提高造血干细胞移植的总体生存期。约 1/3 的患者单纯采用去铁治疗可获得不同程度的血液学改善。以下患者可能通过去铁治疗获益：①输血依赖患者；②成分输血（红细胞输注）4U/ 月且持续 1 年以上的患者；③血清铁蛋白（SF）≥ 1 000ng/mL 的患者；④较低危骨髓增生异常综合征患者；⑤预期生存期超过 1 年的患者；⑥无影响预后合并症的患者；⑦即将进行异基因移植的患者；⑧需要保护器官功能的患者。

接受去铁治疗的指征是 SF ≥ 1 000ng/mL，或每月输注红细胞≥ 4U，且维持这一水平超过 1 年。去铁治疗的目标是 SF ＜ 1 000ng/mL。最常用的去铁剂是去铁胺 20~40mg/kg，将去铁胺配成 10% 的浓度（5mL 注射用水溶解 500mg 去铁胺），推荐采用输液泵持续皮下注射，晚上睡觉时使用，每次输注时间 8 ～ 12 小时，每周用 5 ～ 7 天，至 SF ＜ 1 000ng/mL。使用去铁胺的注意事项及副作用：①用药前后应监测血清铁蛋白、尿铁，去铁治疗有效时小便常呈橙红色；②去铁胺不能加入血液中一同静滴，以免不能正确分析发热、皮疹等副作用；③皮下注射部位首选腹部，每天应更换腹部注射部位，有助于药物吸收；④去铁胺偶见过敏反应，长期使用偶可致白内障和儿童长骨发育障碍，剂量过大可引起视力和听觉减退。建议注意检查儿童生长发育及骨发育，定期检测视力及听力。

口服去铁剂地拉罗司用于由输血导致的慢性铁超负荷治疗。推荐起始日剂量为 20 ～ 30mg/kg。对于每月接受超过 4U 红细胞输注，并需要达到负铁平衡的患者可以考虑起始剂量为 30mg/（kg · d）；对于每月接受浓缩红细胞＜ 2U 输注和需要维持体内铁平衡的患者可以考虑起始剂量为 10mg/（kg · d）；已经对去铁胺治疗有良好反应的患者，可以考虑初始的剂量相当于去铁胺剂量的一半。每隔 3 个月根据 SF 趋势和安全性指标进行

剂量调整。使用地拉罗司的注意事项及副作用：①可引起胃肠道反应、皮疹、丙氨酸氨基转移酶升高，偶有听觉减退。②可引起肌酐升高，建议定期检查肾功能，肾功能不全时应慎用。

5）细胞因子治疗：常用药物为促红细胞生成素 ±G（GM）-CSF。首选单用重组人促红细胞生成素（rHuEPO），10 000U/d，连用 6 周，无效者可再用 6 周；或加用粒细胞刺激因子，粒细胞刺激因子用量从 75 μg/d 到 150 μg/d，再到 300 μg/d，每周递增，使白细胞计数维持在（6 ~ 10）$\times 10^9$/L。有效患者，在达到最佳疗效后，粒细胞刺激因子用量减为每周 3 次，rHuEPO 间隔 4 周调整 1 次用量，改为从每周 5 天到每周 4 天。再到每周 3 天，直至维持最佳疗效的最低用量。

（2）刺激正常残存造血干 / 祖细胞和（或）改善病态造血克隆的造血效率，常用于较低危骨髓增生异常综合征患者的治疗。

1）免疫抑制剂：HLA-DRB1-15 阳性、骨髓增生减低、染色体核型正常、IPSS-低危组、存在 PNH 克隆的患者和红细胞输注时间 < 2 年且需要治疗的患者，可选用环孢素 A（CsA）3mg/（kg · d）和抗人胸腺免疫球蛋白（ATG）40mg/（kg · d）（连用 4 天）治疗。CsA 的起始剂量为 3mg/（kg · d），2 周后检测 CsA 血药浓度，并根据血药浓度调整 CsA 剂量，使其谷浓度保持在 100 ~ 200ng/mL，最终 CsA 的用量为 3 ~ 5mg/（kg · d）。也可考虑联合沙利度胺治疗，用药剂量为 50mg，每天睡前口服。治疗 12 周后未达血液学改善则改用其他治疗方案。有效患者如无Ⅲ级以上药物不良反应，持续服用至血液学改善。

2）免疫调节剂：主要药物为来那度胺。使用来那度胺治疗伴单纯 5q31.1- 异常或 5q31.1- 异常伴有额外染色体异常且输血依赖的 IPSS- 低危和中危 -1 骨髓增生异常综合征患者，推荐治疗方案为 10mg/d，连用 21 天，每 28 天为 1 个疗程。根据血常规调整剂量，脱离输血率分别为 69% 和 49%，获得血液学疗效的患者中有 76% 的患者同时获得了细胞遗传学疗效（核型异常细胞比例减少 ≥ 50%），其中 55% 的患者达完全缓解。对于不伴有 5q- 的较低危组骨髓增生异常综合征患者，如存在输血依赖性贫血且对细胞因子治疗效果不佳或不适合采用细胞因子治疗，也可以选择来那度胺治疗。伴有 5q- 的骨髓增生异常综合征患者，如出现下列情况不建议使用来那度胺：①骨髓原始细胞比例 > 5%；②复杂染色体核型；③ IPSS- 中危 -2 或高危组；④ TP53 基因突变。治疗 3 ~ 4 月，血红蛋白升高未达 15g/L 或未降低红细胞输注要求者，评估治疗失败。

3）其他：雄激素类，接受治疗的患者中约 30% 有血红蛋白不同程度的升高；三氧化二砷、维 A 酸、磷酸氨基硫醇等治疗骨髓增生异常综合征有一定疗效；罗特西普，可用

于改善伴有 SF3B1 突变的骨髓增生异常综合征患者贫血，1mg/kg，每 3 周 1 次，皮下注射。

（3）根除病态造血，克隆并恢复正常造血，常用于较高危骨髓增生异常综合征患者治疗。

1）去甲基化药物：临床常用阿扎胞苷（首选）及地西他滨。可用于所有骨髓增生异常综合征患者，尤其适合 IPSS- 中危 -2、高危的骨髓增生异常综合征患者。推荐剂量为阿扎胞苷 75mg/（m^2·d），皮下注射，连用 7 天，4 周为 1 个周期。首次获得治疗反应的中位时间为 3 个周期，约 90% 治疗有效的患者在 6 个周期内获得治疗反应。推荐骨髓增生异常综合征患者接受阿扎胞昔治疗 6 个周期后评价治疗反应，有效患者可持续使用。地西他滨 20mg/（m^2·d），静脉输注，每次输注时间 3 小时以上，连续治疗 5 天，每 4 周为 1 个周期。推荐骨髓增生异常综合征患者接受地西他滨治疗 4 ~ 6 个周期后评价治疗反应，有效患者可持续使用。

2）化疗：较高危组尤其是原始细胞比例增高的患者预后较差，化疗是选择非造血干细胞移植患者的治疗方式之一。可采取急性髓系白血病标准 3+7 诱导方案或预激方案。预激方案在国内广泛应用于较高危骨髓增生异常综合征患者，为小剂量阿糖胞苷（10mg/m^2，每 12 小时 1 次，皮下注射，连用 14 天）基础上加用粒细胞刺激因子，并联合阿克拉霉素或高三尖杉酯碱或去甲氧柔红霉素。预激方案治疗较高危骨髓增生异常综合征患者的完全缓解率可达 40% ~ 60%，且老年或身体机能较差的患者对预激方案的耐受性优于常规急性髓系白血病化疗方案。预激方案也可与去甲基化药物联合。

3）造血干细胞移植：包括异基因造血干细胞移植（allo–HSCT）及自体造血干细胞移植（auto–HSCT）。Allo–HSCT 是高危骨髓增生异常综合征的唯一根治性治疗方法，每一例确诊的骨髓增生异常综合征患者在制订治疗方案时均应将 HSCT 作为整体治疗的一部分考虑，但目前大部分 allo–HSCT 应用于骨髓增生异常综合征患者仍然是研究性的。决定患者是否接受 allo–HSCT 需要综合考虑患者和疾病相关因素，前者包括年龄、一般情况、合并症指数等；后者包括外周血减少程度、骨髓和外周血原始细胞比例、染色体核型以及基因突变情况。随着移植技术的进步、预处理方案的改良及完善，年龄可能不再是影响 allo–HSCT 的因素。

Allo–HSCT 时机，一般认为 IPSS- 低危 / 中危 -1 患者在出现新的染色体异常、进行性加重的血细胞减少及进展为更高 IPSS 危险度时进行 HSCT 可获得最大总体生存。IPSS- 中危 -2 及高危患者，应尽早进行 allo–HSCT。一般认为，骨髓原始细胞比例 ≥ 10%，或寻找供者需要较长时间的患者需要接受 allo–HSCT 前桥接治疗。对于经历去甲基化治疗失败的患者，移植后复发的风险很高。染色体出现 -7 的患者在 allo–HSCT

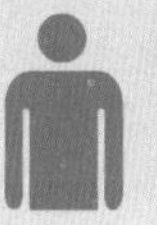

后的长期生存能力非常差。TP53、RUNX1、ASXL1、JAK2 和 RAS 通路基因的突变与 allo-HSCT 后显著较短的总体生存期或无病生存期相关，其中 TP53 突变尤其不利。这些结果对骨髓增生异常综合征患者是否考虑进行 allo-HSCT 具有重要意义。在具有上述不良预后特征的骨髓增生异常综合征患者中应用 allo-HSCT 可能不合适。

auto-HSCT 在骨髓增生异常综合征中的应用仍处于探索阶段，可以作为无合适供者或不适合 allo-HSCT 高危骨髓增生异常综合征患者经强烈化疗获得缓解后的强化治疗手段。

4）小分子靶向药物：一些新数据显示了 BCL-2 抑制剂、IDH1/IDH2 抑制剂对高危骨髓增生异常综合征患者的疗效，最佳剂量及疗程仍在探索中。

6. 骨髓增生异常综合征的疗效评估标准

骨髓增生异常综合征国际工作组提出的疗效评价标准（IWG2006 修订版）：

（1）改变疾病自然病程。

1）完全缓解（CR）。疗效须维持≥ 4 周。①骨髓评定标准：各系血细胞成熟正常，可允许继续存在发育异常，但要加以注明；原始细胞比例≤ 5%（红系细胞比例若低于 50%，原始细胞比例按全部有核细胞计算。红系细胞比例若超过 50%，原始细胞比例按非红系细胞计算，即红系细胞除外不计）。②外周血评定标准：血红蛋白 > 110g/L（不输血，患者不用促红细胞生成素）；中性粒细胞绝对值≥ 1.0×10^9/L（不用髓系集落刺激因子）；血小板计数≥ 100×10^9/L（不用促血小板生长制剂）；原始细胞 0；可继续存在发育异常。

2）部分缓解（PR）。疗效须维持≥ 4 周。满足完全缓解血常规标准；骨髓原始细胞比例较治疗前至少降低≥ 50%，但仍 > 5%，不考虑有核细胞增生程度和发育不良。

3）骨髓完全缓解（mCR）。原始细胞≤ 5%，较治疗前至少降低≥ 50%，但外周血血细胞减少未恢复。如果外周血达到下述血液学改善（HI）标准，须加以注明。

4）稳定（SD）。未达到 PR 的最低标准，但 8 周以上无病情进展（PD）证据。

5）治疗失败（Failure）。治疗期间死亡或病情进展：患者表现为血细胞减少加重、原始细胞增高或进展为较治疗前更晚期的 FAB 亚型。

6）CR 或 PR 后复发。符合下列 1 项及以上：①骨髓原始细胞百分率升至治疗前水平；②中性粒细胞或血小板较缓解 / 有效时的最高水平下降 50% 及以上；③血红蛋白浓度降低 15g/L 或有输血依赖性。

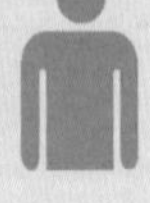

7）疾病进展（PD）。①骨髓：骨髓原始细胞 < 5% 的患者，原始细胞增长≥ 50% 或原始细胞比例 > 5%；骨髓原始细胞为 5% ~ 10% 的患者，原始细胞增长≥ 50% 或原始细胞比例 > 10%；骨髓原始细胞为 10% ~ 20% 的患者，原始细胞增长≥ 50%

或原始细胞比例 > 20%；骨髓原始细胞为 20% ~ 30% 的患者，原始细胞增长≥ 50% 或原始细胞比例 > 30%。②外周血：中性粒细胞或血小板较缓解、有效时的最高值较少（≥ 50%）；血红蛋白降低（≥ 20g/L）；输血依赖。

8）疾病转化。转化为急性髓系白血病（原始细胞比例≥ 30%）。

9）生存时间的计算。①总生存时间（OS），从进入治疗试验到任何原因的死亡；②无事件生存期（EFS），从进入治疗试验到治疗失败或任何原因死亡；③无进展生存期（PFS），从进入治疗试验到疾病进展（PD）或因骨髓增生异常综合征死亡；④无病生存期（DFS），从完全缓解（CR）到病情进展（PD）复发；⑤特定原因死亡（CSD），骨髓增生异常综合征相关死亡。

（2）细胞遗传学反应（使用常规细胞遗传学技术分析 20 个中期分裂象）：

1）主要反应。原有的染色体异常消失，且未出现新的异常。

2）轻微反应。原有的染色体异常减少≥ 50%。

（3）生活质量。使用各种问卷或 WHO 体能积分。

（4）血液学指标改善标准（HI）（以下标准需持续 8 周及以上）：

1）红系反应（HI-E）：治疗前血红蛋白 < 110g/L，治疗后血红蛋白上升 15g/L；输血减少：与治疗前 8 周相比，治疗后 8 周内输注红细胞单位数减少≥ 4 个（只用于治疗前血红蛋白≤ 90g/L 的依赖输血者）。

2）血小板反应（HI-P）：治疗前血小板计数 < 100×10^9/L，血小板计数 > 20×10^9/L 者，治疗后绝对值上升≥ 30×10^9/L；治疗前血小板计数 < 20×10^9/L 者，治疗后血小板计数 > 20×10^9/L 且增幅≥ 100%。

3）中性粒细胞反应（HI-N）：治疗前中性粒细胞绝对值 < 1.0×10^9/L，治疗后增加 > 0.5×10^9/L，且增幅≥ 100%。

4）血液学指标改善（HI）后复发或进展满足下列条件之一（无急性感染、重复化疗疗程、脏器出血、溶血等其他原因）：①中性粒细胞或血小板从治疗后最高水平下降≥ 50%；②血红蛋白下降（≥ 15g/L）；③恢复输血依赖。

7. 转诊及社区随访

（1）发现血常规指标的异常，尤其是 2 系或者 3 系的减少，红系呈非小细胞性贫血，而患者又不伴有淋巴结及肝脾的肿大，需要考虑到骨髓增生异常综合征的可能性。

（2）低危骨髓增生异常综合征可能于基层医院进行治疗、随访，请参考治疗方案中的支持治疗及刺激正常残存造血干 / 祖细胞部分。注意检测血常规、肝肾功能、炎症指标等。注意感染的预防。

（3）高危骨髓增生异常综合征用药间歇期，患者可以于基层医院进行随访及血常规的定期监测，中性粒细胞计数不低于 1.0×10^9/L，血红蛋白不低于 70g/L，血小板计数不低于 30×10^9/L，患者亦无不适表现，可继续随访观察，但需增加血常规监测频率，如 2 ~ 3 天复查 1 次，如低于上述指标，或出现发热、出血等表现，可能需要干预，建议转诊上级医院。

（4）骨髓增生异常综合征治疗中的患者，如在疗程间期发生血常规急剧变化，往往提示疾病发生进展，需要调整治疗策略。建议转诊上级医院。

五、要点与讨论

1. 诊断上常见误区

本案例患者的原始细胞占比为 8%，根据骨髓增生异常综合征诊断标准，不需要等待遗传学及分子学检查结果即可考虑骨髓增生异常综合征诊断。但在做出骨髓增生异常综合征诊断之前，需注意排除急性髓系白血病。目前认为，在一些特殊急性髓系白血病诊断中，原始细胞比例不再受限于20% 的界值。应同时注意是否伴随重现性遗传学异常，如 t（15；17）（q24；q21）/PML：：RARA，t（8；21）（q22；q22）/RUNX1 ：：RUNX1T1，inv（16）（p13；q22），t（16；16）（p13；q22）/CBFB ：：MYH11 等。所以对本案例患者我们进行了融合基因检查，除外了重现性遗传学改变，做出了骨髓增生异常综合征诊断。根据 WHO2022 分类，本案例患者原始细胞比例升高，出现了 Auer 小体，归属于 MDS–IB2 亚型。

2. 可能发展为骨髓增生异常综合征的前驱疾病

骨髓增生异常综合征诊断的确立，需要鉴别和除外下列因不满足骨髓增生异常综合征最低诊断标准而衍生的包括意义未明的特发性血细胞减少（ICUS）、意义未明的特发性发育异常（IDUS）、潜质未定的克隆性造血（CHIP）及意义不明的克隆性细胞减少症（CCUS）在内的可能发展成为骨髓增生异常综合征的前驱疾病（pre–MDS）。骨髓增生异常综合征临床特征及鉴别标准如表 1–2–5 所示。

表 1–2–5　骨髓增生异常综合征临床特征及鉴别标准

特征、诊断	ICUS	IDUS	CHIP	CCUS	低风险骨髓增生异常综合征	高风险骨髓增生异常综合征	sAML/AML–MRC
发育异常	–	+	–	–	+	+	+
血细胞减少	+	–	–	+	+	+	+

续表

特征、诊断	ICUS	IDUS	CHIP	CCUS	低风险骨髓增生异常综合征	高风险骨髓增生异常综合征	sAML/AML-MRC
骨髓原始细胞	< 5%	< 5%	< 5%	< 5%	< 5%	< 20%	≥ 20%
流式异常	+/–	+/–	+/–	+/–	++	+++	+++
细胞遗传学异常	–	–	+/–	–	+	++	++
分子学异常	–	–	+	+	++	+++	+++
单克隆 VAF	–	–	≤ 9%	10% ~ 50%	30% ~ 50%	40% ~ 50%	40% ~ 50%

说明：sAML，继发性急性髓系白血病；AML-MRC，伴骨髓增生相关改变的急性髓系白血病。

（1）发育异常：在给定的谱系（红系、粒系或巨核系）中，至少 10% 的细胞发育不良。

（2）血细胞减少：持续血细胞减少至少 4 个月。

（3）分子学异常：分子异常由骨髓增生异常综合征相关突变和等位基因突变率（VAF）≥ 2% 来定义。Pre-MDS 的定义为 VAF ≥ 2% 的等位基因负荷，而骨髓增生异常综合征的辅助标准最小等位基因负荷应该更高（如 VAF ≥ 10%）。在大多数骨髓增生异常综合征患者中，通常可发现多个基因突变。当骨髓增生异常综合征的几个辅助标准存在时，可以在没有发育不良的诊断条件下建立骨髓增生异常综合征的诊断。

3. 治疗中应注意的问题

本案例患者首次应用去甲基化治疗后可能出现血常规指标进一步下降，进入骨髓抑制期，为去甲基化药物应用后的常见不良反应，需要强有力地支持治疗，如输血、预防出血、输注成分血及感染的积极处理。如治疗方案有效，在后续的治疗中，骨髓抑制可能会随着疾病控制而减轻。基层医院可以在这个治疗阶段介入。仍然需要注意的是患者血常规指标的变化及感染的发生。如发生血常规指标的急剧变化，往往提示疾病发生进展，需要调整治疗策略。

对于较低危骨髓增生异常综合征患者，以支持性治疗为主。需要注意观察血常规、肝肾功能、铁蛋白等指标变化。骨髓增生异常综合征治疗周期长，其治疗期间的随访往往在社区完成，作为基层医生应掌握药物常见的不良反应及应对措施，及时判断不良反应的严重程度，决定停药及转诊时机。

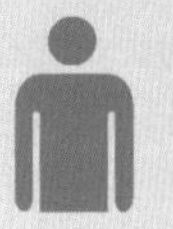

六、思考题

1. 骨髓增生异常综合征的诊断要点有哪些？

2. 骨髓增生异常综合征需要进行哪些检查？

3. 骨髓增生异常综合征如何分类及预后评估？

4. 骨髓增生异常综合征的治疗要点有哪些？

5. 哪些情况下骨髓增生异常综合征患者需要转诊？

七、科普小常识

1. 哪些人容易得骨髓增生异常综合征？

（1）患有血液系统疾病，如 PNH；

（2）接触大量射线照射；

（3）接触某些化学毒物，如苯、甲醛；

（4）既往接受化疗；

（5）有骨髓增生异常综合征、急性髓系白血病家族史。

2. 骨髓增生异常综合征遗传吗？

目前发现一些骨髓增生异常综合征、急性髓系白血病发病呈现家族性聚集现象，可以通过进行胚系基因检查来确定家族中有无相关致病基因。但大部分病例为散发病例，不具有绝对遗传性。

3. 骨髓增生异常综合征患者生活上应注意哪些细节？

（1）注意休息，加强营养。补充优质蛋白质及多种维生素。

（2）戒烟、戒酒。

（3）避免去人群聚集的场所，预防感染。

（4）按医嘱及时随访、随诊，定期监测血常规及肝肾功能指标。

（编者　史殷雪）

第二章

出凝血性疾病

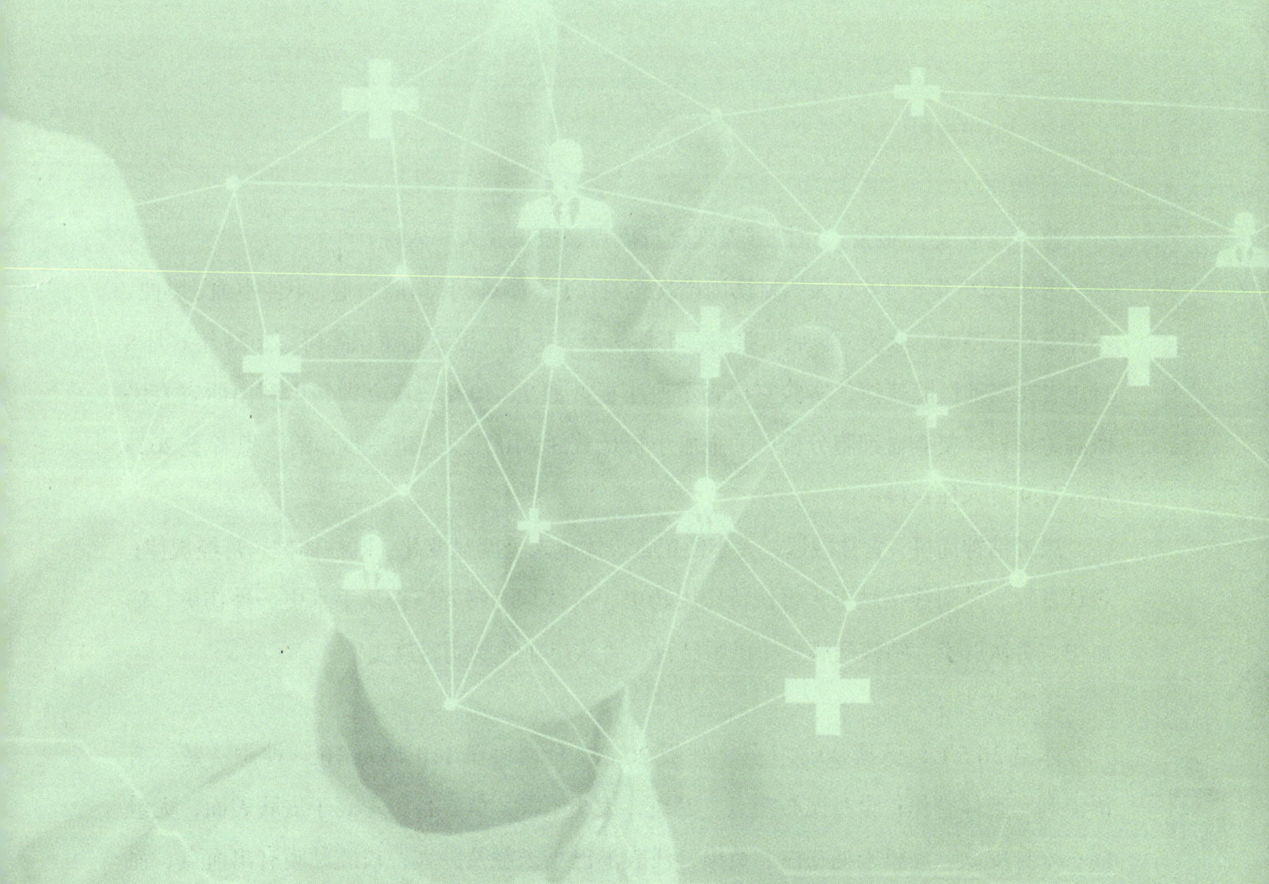

第一节　原发免疫性血小板减少症（案例3）

核心提示

- ❖掌握原发免疫性血小板减少症的诊断要点。
- ❖掌握原发免疫性血小板减少症的治疗原则。
- ❖学会原发免疫性血小板减少症的疗效评估。

一、病历资料

1. 病史

曹××，女，30岁，主因“发现全身瘀点、瘀斑3天”入院。

患者2023年6月6日无明显诱因出现全身瘀点、瘀斑，伴口腔血疱，不伴呕血、黑便，不伴发热、咳嗽、咳痰、腹痛、腹泻，不伴头晕、乏力、黑蒙、意识障碍。2023年6月8日患者在当地医院就诊，实验室检查示血小板计数7×10^9/L，遂立即转诊到山西省人民医院急诊科。复查血细胞分析，回报血小板计数3×10^9/L。为进一步诊治，患者于2023年6月9日入住我科。

患者精神尚可，食欲减退，大小便正常，体重未见明显变化；既往体健，月经规律；否认毒物、放射线接触史，否认特殊用药史，否认烟酒嗜好，否认手术史、外伤史、输血史，否认肝炎、结核病病史；已婚已育；否认出血性疾病家族史。

2. 体格检查

体温36.5℃，脉搏90次/分，呼吸20次/分，血压110/75mmHg。神志清楚，言语流利，查体合作；全身遍布瘀点、瘀斑，大小不等，紫红色，不高于皮肤表面，无触痛；全身皮肤、黏膜未见苍白、黄染；浅表淋巴结未触及肿大；口腔黏膜有出血点、血

疱；牙龈出血多，不易止血；双肺呼吸音清，未闻及干、湿啰音；心率 90 次 / 分，心律齐，心脏各瓣膜听诊区未闻及病理性杂音；腹软，无压痛、反跳痛，肝、脾肋缘下未触及；双下肢无水肿。

3. 实验室检查和辅助检查

（1）血细胞分析：白细胞计数 7.02×10^9/L、血红蛋白 118g/L、血小板计数 3×10^9/L。

（2）凝血检查：凝血酶原时间 10.8s、活化部分凝血活酶时间 30.1s、纤维蛋白原 3.16g/L、D- 二聚体 101ng/mL。

（3）传染病检查：乙肝病毒表面抗原、乙肝病毒表面抗体、乙肝病毒 e 抗原、乙肝病毒 e 抗体、乙肝病毒核心抗体、丙肝抗体、戊肝抗体、HIV 抗体、梅毒特异性抗体检测均为阴性。

（4）肝肾功能：丙氨酸氨基转移酶 36.50IU/L、天冬氨酸氨基转移酶 17.03 IU/L、白蛋白 41.37g/L、血肌酐 35.2 μmol/L。

（5）风湿免疫相关检查：抗核抗体、抗心磷脂抗体均为阴性。

（6）骨髓细胞学检查：骨髓增生活跃，巨核细胞数量增多伴成熟障碍。

4. 初步诊断

原发免疫性血小板减少症。

二、诊治经过

患者主因“发现全身瘀点、瘀斑 3 天”入院。患者出血倾向明显，表现为皮肤、黏膜出血。四肢、躯干遍布瘀点、瘀斑，口腔血疱；浅表淋巴结无肿大；胸骨无压痛；心、肺查体未见异常；腹软，无压痛，肝、脾肋缘下未触及；双下肢无水肿。患者体健，无毒物、放射线接触史，无特殊用药史，无肝炎、结核病病史，无输血史。患者入院后实验室检查发现，血小板减少，白细胞、血红蛋白在正常范围，凝血检查明显异常，肝肾功能、传染病、抗核抗体等检查未见异常，骨髓细胞学检查示增生活跃，巨核细胞数量增多伴成熟障碍。结合患者症状、体征及辅助检查，诊断为原发免疫性血小板减少症。

治疗：患者血小板重度减少，随时可能因严重出血并发症危及生命，输注血小板，同时与患者家属沟通了解病情；给予激素治疗，泼尼松 1mg/（kg · d），口服；给予免疫球蛋白，0.4g/（kg · d），连用 5 天，静脉输注；给予抑酸护胃、补钾补钙治疗；监测血压、血糖水平。

患者血小板计数恢复正常后出院。

三、案例分析

1. 病史特点

（1）患者为女性，30 岁，以全身瘀点、瘀斑为主要临床表现。

（2）既往体健。

（3）体格检查：四肢、躯干遍布瘀点、瘀斑，口腔血疱。肝、脾、淋巴结未触及肿大。

（4）实验室检查和辅助检查：血小板减少，白细胞、血红蛋白在正常范围。凝血、传染病、肝肾功能、风湿免疫等相关检查均未见明显异常。骨髓细胞学检查显示：增生活跃，巨核细胞数量增多伴成熟障碍。

2. 诊断和诊断依据

（1）诊断：原发免疫性血小板减少症。

（2）诊断依据：①血小板减少；②脾脏不大；③骨髓巨核细胞数量增多伴成熟障碍；④除外结缔组织病、肝病、恶性血液病等。

3. 鉴别诊断

患者主要表现为血小板减少，需与可引起血小板减少的多种原因相鉴别。

（1）假性血小板减少症（PTCP）。没有出血倾向的血小板减少患者，一定要排除假性血小板减少症（PTCP）。由 EDTA（乙二胺四乙酸盐）引起的血小板凝集，称 EDTA-PTCP。血涂片可鉴别 EDTA-PTCP 与真性血小板减少；取患者 EDTA 抗凝血涂片，显微镜下可观察到血小板聚集。改用肝素抗凝后，血小板聚集现象消失，血小板计数明显升高或正常。

（2）先天性血小板减少。患者多自幼存在出血症状，除血小板减少外，还可能存在免疫缺陷症状和（或）体格检查异常，如听力异常、骨骼发育异常等。

（3）药物性免疫性血小板减少：有明确药物使用史，一般起病急、出血重，停药后出血症状很快缓解，激素治疗起效较快。

（4）自身免疫性疾病。系统性红斑狼疮、干燥综合征、抗磷脂抗体综合征等自身免疫性疾病患者也可出现血小板减少。自身抗体系列检测有助于鉴别。

（5）脾功能亢进。表现为脾大、一系或多系血细胞减少、骨髓造血细胞代偿性增生。

（6）感染所致血小板减少。常见的有 HIV 相关的血小板减少、丙型肝炎病毒感染相关的血小板减少等。

（7）骨髓增生异常。巨幼细胞性贫血、再生障碍性贫血、骨髓增生异常综合征、急性白血病、多发性骨髓瘤等血液病均可出现血小板减少，骨髓检查（包括骨穿和活检）

有助于鉴别，部分患者需要行骨髓活检。

（8）血栓性血小板减少性紫癜（TTP）。以血小板减少、微血管病性溶血性贫血、多变的神经系统症状和体征、肾损害、发热为主要临床表现，大多起病急骤，发展迅速，预后差。

四、处理方案及基本原则

1. 原发免疫性血小板减少症治疗原则

原发免疫性血小板减少症的治疗应遵循个体化原则，鼓励患者参与治疗决策，兼顾患者意愿，目的是在治疗不良反应最小化基础上提升血小板计数至安全水平，减少出血事件，降低病死率。若患者血小板计数≥ 30×10^9/L，无出血表现且不从事增加出血风险工作，无出血风险因素，可予以观察随访。若患者有活动性出血症状（出血评分≥ 2 分，见表 2-1-1），不论血小板减少程度如何都应立即给予积极治疗。

出血风险因素：高龄、原发免疫性血小板减少症、血小板功能缺陷、凝血障碍、高血压、外伤或手术、感染、抗血小板治疗、抗凝治疗、非甾体类药物治疗。

2. 原发免疫性血小板减少症一般治疗

出血者应注意休息。对于血小板计数低于 20×10^9/L 者，应严格卧床休息，避免外伤，并采用软质饮食，保持大便通畅。

3. 原发免疫性血小板减少症一线治疗

（1）肾上腺糖皮质激素：泼尼松 1mg/（kg·d），口服，最大剂量不超过 80mg/d。病情严重的患者用等效剂量的地塞米松、甲泼尼龙等非胃肠道给药方式，待病情好转时改为口服。也可以使用大剂量地塞米松（HD-DXM），剂量 40mg/d，连用 4 天，无效者可在半个月后重复 1 个周期。应用时，注意监测血压、血糖的变化，预防感染，保护胃黏膜。另外，长期应用糖皮质激素治疗部分患者可出现骨质疏松、股骨头坏死等，应及时进行检查并给予预防治疗。

（2）静脉输注免疫球蛋白（IVIg）：主要用于原发免疫性血小板减少症的紧急治疗；不能耐受肾上腺糖皮质激素或者拟行脾切除前准备；合并妊娠或分娩前。常用剂量 400mg/（kg·d），连用 5 天，或 1.0g/（kg·d），1 天，严重者连用 2 天。必要时可以重复。

4. 转诊及社区随访

原发免疫性血小板减少症血小板计数≥ 30×10^9/L 患者即可出院，病情缓解后激素可开始减量。药物剂量的调整，建议在专科医生指导下进行。基层医生需密切关注血小板计数及药物不良反应，如血小板计数 < 30×10^9/L，或有活动性出血时，或需紧急治疗时，

或出现严重药物不良反应时，应及时转诊。

（1）糖皮质激素减停。糖皮质激素起效后尽快减量，6 ~ 8 周内停用，减停后不能维持疗效考虑二线治疗。如需维持治疗，泼尼松不宜超过 5mg/d。2 周内无效者尽快减停。如患者需要 5mg/d 以上泼尼松或频繁间断应用糖皮质激素以维持血小板计数 $\geqslant 30 \times 10^9$/L 或避免出血，则患者存在糖皮质激素依赖。

（2）药物不良反应。糖皮质激素可能引起高血压、高血糖、急性胃黏膜病变、骨质疏松、股骨头坏死、伤口愈合迟缓，对精神健康亦有影响。对活动性消化道溃疡、严重高血压、严重糖尿病、癫痫、严重精神病、近期做过胃肠吻合术、骨折、创伤修复、肾上腺皮质功能亢进、妊娠初期和产褥期、病毒感染、缺乏有效治疗的感染等患者，禁用糖皮质激素。高龄、糖尿病、高血压、青光眼患者慎用大剂量地塞米松方案。应用大剂量地塞米松同时建议给予抗病毒药物，以预防疱疹病毒、乙肝病毒等再激活。

（3）血小板计数。监测血小板计数，如患者有糖皮质激素禁忌证、糖皮质激素无效或糖皮质激素依赖，及早加用二线治疗药物。

（4）妊娠合并原发免疫性血小板减少症。血小板计数 $\geqslant (20 \sim 30) \times 10^9$/L 且无出血症状的妊娠期原发免疫性血小板减少症，可通过密切观察来随访，直至分娩。血小板计数 $< 30 \times 10^9$/L 且伴活动性出血或准备分娩时，应提升血小板计数至相对安全水平。自然分娩的血小板水平 $\geqslant 50 \times 10^9$/L，剖宫产（腰麻或硬膜外麻醉）的血小板水平 $\geqslant 80 \times 10^9$/L。

五、要点与讨论

原发免疫性血小板减少症诊断的流程是，首先确认有无血小板减少，其次确认血小板减少原因。

1. 原发免疫性血小板减少症的诊断要点

（1）至少 2 次化验血小板计数减少，血细胞形态无异常。

（2）脾脏一般不增大。

（3）骨髓检查巨核细胞数增多或正常，有成熟障碍。

（4）排除其他继发性血小板减少症。

（5）诊断原发免疫性血小板减少症的特殊实验室检查：①血小板糖蛋白特异性自身抗体，可鉴别免疫性与非免疫性血小板减少，但不能区分原发与继发性血小板减少；②血清血小板生成素（TPO）水平测定，有助于原发免疫性血小板减少症（TPO 水平升高）和骨髓衰竭性疾病（TPO 水平升高）的鉴别诊断。

（6）出血程度分级[①]：应用出血评分系统量化原发免疫性血小板减少症患者出血情况及风险评估（如表 2-1-1 所示）。原发免疫性血小板减少症出血评分 = 年龄评分 + 出血症状评分（所有出血症状中最高的分值）。

表 2-1-1 出血评分量表

分值	年龄（岁）		皮下出血（瘀点、瘀斑、血肿）		黏膜出血（鼻腔、齿龈、口腔血疱、结膜）			深部器官出血			
								内脏（肺、胃肠道、泌尿生殖系统）			中枢神经系统
	≥ 65	≥ 75	头面部	其他部位	偶发可自止	多发难止	伴贫血	无贫血	伴贫血	危及生命	
1	√			√							
2		√	√		√						
3						√		√			
5							√		√		
8										√	√

2. 原发免疫性血小板减少症的分期、分级

（1）新诊断的原发免疫性血小板减少症。确诊后 3 个月以内的原发免疫性血小板减少症患者。

（2）持续性原发免疫性血小板减少症。确诊后 3 ~ 12 个月血小板持续减少的原发免疫性血小板减少症患者，包括没有自发缓解的患者或停止治疗后不能维持完全缓解的患者。

（3）慢性原发免疫性血小板减少症。血小板减少持续超过 12 个月的原发免疫性血小板减少症患者。

（4）重症原发免疫性血小板减少症。血小板计数 < 10×10^9/L 伴活动性出血，或出血评分 ≥ 5 分。

（5）难治性原发免疫性血小板减少症。指满足以下所有条件的患者：①一线药物、二线药物（促血小板生成药物、利妥昔单抗）均无效；②脾切除后无效或者复发；③进行诊断再评估仍确诊为原发免疫性血小板减少症。

① 中华医学会 . 成人原发免疫性血小板减少症诊断与治疗中国指南（2020）［J］. 中华血液学杂志，2020，41（08）：617-623.

3. 原发免疫性血小板减少症的紧急治疗

原发免疫性血小板减少症发生危及生命的出血（如颅内出血）或需要紧急手术时，应迅速提升血小板计数至安全水平。

（1）血小板输注：成人按每次 10 ~ 20U 给予，根据病情可重复使用（从 200mL 循环血中单采所得的血小板为 1U 血小板）。

（2）静脉输注人免疫球蛋白（IVIg）：1g/（kg・d），1 ~ 2 天。

（3）大剂量甲基强的松龙：1g/d，静脉输注，连用 3 天。

（4）促血小板生成的药物：重组人血小板生成素（rhTPO）300U/（kg・d），连用 14 天，皮下注射。

（5）重组人活化因子Ⅶ（rhF Ⅶ a）：应用于出血较重且以上治疗无效者。

4. 原发免疫性血小板减少症的二线治疗

（1）促血小板生成药物。主要包括重组人血小板生成素（rhTPO）、TPO 拟肽罗米司亭以及非肽类 TPO 类似物，后者包括艾曲泊帕、阿伐曲泊帕、海曲泊帕等。此类药物起效时间 1 ~ 2 周，但停药后疗效一般不能维持，需要进行个体化的维持治疗。

（2）利妥昔单抗。抗 CD20 单克隆抗体，标准剂量为 375mg/m^2，每周 1 次，静脉输注，连用 4 周，通常在首次用药后 4 ~ 8 周内起效。亦有小剂量给药有效的报道，100mg，每周 1 次，静脉输注，连用 4 周。

（3）rhTPO 联合利妥昔单抗。rhTPO 300U/（kg・d）连用 14 天，皮下注射；利妥昔单抗 100mg，每周 1 次，静脉输注，连用 4 周。

（4）脾切除术。脾切除适应证包括正规糖皮质激素治疗无效，或泼尼松治疗有效但维持剂量 > 5mg/d，或有使用糖皮质激素的禁忌证。脾切除术最好推迟至原发免疫性血小板减少症确诊后 12 ~ 24 个月后进行，因为一些患者有可能自发缓解或血小板计数稳定在能止血的水平。术前必须对原发免疫性血小板减少症的诊断做出重新评估，建议行单复查骨髓、抗糖蛋白（GP）自身抗体测定和血清 TPO 水平检测。术中留意有无副脾，如发现应一并切除。对静脉血栓栓塞中高风险患者建议预防术后血栓栓塞。术前≥ 2 周接种带有荚膜的微生物（肺炎球菌、脑膜炎奈瑟菌、流感嗜血杆菌）的疫苗，并定期接种。

5. 原发免疫性血小板减少症的三线治疗

（1）全反式维甲酸联合达那唑。全反式维甲酸 2mg/d（分两次口服），达那唑 400mg/d（分两次口服），联用 16 周。

（2）地西他滨。剂量 3.5mg/m^2，连用 3 天，静脉输注，间隔 3 周后再次给药，共 3 ~ 6 个周期，3 个周期无效停用。

6. 原发免疫性血小板减少症的其他药物治疗

硫唑嘌呤、环孢素 A、达那唑、长春碱类等药物缺乏足够的循证医学证据，可根据医生经验及患者状况进行个体化选择。

7. 原发免疫性血小板减少症的疗效判断

（1）完全反应。治疗后血小板计数≥ $100 \times 10^9/L$，且无出血表现。

（2）有效。治疗后血小板计数≥ $30 \times 10^9/L$，至少比基础血小板数增加 2 倍，且无出血表现。

（3）无效。治疗后血小板计数 < $30 \times 10^9/L$，或者血小板数增加不到基础值的 2 倍，或有出血。

（4）复发。治疗有效后，血小板计数降至 $30 \times 10^9/L$ 以下，或者不到基础值的 2 倍，或者出现出血症状。

（5）持续有效。疗效维持至开始治疗 6 个月及以上。

（6）早期反应。治疗 1 周后达到有效标准。

（7）初步反应。治疗 1 个月后达到有效标准。

（8）缓解。治疗 12 个月后血小板计数≥ $100 \times 10^9/L$。

在定义完全反应或有效时，应至少检测 2 次，其间至少间隔 7 天。定义复发时至少检测 2 次，其间至少间隔 1 天。

六、思考题

1. 原发免疫性血小板减少症的诊断要点有哪些？
2. 原发免疫性血小板减少症的一线治疗是什么？
3. 糖皮质激素有哪些常见不良反应？
4. 哪些情况下原发免疫性血小板减少症患者需要转诊？

七、科普小常识

1. 原发免疫性血小板减少症常见吗？

原发免疫性血小板减少症是一种常见的出血性疾病，发病率（2 ~ 10）/10 万。育龄期女性比同年龄组男性更容易发病。60 岁以上人群发病率明显增高，此年龄组男性与女性的发病率相等。

2. 原发免疫性血小板减少症会有严重出血吗？

原发免疫性血小板减少症主要表现为皮肤黏膜出血，部分患者可仅有血小板减少，

没有出血症状。然而，5% ~ 6% 的患者会发生严重出血。

3. 原发免疫性血小板减少症不容易发生血栓吗？

国内资料显示，原发免疫性血小板减少症患者动脉血栓发生率 1.12%，静脉血栓发生率 0.22%，两者发生率均高于国内普通人群。部分患者可表现为出血和血栓并存。

（编者　袁瑞兰）

第二节 原发性血小板增多症（案例4）

核心提示

❖认识原发性血小板增多症的临床表现。

❖掌握原发性血小板增多症的鉴别诊断要点。

❖掌握原发性血小板增多症治疗的评价标准及调整策略。

一、病历资料

1. 病史

李×，女，39岁，主因“发现血小板升高5年余，腹胀2周”入院。

患者5年前体检时发现血小板较正常值升高，约1 300×10^9/L，自诉白细胞及血红蛋白正常范围内，未重视，后因出现头晕、四肢麻，就诊于某三甲医院，完善骨髓检查，诊断为“原发性血小板增多症”，其间完善腹部超声未见脾大，羟基脲对症降细胞治疗，后院外口服中药治疗，效果欠佳。2周前，患者自觉腹部不适，进食后腹胀加剧，伴有乏力，夜间盗汗严重，不伴腹痛、胸憋、气紧、头晕、恶心、呕吐，无发热、皮肤瘙痒等，外院腹部超声提示脾大。为求进一步诊治，患者于2023年12月16日入住我科。

患者否认高血压、糖尿病病史，无冠心病、脑梗、下肢血栓病史，父母体健；已婚，已育；无烟酒嗜好；否认肝炎、结核病病史；否认手术史、外伤史、输血史；否认食物、药物过敏史；家族史无特殊记载。

2. 体格检查

体温36.2℃，脉搏76次/分，呼吸20次/分，血压110/65mmHg，身高160cm，体重55kg。ECOG评分1分，轻度贫血貌；浅表淋巴结未触及肿大；胸骨中下段压痛（–）；

双肺未闻及干、湿啰音；心律齐，心脏各瓣膜区未闻及病理性杂音；腹软，无压痛、反跳痛；肝脏肋缘下未触及；巨脾，Ⅰ线 13cm，Ⅱ线 14cm，Ⅲ线 0cm，质硬，无压痛；双下肢无水肿。

3. 实验室检查和辅助检查

患者入院前的相关检查项目及结果如下：

（1）骨髓涂片：骨髓增生活跃，粒系占 60%，以中性杆、分叶为主，红系占 17.5%，比例偏低，成熟红细胞大小不等，共计巨核 59 个，成熟良，血小板成堆、成片。

（2）血片：血小板成堆、成片。

（3）骨髓活检：骨髓组织增生较活跃（造血面积占 60% ~ 70%），结合免疫组化，粒红比例大致正常，粒系各阶段细胞均可见，CD34 和 CD117 阳性的幼稚细胞 < 5%，红系以中晚幼红细胞为主，散在或小簇分布，巨核细胞计数增多（11 ~ 17 个 /HP）以分叶核为主，可见胞体大、分叶多的巨核细胞，成熟小淋巴细胞散在分布；网状纤维染色（+ ~ ++，MF 2 级）。

（4）骨髓增殖性肿瘤（MPN）基因检测：JAK2 V617F 阴性，CALR type1 阴性，CALR type2 阳性，CALR exon9 阴性。BCR：ABL 阴性。

（5）血常规：白细胞计数 6.50×10^9/L、血红蛋白 120g/L、血小板计数 $1\ 350\times10^9$/L。

4. 初步诊断

原发性血小板增多症，骨髓纤维化？

二、诊治经过

患者主因发现血小板升高 5 年余，腹胀 2 周入院。患者有脾大，脾脏Ⅰ线 13cm，Ⅱ线 14cm，Ⅲ线 0cm，质硬，无压痛。患者入院时血常规异常，血红蛋白减少，血小板升高。初步考虑原发性血小板增多症、原发性血小板增多症后骨髓纤维化？

患者入院后的相关检查项目及结果如下：

血常规：白细胞计数 8.50×10^9/L、中性粒细胞 69.3%、中性粒细胞计数 5.89×10^9/L、血红蛋白 100g/L、血小板计数 770×10^9/L。

血生化：未见明显异常。

骨髓象检查：骨髓涂片、染色良好，增生活跃，G=68.40%，粒系各阶段细胞可见，比例大致正常，形态未见明显异常，红系增生低下，偶见中红，全片见巨核（颗粒型 3 只，生成型 3 只），血小板多见成簇。

血片：原粒占 2%，可见幼红，易见泪滴状红细胞。

骨髓活检：骨髓组织中纤维组织广泛增生，偏成熟阶段粒、红系细胞散在分布，巨核细胞较易见，部分核可见“浓集”“深染”现象。骨小梁增宽、增厚现象可见。网状纤维染色，MF，3 级；铁染色 ++；PAS，粒细胞、巨核细胞呈阳性。

腹部彩超检查：脾大，长约 20.4cm，肋间厚 5.5cm，脾下界平脐。

染色体检查：46，XX［20］。

MPN 基因检查：CALR 基因阳性，JAK2、MPL、BCR/ABL 基因阴性。

诊断：原发性血小板增多症、原发性血小板增多症后骨髓纤维化（MYSEC-PM 评分，低危）。

治疗：口服芦可替尼，每次 20mg，2 次 / 天。

三、案例分析

1. 病史特点

（1）患者为中年女性，以“乏力、活动力不佳、盗汗、腹部不适”为主诉。

（2）体格检查：轻度贫血貌；巨脾，Ⅰ线 13cm，Ⅱ线 14cm，Ⅲ线 0cm，质硬，无压痛，与主诉症状符合。

（3）实验室检查和辅助检查：血红蛋白降低、血小板升高，乳酸脱氢酶升高。彩超显示：脾大，长约 20.4cm，肋间厚 5.5cm，脾下界平脐。外周血涂片可见幼粒和幼红细胞。骨髓活检显示：网状纤维染色，MF，3 级。

（4）羟基脲、中药治疗效果差。

2. 诊断和诊断依据

（1）诊断：原发性血小板增多症、原发性血小板增多症后骨髓纤维化。

（2）诊断依据：①有乏力、活动力不佳、盗汗、腹部不适等症状；②进行性脾脏肿大、无压痛；③彩超显示，脾大，脾下界平脐；④外周血可见幼粒现象；⑤此前按 WHO 诊断标准确诊为原发性血小板增多症、骨髓活检示纤维组织分级为 3 级；⑥白细胞计数 8.50×10^9/L、血红蛋白 100g/L、血小板计数 770×10^9/L。

3. 鉴别诊断

患者主要表现为脾大和血小板增多，需与反应性血小板增多症、其他骨髓增殖性肿瘤（例如慢性髓系白血病、真性红细胞增多症、原发性骨髓纤维化和骨髓纤维化前期）、骨髓增生异常综合征以及少见的家族性特发性血小板增多症相鉴别。

（1）反应性血小板增多症。多种内外科疾病可导致反应性血小板增多，包括缺铁性贫血、手术切除脾或功能性无脾、转移癌、创伤（手术或其他方式）、急性出血或溶血，以及各种感染性或炎性病程。与原发性血小板增多症不同的是，反应性血小板增多并非

由克隆过程驱动。

（2）其他骨髓增殖性肿瘤。细胞遗传学检查证实存在 t（9；22）的 Ph 染色体，或者分子检查发现存在 BCR/ABL 融合基因，对慢性髓系白血病的诊断尤为重要；真性红细胞增多症是指伴有 JAK2 突变的血细胞比容增多的慢性骨髓增殖性疾病；与原发性骨髓纤维化（PMF）的鉴别主要依靠巨核细胞增殖和异型性的情况、骨髓纤维化和脾肿大的程度，以及 PMF 中外周血幼粒、幼红细胞增多的表现，原发性血小板增多症患者的骨髓表现与骨髓纤维化前期患者有明显重叠，但是两种疾病的生存率及并发症发病率存在较大差异，所以两者鉴别诊断非常重要。

（3）骨髓增生异常综合征。骨髓增生异常综合征是一系列有不同程度造血细胞成熟障碍的相关疾病，尽管多数伴有血小板减少症，但仍有少数伴有血小板增多，例如 5q–、3q21q26 综合征，以及伴环状铁粒幼细胞和血小板增多的骨髓增生异常综合征 / 骨髓增殖性肿瘤（MDS/MPN）。

（4）家族性特发性血小板增多症。家族性原发性血小板增多症，也称遗传性血小板增多症，是一种极罕见的疾病，可能累及血小板生成素（TPO）基因突变，也可累及 TPO 受体基因（MPL）的激活突变或其他基因突变。

四、处理方案及基本原则

1. 治疗目的

原发性血小板增多症的治疗目标是防止血栓性并发症和出血性并发症，以及减轻相关症状（如头痛、头晕、视觉障碍等）。血小板计数应控制在 $< 600 \times 10^9$/L，理想目标值为 400×10^9/L。所有患者都应该积极纠正可逆的心血管危险因素（包括吸烟、高血压、高血脂和肥胖等）。

2. 治疗方案

患者确诊为原发性血小板增多症后，应按原发性血小板增多症国际预后评分系统（IPSET）之 IPSET-thrombosis 系统对患者发生血栓的风险做出评估：年龄 > 60 岁（1 分），有心血管危险因素（CVR）（1 分），此前有血栓病史（2 分），Jak2V617F 突变阳性（2 分）。依累计积分对血栓危度分组：低危（0 ~ 1 分）、中危（2 分）和高危（≥ 3 分）。

（1）治疗选择的原则：

1）无血栓病史：①年龄 < 60 岁、无 CVR 或 JAK2V617 突变者，可采用观察随诊策略；②年龄 < 60 岁、有 CVR 或 JAK2V617 突变者，给予阿司匹林 100mg，每天 1 次；③年龄 < 60 岁、有 CVR 和 JAK2V617 突变且血小板计数 $< 1\,000 \times 10^9$/L，给予阿司匹林

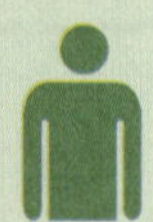

100mg，每天 1 次；④年龄≥ 60 岁、无 CVR 或 IAK2V617 突变者给予降细胞治疗 + 阿司匹林 100mg，每天 1 次；⑤年龄≥ 60 岁、有 CVR 或 JAK2V617 突变者给予降细胞治疗 + 阿司匹林 100mg，每天 2 次；⑥任何年龄，血小板计数 > 1 500 × 10^9/L 的患者，给予降细胞治疗。

2）有动脉血栓病史：①任何年龄、无 CVR 和 JAK2V617 突变者，给予降细胞治疗 + 阿司匹林 100mg，每天 1 次；②年龄≥ 60 岁、有 CVR 或 JAK2V617 突变者，给予降细胞治疗 + 阿司匹林 100mg，每天 2 次。

3）有静脉血栓病史：①任何年龄、无 CVR 和 JAK2V617 突变者，给予降细胞治疗 + 系统抗凝治疗；②任何年龄、有 CVR 或 JAK2V617 突变的患者给予降细胞治疗 + 系统抗凝治疗 + 阿司匹林 100mg，每天 1 次。

（2）降细胞治疗的一线药物：

1）羟基脲：起始剂量为 15 ～ 20mg/（kg · d），8 周内 80% 患者的血小板计数可降至 500 × 10^9/L 以下，然后给予适当的维持剂量治疗。血常规监测：治疗的前 2 个月每周 1 次，以后每月 1 次，血常规稳定后每 3 个月 1 次。对羟基脲耐药或不耐受的患者可换用干扰素或阿那格雷等二线药物。

2）干扰素：为年龄< 40 岁患者的首选治疗药物。起始剂量为 300 万 U/d 皮下注射，起效后调整剂量，最低维持剂量为 300 万 U，每周 1 次。醇化干扰素的起始剂量为 0.5 μg/kg，每周 1 次，12 周后如无疗效可增量至 1.0 μg/kg，每周 1 次。部分患者在使用干扰素后可出现甲状腺功能减低、抑郁等精神症状，因此在使用干扰素前应进行甲状腺功能检查，仔细询问患者有无精神病病史。血常规监测：治疗的第 1 个月每周 1 次，第 2 个月每 2 周 1 次，以后每月 1 次，血常规稳定后每 3 个月 1 次。

五、要点与讨论

1. 原发性血小板增多症的诊断标准

建议采用 WHO（2016）诊断标准。符合以下 4 条主要标准或前 3 条主要标准和次要标准即可诊断为原发性血小板增多症。

主要标准：①血小板计数 > 450 × 10^9/L；②骨髓活检示巨核细胞高度增生，胞体大，核过分叶的成熟巨核细胞数量增多，粒系、红系无显著增生或左移，且网状纤维极少轻度（1 级）增多；③不能满足 BCR-ABL 慢性髓系白血病、真性红细胞增多症（PV）、原发性骨髓纤维化（PMF）、骨髓增生异常综合征和其他髓系肿瘤的 WHO 诊断标准；④有 JAK2、CALR 或 MPL 基因突变。

次要标准：有克隆性标志或无反应性血小板增多的证据。

2. 原发性血小板增多症后骨髓纤维化（post-ET MF）诊断标准

采用骨髓纤维化研究和治疗国际工作组（IWG-MRT）标准：

主要标准（2条均须符合）：①此前按WHO诊断标准确诊为原发性血小板增多症；②骨髓活检示，纤维组织分级为2/3级（按0 ~ 3级标准）或3/4级（按0 ~ 4级标准）。

次要标准（至少符合2条）：①贫血或血红蛋白含量较基线水平下降20g/L。②外周血出现幼粒或幼红细胞。③进行性脾脏肿大（超过左肋缘下5cm或新出现可触及的脾脏肿大）。④以下3项体质性症状中至少出现1项：过去6个月内体重下降 > 10%，盗汗，不能解释的发热（ > 37.5℃）。

3. 原发性血小板增多症的疗效评估标准

IWG-MRT 2013年修订的《原发性血小板增多症疗效评价标准》（如表2-2-1所示）主要包括临床血液学及骨髓组织学评价两方面。分子生物学疗效对于评价完全缓解或部分缓解不是必需的。完全分子生物学缓解：原先存在的异常完全消失。部分分子生物学缓解：等位基因突变负荷≥ 20% 的患者治疗后等位基因突变负荷下降 > 50%。

表2-2-1 原发性血小板增多症疗效评价标准

疗效标准	定义
完全缓解（CR）	以下4条必须全部符合： ①包括可触及的肝脾肿大等疾病相关体征持续（ ≥ 12周）消失，症状显著改善（MPN-SAF TSS积分下降≥ 10分）； ②外周血细胞计数持续（ ≥ 12周）缓解：血小板计数≤ 400×10^9/L，白细胞计数 <10×10^9/L，无幼粒幼红血象； ③无疾病进展，无任何出血和血栓事件； ④骨髓组织学缓解，巨核细胞高度增生消失，无 >1级的网状纤维（欧洲分级标准）
部分缓解（PR）	以下4条必须全部符合： ①包括可触及的肝脾肿大等疾病相关体征持续（ ≥ 12周）消失，症状显著改善（MPN-SAF TSS积分下降≥ 10分）； ②外周血细胞计数持续（ ≥ 12周）缓解：血小板计数≤ 400×10^9/L，白细胞计数 <10×10^9/L，无幼粒幼红细胞； ③无疾病进展，无任何出血或血栓事件； ④无骨髓组织学缓解，有巨核细胞高度增生
无效（NR）	疗效没有达到PR
疾病进展（PD）	演进为Post-ETMF、骨髓增生异常综合征或急性白血病

注：MPN-SAF TSS：骨髓增殖性肿瘤总症状评估量表；Post-ETMF：原发性血小板增多症后骨髓纤维化。

六、思考题

1. 原发性血小板增多症的诊断要点有哪些?

2. 原发性血小板增多症需要进行哪些检查?

3. 原发性血小板增多症的鉴别诊断要点是什么?

4. 哪些情况下原发性血小板增多症患者需要转诊?

七、科普小常识

1. 原发性血小板增多症患者如何预防出血?

对于原发性血小板增多症患者而言，应及时控制血小板数值，避免其异常升高，引发出血。

羟基脲是预防出血的首选药物之一。此外，还可以考虑血小板单采、干扰素 -α 和阿那格雷等。临床研究表明，血小板数量显著增多（血小板计数 > 1 000 × 10^9/L）是使用阿司匹林发生出血的主要危险因素，应避免使用阿司匹林治疗。

日常生活中患者应多喝水，防止皮肤黏膜干燥引发出血；出行要缓慢，防止在光滑的地面摔倒；走廊等地方可安装扶手，防止患者突然晕厥；多吃新鲜蔬菜，不吃辛辣刺激、坚硬的食物，防止出血。

2. 原发性血小板增多症引起出血的主要原因是什么?

（1）血小板功能异常：虽然血小板数值增多了，但是分化的血小板本身就有功能障碍，导致凝血机制不全，无法吸聚血小板第三因子凝血，因此血小板增多症患者也会发生出血。

（2）血小板凝血异常：当机体发生出血时，会利用血小板及时采取措施来止血，如收缩血管、形成止血栓等。但血小板增多症患者体内有大量不成熟的细胞，无法快速准确做出反应。

（3）血管破裂：血小板增多时一般会形成栓塞，若患者有高血压，那么血管破裂也会有出血倾向，而血小板增多症患者动脉血栓多于静脉血栓，因此一旦出现血栓栓塞梗死，血管破裂会危及患者生命。

3. 年轻女性血小板增多症患者可以妊娠吗?

可以，但是风险较正常人高。使用阿司匹林可将妊娠早期自发性流产率由 30% 降至 15%。不推荐使用降血小板药物或肝素治疗。血小板数量或血小板单采术对妊娠结局及妊娠并发症并没有良性影响。即使对于低危的妊娠原发性血小板增多症患者，也不推荐使用血小板单采术。

4. 原发性血小板增多症患者需要终身吃药吗?

原发性血小板增多症属于慢性骨髓增生性疾病，从疾病性质上来讲，由于外周血中血小板持续增多，功能异常，导致患者容易发生出血或者形成血栓，随着病情的进展，有小部分患者会转化为白血病或骨髓纤维化，需要尽量控制，缓解病情，减少并发症发生的概率。总之，血小板增多症的病程大多比较长，患者需要长期用药。

（编者　高轶男）

第三章

淋巴细胞和浆细胞疾病

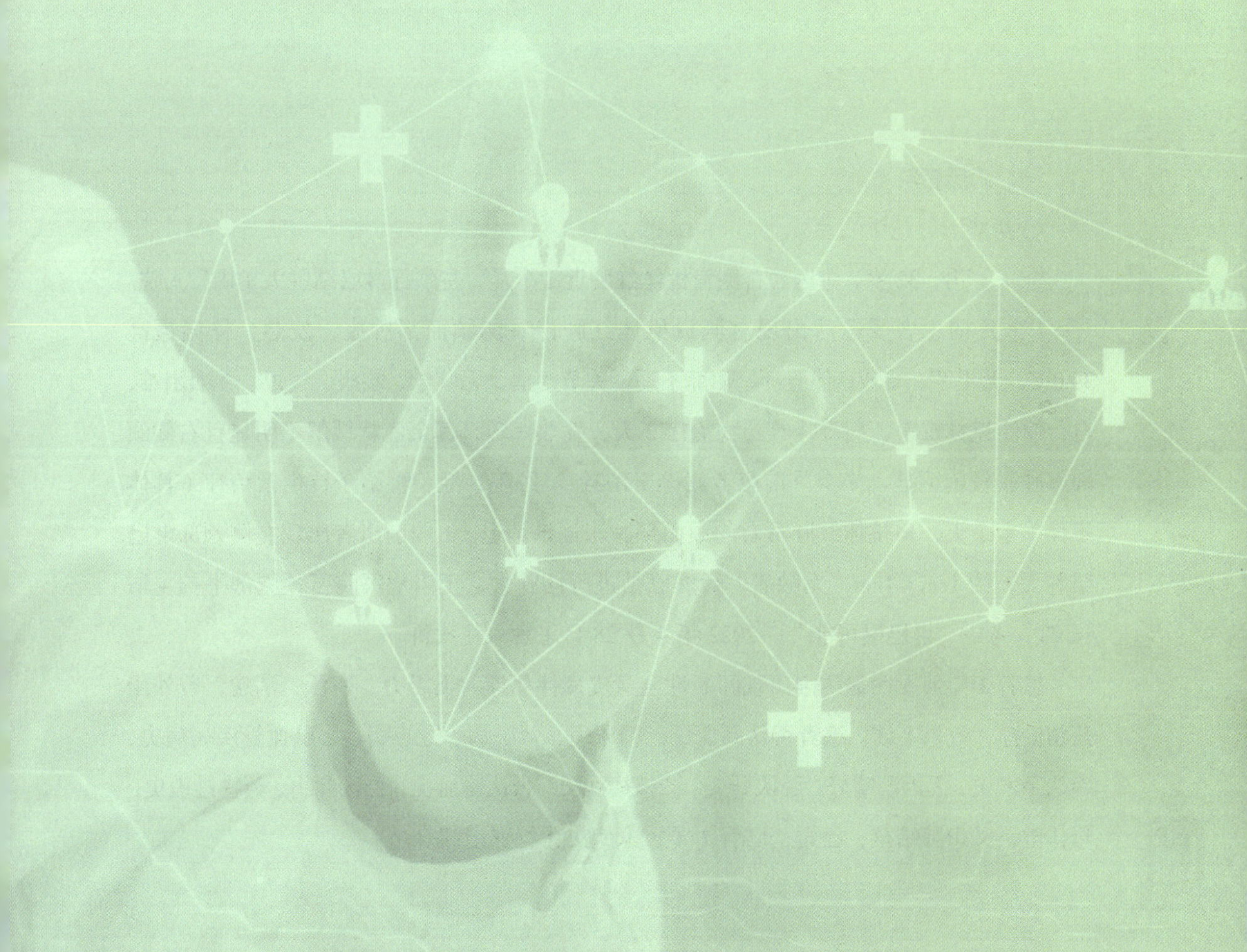

第一节　霍奇金淋巴瘤（案例5）

核心提示

❖明确霍奇金淋巴瘤的临床表现。

❖了解初治及复发的霍奇金淋巴瘤治疗方案。

❖掌握治疗结束的霍奇金淋巴瘤患者的随访周期及随访内容。

一、病历资料

1. 病史

李 ×，男，32 岁，主因“右侧扁桃体红肿近 1 个月，左颈部淋巴结肿大 1 周”入院。

1 个月前患者受凉后出现右侧扁桃体红肿伴右侧颌面部肿胀，发热，体温最高 39.0℃，无畏寒、寒战，伴盗汗、咽部不适、关节疼痛，无咳嗽、咳痰、气短、吞咽困难，自行输注克林霉素、病毒唑等药物治疗 3 天，发热好转，其余症状缓解不明显且右侧颌面部肿胀较前明显。半个月前患者就诊于沁县 × 医院，经验性给予抗生素治疗（具体不详）十余天，扁桃体红肿及右侧颌面部肿胀逐渐消退。1 周前患者出现左侧颈部淋巴结肿大，约 1cm × 1cm，无触痛，后淋巴结进行性肿大，于当地医院行颈胸部平扫 + 增强 CT，考虑“淋巴瘤可能”。2022 年 4 月 28 日患者入住我科。

患者 1 年前无明显诱因出现间断性全身皮疹伴瘙痒，无乏力、盗汗、消瘦，曾外用药物治疗，效果不佳。患者否认高血压、糖尿病、肾脏病、冠心病、心脑血管疾病病史，否认手术史，无烟酒嗜好，否认肝炎、结核病病史，否认输血史，否认食物、药物过敏史；母体健，父患肺结核；已婚，已育 1 子；家族史无特殊记载。

2. 体格检查

体温 36.3℃，脉搏 85 次 / 分，呼吸 20 次 / 分，血压 126/65mmHg，身高 175cm，体重 88kg。神志清楚，言语流利，查体合作。双侧颌下及左颈部可触及肿大淋巴结，较大者位于左侧颈前，大小为 2cm × 1cm，质中，活动度差，无触痛，余浅表淋巴结未触及肿大；胸骨压痛阴性；双肺呼吸音清，未闻及干、湿啰音；心律齐，心脏各瓣膜区未闻及病理性杂音；腹软，无压痛、反跳痛及肌紧张；肝、脾肋缘下未触及；双下肢无水肿。

3. 实验室检查和辅助检查

胸部平扫：左侧气管旁占位性病变，建议增强扫描。

颈部淋巴结超声：左侧颈部及锁骨上窝多发低回声结节（淋巴结肿大？）。

胸部增强 CT：左侧气管旁及前纵隔占位性病变伴左侧锁骨下及主动脉弓下淋巴结增大，考虑淋巴瘤可能。建议淋巴结活检。

4. 初步诊断

淋巴结肿大待查，淋巴瘤？淋巴结炎？

二、诊治经过

患者为年轻男性，起病急，病程短，主因扁桃体肥大伴发热起病，外院完善胸部增强 CT 提示左侧气管旁及前纵隔占位性病变伴左侧锁骨下及主动脉弓下淋巴结增大，考虑淋巴瘤可能。结合患者发病年龄，伴发热、盗汗，无体重减轻，初步考虑淋巴结肿大待查。患者入院后完善血常规、生化、传染病、风湿、肿瘤、感染等相关实验室检查未见明显异常；完善骨髓穿刺、骨髓活检、免疫分型、染色体未见明显异常；心脏超声提示左室舒张功能减低；颈部、胸部、腹部、盆腔平扫 + 增强 CT 提示，左侧颈部及锁骨区、气管左侧旁、前上纵隔内多发肿大淋巴结，淋巴瘤可能。淋巴结病理结果回报：（左颈Ⅳ区淋巴结）镜下于纤维性间质中见多灶状淋巴细胞浸润，混合少量组织样细胞、嗜酸性细胞及中性粒细胞、散在数量不等的核大细胞，结合形态及免疫组化，符合经典霍奇金淋巴瘤结节硬化型。免疫组化：LCA（大细胞 -），CD20（大细胞 -），CD3（大细胞 -），CD57（大细胞 -），PAX-5（大细胞弱 +），CD30（大细胞 +），CD15（大细胞 +），BOB1（大细胞 -），OCT-2（大细胞 -），Ki-67（大细胞 + 约 30%），CD1α（-），Langerin（-），s-100（P）（散在极少许 +），MCK（-）、CAM5.2（-）。分子病理：EBER（-）。

诊断：结节硬化型霍奇金淋巴瘤Ⅰ期 A（预后良好组，累及左侧颈部及锁骨区、气管左侧旁、前上纵隔内多发肿大淋巴结）。

给予患者 ABVD 方案化疗 8 个疗程，2 个疗程、4 个疗程及结束治疗后 2 个月行

PET/CT 评估疗效，均为完全缓解。

三、案例分析

1. 病史特点

（1）患者为青年男性，扁桃体肥大，伴发热。

（2）伴盗汗，无体重减轻。

（3）体格检查：双侧颌下及左颈部可触及肿大淋巴结，较大者位于左侧颈前，大小为 2cm × 1cm，质中，活动度差，无触痛，余浅表淋巴结未触及肿大。

（4）颈部、胸部、腹部、盆腔平扫 + 增强 CT 提示：左侧颈部及锁骨区、气管左侧旁、前上纵隔内多发肿大淋巴结，淋巴瘤可能。

（5）肿瘤系列、风湿系列、结核、感染等相关检查未见明显异常。

2. 诊断和诊断依据

（1）诊断：结节硬化型霍奇金淋巴瘤 Ⅰ 期 A（预后良好组，累及左侧颈部及锁骨区、气管左侧旁、前上纵隔内多发肿大淋巴结）。

（2）诊断依据：①患者为青年男性，以淋巴结肿大起病，完善结核、风湿、肿瘤系列等相关检查未见明显异常；②查体见左侧颈部肿大淋巴结；③颈部、胸部、腹部、盆腔平扫 + 增强 CT 提示，左侧颈部及锁骨区、气管左侧旁、前上纵隔内多发肿大淋巴结，淋巴瘤可能；④淋巴结病理活检明确为霍奇金淋巴瘤（结节硬化型）。

3. 鉴别诊断

患者需除外淋巴结炎、淋巴结结核、淋巴结反应性增生、淋巴瘤、肿瘤转移等相关疾病。

（1）淋巴结炎：当患咽喉炎、扁桃体炎或牙周炎时，可引起颈部或颌下淋巴结肿大，肿大的淋巴结质柔软或中等硬度，局部有红、肿、热、痛等炎症表现，使用抗生素治疗后，肿大的淋巴结消退。该患者淋巴结无明显红、肿、热、痛，暂除外。

（2）淋巴结结核：常发生在颈部淋巴结，是由结核杆菌引起的一种慢性淋巴结炎，起病缓慢，局部无急性炎症表现，肿大的淋巴结呈中等硬度，常成串排列或互相融合。患者常有低热、消瘦、盗汗等结核中毒症状，用抗结核药物治疗后，可使淋巴结缩小或消退。

（3）淋巴结反应性增生：是淋巴结因感染、炎症或免疫刺激引起的良性肿大，可出现局部浅表淋巴结肿大和疼痛，有的还伴有低热。该患者无明显肿痛，必要时行淋巴结活检予以鉴别。

（4）淋巴瘤：是原发于淋巴组织的恶性肿瘤，男性多于女性，以青壮年多见，它

是一种全身性的疾病，局部表现为淋巴结肿大，通常先后或同时累及几组淋巴结，而最初多表现为颈部、腋窝、腹股沟等处浅表淋巴结肿大，肿大的淋巴结较硬，且有橡皮样弹性，患者可有不规则发热、贫血、肝脾肿大等表现。

（5）肿瘤转移：癌细胞转移到淋巴结后，可使淋巴结发生肿大。癌细胞首先转移到引流区域的淋巴结，也能通过血液向全身其他脏器转移。癌细胞淋巴结转移常有一定的规律性，如左锁骨上淋巴结转移常来自于胃癌。右锁骨上淋巴结转移常来自于肺癌。肿大的淋巴结质地较硬，一般无压痛，开始尚可移动，当淋巴结迅速增大后，即固定无法移动。经过仔细检查，能在身体其他部位找到原发癌病灶。病理组织学检查是最重要的诊断依据。

四、处理方案及基本原则

霍奇金淋巴瘤分为经典型霍奇金淋巴瘤、复发 / 难治性经典型霍奇金淋巴瘤、结节性淋巴细胞为主型霍奇金淋巴瘤、老年经典型霍奇金淋巴瘤四类，临床根据中国临床肿瘤学会发布的《淋巴瘤诊疗指南（2023）》进行治疗。

1. 经典型霍奇金淋巴瘤（如表 3-1-1 所示）

表 3-1-1 经典型霍奇金淋巴瘤处理方案

分期	分层	Ⅰ级推荐	Ⅱ级推荐	Ⅲ级推荐
Ⅰ ~ Ⅱ期	预后良好	ABVD 方案 2 ~ 4 个周期 +Ry（20Gy）（1A 类）或 ABVD 方案 2 个周期 + 增强剂量 BEACOPP 方案 2 个周期 + RT（30Gy）（1A 类）		
	预后不良	ABVD 方案 4 个周期 +Ry（30Gy）（1A 类）或 ABVD 方案 2 个周期 + 增强剂量 BEACOPP 方案 2 个周期 + RT（30Gy）（1A 类）	增强剂量 BEACOPP 方案 2 个周期 + ABVD 方案 2 个周期 ± RT（30Gy）（≤ 60 岁）（1B 类）	
Ⅲ ~ Ⅳ期		ABVD 方案 6 个周期 ± RT（1A 类）或增强剂量 BEACOPP 方案 4 ~ 6 个周期 ± RT（1A 类） 或 ABVD 方案 2 个周期 +AVD 方案 4 个周期（1A 类）或 A（维布妥昔单抗）+AVD 方案 6 个周期 ± RT（1A 类）	ABVD 方案 2 个周期 + 增强剂量 BEACOPP 方案 4 个周期 ± RT（2B 类）	

说明：ABVD：多柔比星、博来霉素、长春新碱、达卡巴嗪。

BEACOPP：博来霉素、依托泊苷、阿霉素、环磷酰胺、长春新碱、卡巴嗪、泼尼松。

经典型霍奇金淋巴瘤依据分期及有无预后不良因素进行分层治疗。Ⅰ～Ⅱ期霍奇金淋巴瘤的治疗原则是以化疗联合放疗为主的综合治疗，单纯化疗的整体预后仍较好，适用于放疗长期毒性风险超过疾病短期控制获益的患者。

根据有无不良预后因素，分为预后良好组和预后不良组。

预后良好组：2～4个周期ABVD方案化疗联合放疗是标准治疗。2个周期ABVD方案化疗后序贯20Gy放疗为合适的治疗选择。基于PET/CT中期疗效评价，2个周期ABVD方案化疗后PET/CT阴性者，继续给予ABVD方案1～2个周期后行放疗20Gy，而PET/CT阳性者行增强剂量的BEACOPP方案化疗2个周期及30Gy放疗。

预后不良组：4个周期ABVD方案化疗联合30Gy放疗是标准治疗。若2个周期ABVD方案化疗后进行中期PET/CT评价，则PET/CT阴性者，再继续ABVD方案化疗2个周期后行放疗（30Gy），而PET/CT阳性者，改为增强剂量的BEACOPP方案化疗2个周期及放疗（30Gy）。HD17研究结果证实，对于新诊断的、早期、预后不良的霍奇金淋巴瘤患者（≤60岁），接受2个周期增强剂量BEACOPP和2个周期ABVD方案后，若PET/CT为阴性，省略巩固放疗无相关的疗效降低。

Ⅲ～Ⅳ期经典型霍奇金淋巴瘤的治疗原则通常为化疗，局部放疗仅限于化疗后残存病灶超过2.5cm者。小于60岁的年轻患者可给予ABVD方案化疗6个周期，根据治疗后疗效评估决定联合或不联合局部放疗。ABVD方案化疗后中期PET/CT检查推荐在化疗2个周期后进行，若检查结果为阴性，则后续4个周期可采用AVD方案进行化疗，尤其适用于老年及应用博来霉素后肺毒性风险明显增加的患者。若检查结果为阳性，可行ABVD或增强剂量BEACOPP方案化疗4个周期。但有研究结果证实，更换为增强剂量BEACOPP方案的预后优于ABVD方案。ECHELON-1研究显示，6个周期A（维布妥昔单抗）-AVD方案与标准ABVD方案相比，改善了2年的无进展生存期（PFS），减少了肺毒性，故对于老年及肺功能不良的患者可作为治疗选择。增强剂量BEACOPP方案化疗后中期PET/CT检查推荐在化疗2个周期后进行，若检查结果为阴性，则继续采用BEACOPP方案化疗2个周期（共4个周期），若检查结果为阳性，则再进行BEACOPP方案化疗4个周期（共6个周期）。临床上，考虑增强剂量BEACOPP方案过强，故使用该方案较少。若一线治疗疗效未达到CR者，适合行自体造血干细胞移植挽救治疗。增强剂量的BEACOPP方案对于年龄超过60岁的老年患者增加了治疗相关死亡，因此推荐ABVD方案为老年患者的标准治疗方案。

在治疗过程中，尽量避免将维布妥昔单抗和长春新碱联用，以免加重周围神经病变。

2. 复发 / 难治性经典型霍奇金淋巴瘤（如表 3-1-2 所示）

表 3-1-2 复发 / 难治性经典型霍奇金淋巴瘤处理方案

分层	Ⅰ级推荐	Ⅱ级推荐	Ⅲ级推荐
符合移植条件	二线挽救化疗 + 大剂量化疗联合自体造血干细胞移植（1A 类）	PD1 单抗如信迪利单抗、替雷利珠单抗、卡瑞利珠单抗、纳武利尤单抗、帕博利珠单抗、赛帕利单抗、派安普利单抗（3 类） 或 CD30 单抗即维布妥昔单抗（2B 类）	卡瑞利珠单抗 + 地西他滨（3 类） 或维布妥昔单抗 + 纳武利尤单抗（3 类） 或 PD1 单抗 + 二线挽救化疗（3 类） 或维布妥昔单抗 + 二线挽救化疗（3 类）
不符合移植条件	二线挽救化疗（2A 类） 或信迪利单抗、替雷利珠单抗、卡瑞利珠单抗、赛帕利单抗、派安普利单抗（2B 类） 或维布妥昔单抗（2B 类）	纳武利尤单抗、帕博利珠单抗（3 类）	苯达莫司汀（3 类）、来那度胺（3 类）、依维莫司（3 类）、卡瑞利珠单抗 + 地西他滨（3 类） 或维布妥昔单抗 + 纳武利尤单抗（3 类）或 PD1 单抗 + 二线挽救化疗（3 类） 或维布妥昔单抗 + 二线挽救化疗（3 类） 临床试验（3 类）

复发 / 难治性经典型霍奇金淋巴瘤的治疗首选二线挽救方案，化疗后进行大剂量化疗联合自体造血干细胞移植。对于接受自体造血干细胞移植且移植后复发风险较高的患者（原发难治性霍奇金淋巴瘤；一线治疗后 12 个月内复发或存在结外病变等），维布妥昔单抗维持治疗可以延长患者 PFS。免疫检查点抑制剂通常被推荐用于基于合并症或首次挽救化疗失败的、不适合移植的复发 / 难治性经典型霍奇金淋巴瘤患者，以及大剂量化疗联合自体造血干细胞移植后复发的患者。小样本的研究证实，PD-1 单抗或维布妥昔单抗联合二线挽救化疗（如 GVD，吉西他滨、长春新碱、地塞米松；ICE，异环磷酰胺、卡铂、依托泊苷；DHAP，地塞米松、顺铂、阿糖腺苷等）治疗复发 / 难治性经典型霍奇金淋巴瘤能够获得更高的完全缓解率，使得更多的患者过渡到自体造血干细胞移植，从而改善预后，但仍需更长时间的随访确定疾病缓解的持续性及联合治疗后的安全性。自体造血干细胞移植后复发且仍对化疗敏感的年轻患者，可考虑行异基因造血干细胞移植治疗。

3. 结节性淋巴细胞为主型霍奇金淋巴瘤

结节性淋巴细胞为主型霍奇金淋巴瘤的治疗，除无临床不良预后因素的 Ⅰ A 期患者可采用单纯放疗（30Gy）外，其余各期的治疗均参照经典型霍奇金淋巴瘤的治疗原则。由于该类型肿瘤细胞 CD20 表达阳性，因此可采用化疗 ± 利妥昔单抗 ± 放疗治疗，化

疗方案可选择 ABVD、AVD、CVP（环磷酰胺、长春新碱、泼尼松）方案。对疑似复发者重新进行活检以排除转化为侵袭性淋巴瘤的可能，复发时病变局限者可应用利妥昔单抗单药治疗，病灶广泛者可选择利妥昔单抗联合二线挽救方案治疗。

4. 老年经典型霍奇金淋巴瘤

老年经典型霍奇金淋巴瘤患者常伴有合并症，通常无法耐受强治疗方案，且临床试验数据有限，目前治疗策略需要兼顾疗效及安全性。由于 ABVD 方案可能会导致较高的治疗相关毒性发生率及死亡率，只在部分或选择的患者中应用；肺部基础疾病的老年患者应尽量避免使用博来霉素来降低肺毒性的发生。

五、要点及讨论

1. 治疗前评估

治疗前基线时疾病和脏器功能的评估对霍奇金淋巴瘤的诊疗非常重要，全面而完善地评估后才能进行精准的危险度分层，同时也是后续进行疗效评估的基础。根据《CSCO 淋巴瘤诊疗指南（2023）》，应在治疗前对患者进行全面评估（如表 3-1-3 所示）。

表 3-1-3　霍奇金淋巴瘤的治疗前评估

	Ⅰ级推荐	Ⅱ级推荐	Ⅲ级推荐
病史采集和体格检查	病史采集：B 症状（发热、夜间盗汗、近 6 个月体重减轻≥ 10% 等）及疾病相关症状（疲乏、腹胀、气短、瘙痒、饮酒后疼痛等）		
	体格检查（包括浅表淋巴结、韦氏环、肝、脾及皮肤等部位）		
	体能状态评分（ECOG 评分）		
实验室检查	血尿便常规、生化全项、血沉、β_2- 微球蛋白、乳酸脱氢酶、结核筛查、风湿筛查、肿瘤筛查、感染筛查（乙肝病毒 + 丙肝病毒 + 人类免疫缺陷病毒 +EB 病毒 + 梅毒、异常者需要完善病毒载量或行确证实验）		
	育龄妇女须行妊娠试验		
影像学检查	PET/CT		浅表淋巴结和腹部超声
	全身增强 CT		
	心电图、心脏超声		
	中枢神经系统受累行 MRI		
	胃肠道受累行胃肠内镜检查		
骨髓检查	骨髓穿刺和活检（骨髓活检标本应在 1.6cm 以上）		

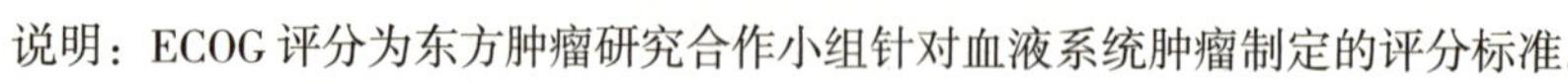

说明：ECOG 评分为东方肿瘤研究合作小组针对血液系统肿瘤制定的评分标准。

2. 预后评估

霍奇金淋巴瘤确诊后要根据患者的年龄、性别、细胞计数、乳酸脱氢酶、Ann Arbor 分期及结外累及部位数量进行危险度分层，根据危险度分层进一步指导后续治疗（Ⅰ～Ⅱ期霍奇金淋巴瘤不良预后因素如表 3-1-4 所示）。

表 3-1-4 Ⅰ～Ⅱ期霍奇金淋巴瘤不良预后因素

危险因素	KEORTC	GHSG	NCCN
年龄	≥ 50 岁		
血况和 B 症状	> 50mm/h 且无 B 症状； > 30mm/h 且有 B 症状	> 50mm/h 且无 B 症状； > 30mm/h 且有 B 症状	≥ 50mm/h 或有 B 症状
纵隔大肿块	MTR > 0.35cm	MMR > 0.33cm	MMR > 0.33cm
受累淋巴结区数	> 3	> 2	> 3
结外病灶		有	
大肿块直径			> 10cm

说明：KEORTC，欧洲癌症研究与治疗组织；GHSG，德国霍奇金淋巴瘤研究组；NCCN，美国国立综合癌症网络；MMR，肿块最大径；MTR，肿块最大径（胸腔 T5/6 水平横径）。

Ⅲ～Ⅳ期霍奇金淋巴瘤国际预后评分（IPS）：男性；年龄≥ 45 岁，Ⅳ期病变；白蛋白< 40g/L；血红蛋白< 105g/L；白细胞计数≥ 15×10^9/L；淋巴细胞占白细胞比例< 8% 和（或）计数< 0.6×10^9/L。

3. 分期（如表 3-1-5 所示）

表 3-1-5 2014 版 Lugano 分期

局限期	
Ⅰ期	仅侵及单一淋巴结区域（Ⅰ），或侵及单一结外器官不伴有淋巴结受累（ⅠE）
Ⅱ期	侵及≥ 2 个淋巴结区域，但均在膈肌同侧（Ⅱ），可伴有同侧淋巴结引流区域的局限性结外器官受累（ⅡE）（例如：甲状腺受累伴颈部淋巴结受累，或纵隔淋巴结受累波及肺脏受累）
Ⅱ期大包块 *	Ⅱ期伴有大包块者

续表

进展期	
Ⅲ期	侵及膈肌上下淋巴结区域，或侵及膈上淋巴结 + 脾受累（Ⅲs）
Ⅳ期	侵及淋巴结引流区域之外的结外器官（Ⅳ）

说明：CT、MRI 或 PET/CT 作为分期检查方法。①*: 根据 2014 年《Lugano 疗效评价标准》，不再对淋巴瘤的大包块病灶进行具体的数据限定，只需在病历中明确记载最大病灶的最大径即可；Ⅱ期伴有大包块的患者，应根据病理类型及疾病不良预后因素而酌情选择治疗原则，如伴有大包块的惰性淋巴瘤患者可选择局限期治疗模式，但是伴有大包块的侵袭性淋巴瘤患者，则应选择进展期治疗模式。②淋巴结分布区域：膈上（共 12 个区域，由于不能被一个放射野涵盖，因此左右各为一个区域），膈下（共 9 个区域）。③ B 症状指不明原因体重下降 10%（诊断前 6 个月内），发热 > 38.0℃并排除其他原因发热，盗汗。建议在病历中记录 B 症状。④扁桃体、韦氏环、脾脏等视为淋巴结组织。

4. 疗效评价

霍奇金淋巴瘤的疗效评价主要依据 2014 年《Lugano 疗效评价标准》（如表 3-1-6 所示），推荐 PET/CT 或者全身增强 CT 扫描检查评估。PET/CT 采用 Deauville 评分系统进行评估。Deauville 的 PET 评效 5 分法：1 分，摄取≤本底；2 分，摄取≤纵隔血池；3 分，纵隔血池 < 病灶摄取≤肝血池；4 分，摄取 > 肝血池（轻度）；5 分，摄取 > 肝血池（显著，SUVmax > 2 倍肝血池）或新发病灶。Deauville1~2 分为 PET 阴性，4~5 分为 PET 阳性，在一些情况下 3 分视为阴性，但在基于中期 PET/CT 评价进行降级治疗时 3 分应判定为阳性。对于 PET/CT 的中期评价，Ⅰ ~ Ⅳ期均建议在 ABVD 方案或增强剂量的 BEACOPP 方案化疗 2 个周期后进行，其意义在于及时、准确地评价预后，特别是在疾病治疗早期，能够识别出那些对治疗敏感的患者（PET/CT 阴性），以减少化疗周期及强度，减轻不良反应。

表 3-1-6　2014 版《Lugano 疗效评价标准》

	病灶区域	PET/CT 评效	CT 评效
CR	淋巴结及结外受累部位	5PS 评分 1，2，3 分，伴或不伴有残余病灶 注：韦氏环、结外高代谢摄取器官，如脾脏或粒细胞刺激因子刺激后的骨髓，代谢可能高于纵隔 / 肝血池，此时评判 CR 应与本底水平相比	靶病灶（淋巴结）长径（Ldi）≤ 1.5cm 无结外病灶

续表

	病灶区域	PET/CT 评效	CT 评效
CR	不可测病灶	不适用	消失
	器官增大	不适用	退至正常
	新发病灶	无	无
	骨髓	无骨髓 FDG 敏感疾病证据	形态学正常，若不确定需行 IHC 阴性检查
PR	淋巴结及结外受累部位	5PS 评分 4 ~ 5 分，伴摄取较基线减低，残余病灶可为任意大小	最多 6 个靶病灶 PPD（Ldi × 垂直于 Ldi 的短径）总和，即 SPD，缩小≥ 50%
		中期评估，上述情况提示治疗有效	当病灶小至无法测量，则按 5mm × 5mm 计算
		终末期评估，上述情况提示疾病尚有残留	如病灶消失，则按 0mm × 0mm 计算
	不可测病灶	不适用	消失 / 正常，残余病灶 / 病灶未增大
	器官增大	不适用	脾脏长径缩小 > 原长径增大值的 50%；常默认脾脏正常大小 13cm，若原为 15cm，判 PR 需长径 < 14cm
	新发病灶	无	无
	骨髓	残余摄取高于正常骨髓组织但较基线减低；如果骨髓持续存在结节性局部异常改变，需 MRI 或活检或中期评估来进一步诊断	不适用
SD	靶病灶（淋巴结 / 结节性肿块、结外病灶）	无代谢反应：中期 / 终末期评效 5PS 评分 4 ~ 5 分，代谢较基线相比无明显改变	最多 6 个靶病灶 SPD 增大 < 50%，无 PD 证据
	不可测病灶	不适用	未达 PD
	器官增大	不适用	未达 PD
	新发病灶	无	无
	骨髓	同基线	不适用

续表

	病灶区域	PET/CT 评效	CT 评效
PD	单独的靶病灶（淋巴结/结节性肿块、结外病灶）	5PS 评分 4 ～ 5 分伴摄取较基线增加，和（或）中期或终末期评效时出现新发摄取增高	至少 1 个病灶进展即可诊断，淋巴结/结外病灶需同时符合下述要求：Ldi > 1.5cm PPD 增加≥ 50%（较最小状态） Ldi 或 Sdi 较最小状态增加 0.5cm（≤ 2cm 病灶）或 1.0cm（> 2cm 病灶）
	单独的靶病灶（淋巴结/结节性肿块、结外病灶）		脾脏长径增长 > 原长径增大值的 50%，常默认脾脏正常大小 13cm，若原为 15cm，判 PD 需长径 > 16cm 若基线无脾大，长径需在基线基础上至少增加 2cm 新出现或复发的脾大
	不可测病灶	无	新发病灶或原有非可测病灶明确进展
	新发病灶	出现淋巴瘤相关新发高代谢灶（排除感染、炎症等），若无明确性质需行活检或中期评估	原已缓解病灶再次增大
			新发淋巴结任意径线 > 1.5cm
			新发结外病灶任意径线 > 1.0cm，若直径 < 1.0cm 需明确该病灶是否与淋巴瘤相关
			明确与淋巴瘤相关的任意大小的病灶
	骨髓	新出现或复发的高代谢摄取	新发或复发的骨髓受累

说明：CR，完全缓解；PR，部分缓解；SD，疾病稳定；PD，疾病进展；FDG，氟脱氧葡萄糖，用于 PET/CT 扫描中的代谢显谢；IHC，免疫组织化学检测。

5PS 评分为 3 分：在多数患者中提示标准治疗下预后较好，特别对于中期评估患者。但是，在某些降阶梯治疗的临床试验中，评分为 3 分被认为治疗效果不佳，需要避免治疗不足。

可测量病灶：最多 6 个显著的淋巴结/淋巴结融合肿块、结外病灶，且 2 个径线均易被测量。

（1）淋巴结：淋巴结需按照区域划分；如果有纵隔及腹膜后淋巴结肿大，则应该包括这些病灶；可测淋巴结需长径 > 1.5cm。

（2）非淋巴结病灶：包括实体器官（如肝、脾、肾、肺等）、消化道、皮肤或触诊可及标注部分，可测结外病灶需长径 > 1.0cm。

不可测量病灶：任何无法作为可测量、可评估的显著病灶均被认为是不可测量病灶。包括：

（1）任何淋巴结/淋巴结融合肿块、结外病灶，即所有未能被选择为显著的，或可测量的，或未达到可测量标准但依然认为是病灶的部分。

（2）考虑为疾病受累但难以量化的，如胸腔积液、腹水、骨转移、软脑膜受累、腹部肿块病灶等。

（3）其他未确诊需要影像学随访的病灶。韦氏环以及结外病灶（如消化道、肝、骨髓等）：评判 CR 时 FDG 摄取可能高于纵隔池，但不应高于周围本底水平（例如骨髓因化疗或应用粒细胞刺激因子代谢活性普遍升高）。

六、思考题

1. 霍奇金淋巴瘤的诊断标准是什么？

2. 霍奇金淋巴瘤如何分型？

七、科普小常识

1. 如何应对霍奇金淋巴瘤治疗过程中不良反应？

（1）胃肠道反应。恶心、呕吐、腹痛、腹泻、消化不良等是最常见的治疗相关的不良反应，一般在用药后 1 周左右出现。用药前医生会根据具体情况，适当给予止吐药处理。在饮食上可以选择易消化的清淡食物，如果发生了严重的腹泻、呕吐需要及时就诊，必要时给予电解质的补充。

（2）感染。感染的发生是治疗过程中经常发生的问题，最常见的感染部位就是呼吸道感染。感染的类型包括细菌（最常见）、病毒以及真菌感染。化疗药物也易引起感染，对于强度较大的治疗方案，医生会预防性地使用升白针来减少感染的可能。

（3）输注反应。输注反应是由输液所引起的不良反应的总称，通常发生在输液后 15 分钟 ~ 2 小时内，包括发热和寒战、皮肤瘙痒及红肿、呼吸困难、心律失常等症状。出现的输注反应多为轻中度，且大部分患者出现在首次输注。

出现输注反应后须第一时间告知医生，交给医生处理。医生会根据输注反应的程度，给予减慢输注速度或暂停输注的干预措施。必要时，再应用药物对症处理。

2. 霍奇金淋巴瘤患者居家康复应注意些什么？

（1）加强营养。合理搭配饮食。一般建议每日至少摄入 12 种不同的食物，每周摄入 25 种以上不同的食物。适当摄入富含蛋白质的食物，如鸡蛋、牛奶、鱼虾、大豆制品、瘦肉等，适量吃蔬菜、水果等富含矿物质和维生素的食物，限制精制糖、酒精、腌制和煎炸烤的食物摄入。

饮食尽可能选用高热量、高蛋白、高维生素、低脂肪饮食，以利于患者消化吸收为原则，保证患者的能量供应。

（2）皮肤护理。淋巴瘤患者常常会发生皮肤瘙痒，加之患者长期卧床，免疫力低下，抓破皮肤后易发生感染。因此要经常保持皮肤清洁干燥；骨突起部每天涂 50% 乙醇和

滑石粉按摩 1 次，以促进血液循环。必要时在骨突起部垫以棉圈，以防发生褥疮。注意清洗擦身，并保持皮肤、床单清洁干燥。

（3）口腔护理。晚期患者口腔黏膜干燥，抵抗力弱，易引起口腔感染。因此应注意患者的口腔护理，注意早晚刷牙、饭后漱口、清洁口腔等。

（4）注意室内卫生。室内应注意通风，保持空气新鲜，阳光充足，温度适宜。因患者免疫功能低下，易发生继发性感染，因此要做好消毒隔离工作，以防交叉感染。

霍奇金淋巴瘤患者在整个疾病康复期间，除了需要注意日常护理，还需及时观察病情，随时掌握病情变化，如出现并发症或不良反应，需立即送医就诊。

（编者　张彩霞）

第二节　弥漫大 B 细胞淋巴瘤（案例 6）

核心提示

- ❖认清弥漫大 B 细胞淋巴瘤的临床表现。
- ❖掌握肿瘤溶解综合征的诊断要点。
- ❖学会弥漫大 B 细胞淋巴瘤的分层治疗方法。

一、病历资料

1. 病史

冯 ××，男，42 岁，主因“左肩疼痛不适 2 个月余，发现血肌酐升高 1 周余”入院。

患者于 2 个月前发现左肩部疼痛不适且逐渐加重，不伴心悸、气促等症状。1 周前患者就诊于山西省 ×× 医院。该院完善相关检查后发现，患者左肩部巨大占位，行肿物局部穿刺活检，病理考虑非霍奇金淋巴瘤。实验室检查显示，血肌酐 101 μmol/L。3 天后患者尿量减少（500mL/24h），伴全身水肿。利尿治疗后，症状未好转，患者逐渐出现胸憋气促，不能平卧，血肌酐升高至 769 μmol/L。为进一步诊治，患者于 2023 年 9 月 19 日转至山西省人民医院肾内科住院治疗。

患者既往体健，三十余年前行左上肢骨折复位术；否认高血压、糖尿病、肾脏病、冠心病、脑血管意外病史，否认肝炎、结核病病史，否认输血史，否认食物、药物过敏史。患者吸烟二十余年，平均 7 支 / 天；偶有饮酒；已婚已育；家族史无特殊记载。

2. 体格检查

体温 36.6℃，脉搏 109 次 / 分，呼吸 23 次 / 分，血压 163/83mmHg，身高 174cm，体重 82kg。一般情况尚可，神清语利，查体合作；皮肤、黏膜无瘀点、瘀斑；全身浅表

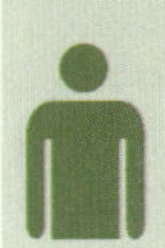

淋巴结未触及；颜面部无浮肿；睑结膜无苍白，巩膜无黄染；口唇无苍白，双侧扁桃体不大；颈软无抵抗；左肩部、左胸壁广泛肿胀，质硬，无压痛，未触及具体肿块；双肺呼吸音清，未闻及干、湿啰音；心率 109 次 / 分，心律齐，心脏各瓣膜听诊区未闻及病理性杂音；腹软，无压痛、反跳痛，未触及包块，肝、脾肋缘下未触及；双肾区叩痛（±）；肠鸣音活跃；双下肢轻度水肿；神经系统检查未见异常。

3. 实验室检查和辅助检查

实验室检查：2023 年 9 月 13 日，血肌酐 106 μmol/L；2023 年 9 月 19 日，血肌酐 769 μmol/L、乳酸脱氢酶 2260IU/L。

CT（2023 年 9 月 13 日）：左肩部、左侧胸壁软组织增厚，右侧腰髂肌软组织肿块，左颈间隙、左锁骨上区、左侧腋窝、纵隔内、肝胃间隙、腹膜后淋巴结增大，胸下段食管壁增厚，双侧近端输尿管及肾盂壁增厚，双侧肾盂肾盏积液；左侧上段肱骨皮质毛糙；双侧胸腔积液。

PET/CT（2023 年 9 月 19 日）：胃窦壁弥漫增厚并代谢增高，最厚处约 2.5cm，SUVmax=16.55，胃窦间隙欠清；右侧腰大肌、髂肌及髂腰肌代谢增高肿块，最大范围 10.2cm × 6.0cm，SUVmax=13.39，右侧竖直肌受累；左肩部及左前上胸壁代谢增高软组织肿块，范围 16.1cm × 4.8cm，SUVmax=14.87；腹膜、膈肌及右肾周筋膜、网膜、系膜增厚并代谢增高；左颈Ⅳ、Ⅴ区及左锁骨上区、左侧胸肌深面、左腋下、腹腔内、腹膜后、右髂血管旁多发淋巴结肿大，伴代谢增高，最大 4.7cm × 3.7cm，以上病变符合恶性征象，考虑淋巴瘤可能；左侧颈根部、左侧胸壁、左侧上臂、双侧髂腰区软组织肿胀；右肾造影剂滞留伴代谢减低，左肾少量造影剂滞留；单囊腔内密度略高，考虑造影剂滞留；双肺多发炎性改变；心包腔、双侧胸腔、盆腔少量积液。

病理（2023 年 9 月 19 日）：左肩部肿物穿刺，镜下可见裸核样异型淋巴细胞片状分布。免疫组化：ki67（约 90%），CyclinD1（－），CD20（＋），CD3（－）。病理诊断：B 细胞非霍奇金淋巴瘤。

4. 初步诊断

急性肾损伤、肿瘤溶解综合征、B 细胞非霍奇金淋巴瘤。

二、诊治经过

根据患者入院后实验室检查，尿酸 1 044.62 μmol/L、血磷 1.81mmol/L、血钙 2.01mmol/L、血钾 4.09mmol/L，结合少尿、气促、急性肾损害等临床特点，肾内科诊断为肿瘤溶解综合征，迅速给予床旁血液滤过治疗。同时化验癌胚抗原、甲胎蛋白等肿瘤

指标未发现异常；抗核抗体谱、甲状腺功能、免疫球蛋白检测均未发现异常；2 天后血肌酐降至 264.1 μmol/L，尿量恢复，胸憋气促好转，于 2023 年 9 月 22 日转入我科继续治疗。

患者转入我科后继续床旁血滤联合糖皮质激素预治疗（地塞米松，7.5mg/d）。

病理检查结果：CD20（+）、CD3（-）、CD5（-）、CD10（+）、MUM1（-）、BCL6（+）、C-MYC（约 60%）、Ki67（约 90%）、P53（约 10%+），符合弥漫大 B 细胞淋巴瘤，生发中心型。骨髓形态及活检增生明显活跃，各系细胞形态未见异常。

染色体核型：46，XY［20］。

最终诊断：

1. 弥漫大 B 细胞淋巴瘤（GCB 亚型）Ⅳ期 EA

IPI 评分 4 分，高危组；aaIPI 评分 3 分，高危组。侵及胃窦、右侧腰大肌、髂肌及髂腰肌、右侧竖直肌、左肩部及左侧上胸壁软组织、腹膜、右肾周筋膜、左颈区、左锁骨上区、左腋下、腹腔内、右髂血管周多发淋巴结。

2. 肿瘤溶解综合征、急性肾损伤 3 期

肿瘤溶解综合征初步控制后给予维泊妥珠单抗联合利妥昔单抗、环磷酰胺、阿霉素、泼尼松（Pola-R-CHP）方案化疗，因肿瘤负荷大，为避免化疗所致溶瘤综合征，继续加强水化、碱化及别嘌醇预防。治疗过程顺利，治疗后合并骨髓抑制Ⅲ级。2 个疗程后肿物明显缩小（如图 3-2-1 所示）。复查颈、胸、腹、盆 CT 达部分缓解，4 个疗程复查 PET/CT 疗效评估达部分缓解（图 3-2-2 所示）。4 个疗程后行外周血造血干细胞采集，应用足叶乙甙（1.6g/m^2）联合重组人粒细胞集落刺激因子（10 μg/kg）动员，2 天共采集 CD34$^+$ 细胞 5 × 10^6/kg，目前为第 5 周期化疗结束，拟 6 个周期后行自体外周血造血干细胞移植。

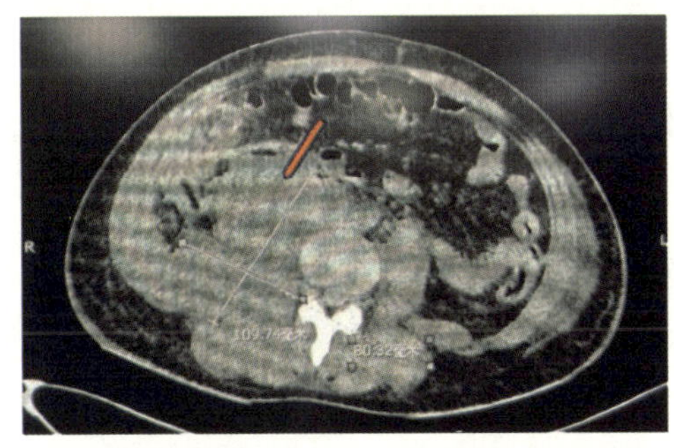

治疗前肿物 109.74 mm × 80.32mm

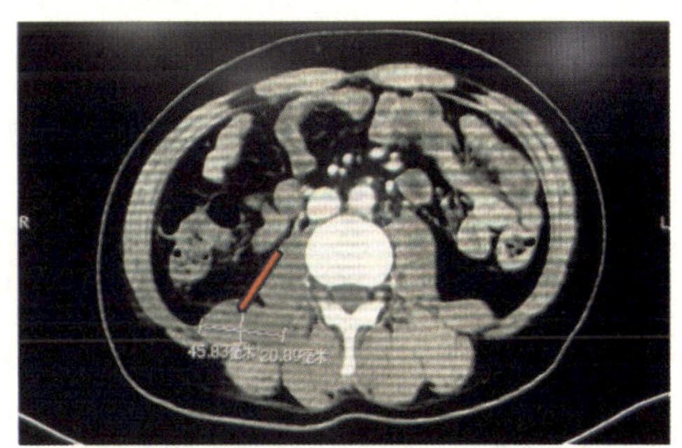

2 个疗程后肿物 45.83mm × 20.89mm

图 3-2-1　化疗 2 个疗程后疗效评价（与基线状态比较，右肾区肿物明显缩小）

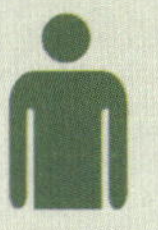

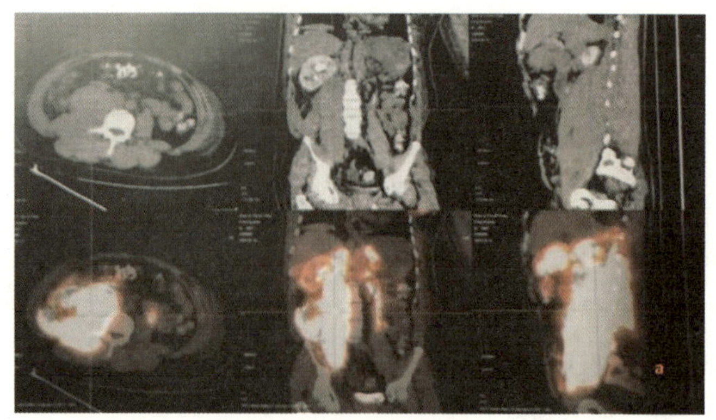

治疗前肿物 SUVmax=13.39

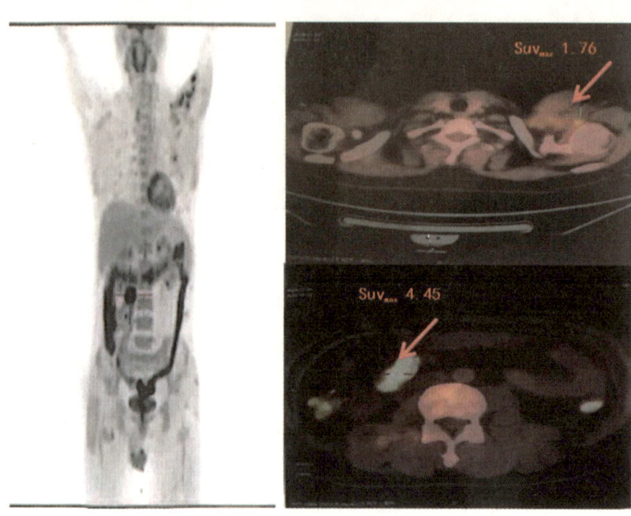

治疗后肿物 SUVmax=4.45

图 3-2-2 化疗 4 个疗程后疗效评价（与基线状态相比，病灶 FDG 摄取值显著降低）

三、案例分析

1. 病史特点

（1）患者为中年男性，以“左肩部疼痛”起病，入院前 1 周病情进展迅速，出现尿少，肌酐进行性增高。

（2）体格检查：痛苦面容；左肩部、左胸壁广泛肿胀，质硬、无压痛，边界感不清，浅表淋巴结未触及肿大；双肺呼吸音清，未闻及干、湿啰音；心率 109 次 / 分，心律齐，心脏各瓣膜听诊区未闻及病理性杂音；腹软，无压痛、反跳痛，未触及包块，肝、脾肋缘下未触及；双肾区叩痛（±）；双下肢轻度水肿。

（3）辅助检查：①肌酐、乳酸脱氢酶显著升高；② PET/CT 显示，左肩、左侧胸壁

及右侧腰大肌、髂肌处巨大软组织占位伴代谢增高，胃、颈部、腹腔淋巴结等多部位淋巴结肿大伴代谢增高，全身广泛受累；③病理诊断，B 细胞非霍奇金淋巴瘤。

2. 诊断和诊断依据

（1）初步诊断：急性肾损伤、肿瘤溶解综合征、B 细胞非霍奇金淋巴瘤。

（2）诊断依据：

1）急性肾损伤：尿少，血肌酐短期内进行性增高，最高达 769 μmol/L。

2）肿瘤溶解综合征：PET/CT 显示，全身广泛肿瘤性病变，乳酸脱氢酶显著升高，提示肿瘤负荷高；短期内出现肾功能不全、胸憋气促等症状。

3）病理诊断：B 细胞非霍奇金淋巴瘤。

3. 鉴别诊断

淋巴瘤是一种血液系统恶性肿瘤，浅表淋巴结进行性肿大为典型症状，但近半数病例为结外起病，可发生于全身各脏器而表现出不同的临床症状。肿瘤溶解综合征为临床急症之一，可表现为高尿酸、高钾、高磷、低钙等，伴肾功能不全，需尽快识别并积极处理。本案例患者全身广泛肿瘤性病变，肿瘤负荷高，伴有尿少、肌酐快速增高，考虑肿瘤溶解综合征继发急性肾损害可能，应与以下疾病相鉴别：

（1）恶性肿瘤全身广泛转移：少数恶性程度较高的恶性肿瘤病情进展迅速，早期即可发生全身广泛转移表现出转移部位受累的临床症状，如肺腺癌、未分化癌、胃印戒细胞癌等。主要的鉴别依据是病理诊断，本案例患者病理明确诊断为淋巴瘤，故可除外其他肿瘤。

（2）急性肾损伤：急性肾损伤是指 48 小时内血肌酐升高 ≥ 26.5μmol/L，或在 7 天内血肌酐升高超过基础值的 1.5 倍，和（或）尿量 < 0.5mL/（kg·h），时间 > 6 小时（排除梗阻性肾病或脱水状态）。急性肾损伤可由肾前性、肾性、肾后性等多种病因所致，形态学检查患者双肾体积增大，结构基本正常。本案例患者 6 天内肌酐由 106 μmol/L 上升至 769 μmol/L，24 小时内尿量少于 500mL，急性肾损伤的诊断明确，但需要进一步明确导致急性肾损伤的病因。

（3）慢性肾脏病：慢性肾脏病是由各种原因导致的肾单位进行性和不可逆性的破坏，肾小球滤过率逐渐降低，使肾脏的功能不能正常维持机体内环境稳定而引起全身多系统损害的一组临床综合征。一般情况下，患者具有明确的肾脏病病史，有缓慢发展的病程，临床表现为恶心、呕吐、贫血、电解质紊乱等，血液检查显示血尿素氮、血肌酐水平增高，影像学检查提示双肾体积缩小。本病案患者既往无肾脏病病史，发病急、病情进展快，可排除慢性肾脏病。

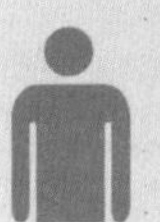

（4）肿瘤溶解综合征（TLS）：高危非霍奇金淋巴瘤由于肿瘤细胞生长速度快、化疗敏感，大量肿瘤细胞自行溶解或治疗过程中肿瘤细胞大量破坏导致肿瘤溶解综合征，实验室指标常表现为高尿酸、高血钾、高血磷、低血钙、血肌酐升高。本病案患者为非霍奇金淋巴瘤，全身多脏器、组织受累，乳酸脱氢酶高达 2 260IU/L，肿瘤负荷高，在此基础上出现急性肾损伤，肿瘤溶解综合征的可能性很大，需进一步化验血钾、血钙、血磷、尿酸等指标明确诊断。

（5）其他继发原因引起的肾损伤：如系统性红斑狼疮、ANCN 相关性小血管炎、浆细胞病、肿瘤及感染等均可导致肾损伤，多数有原发病的病史及相关临床表现。目前患者未发现相关疾病的证据，但需要进一步检查排除。

四、处理方案及基本原则

1. 治疗前评估

治疗前基线时疾病和脏器功能的评估对弥漫大 B 细胞淋巴瘤（DLBCL）的诊疗非常重要，全面而完善地评估后才能进行精准的危险度分层，同时也是后续进行疗效评估的基础。根据《CSCO 淋巴瘤诊疗指南（2023）》，在治疗前应为患者进行全面评估（如表 3-2-1 所示）。

表 3-2-1　弥漫大 B 细胞淋巴瘤治疗前评估

	Ⅰ级推荐	Ⅱ级推荐	Ⅲ级推荐
病史采集和体格检查	完善的病史采集（包括发热、盗汗、体重减轻等 B 症状）		
	体格检查（尤其注意浅表淋巴结、韦氏环、肝、脾等部位）		
	体能状态评分		
实验室检查	血尿便常规、生化全项、血沉、β_2-微球蛋白、乳酸脱氢酶、感染筛查（乙肝病毒 + 丙肝病毒 + 人类免疫缺陷病毒 +EB 病毒 + 梅毒），异常者需要完善病毒载量或行确证实验		
	脑脊液检查		
	育龄妇女须行妊娠试验		
影像学检查	PET/CT		浅表淋巴结和腹部超声
	全身增强 CT		
	心电图、心脏超声		
	中枢神经系统受累行 MRI		
	胃肠道受累行胃肠内镜检查		
骨髓检查	骨髓穿刺和活检（骨髓活检标本应在 1.6cm 以上）		

2. 疾病分期

生理情况下，淋巴细胞在血液中进行周而复始的循环，因此理论上淋巴瘤可以发生在淋巴细胞可迁移的任何部位。与源于上皮细胞的肿瘤不同，淋巴瘤可能无法确定原发部位，故上皮来源肿瘤的 TNM 分期并不适用于淋巴瘤。目前临床上使用 Lugano 分期标准（如表 3-2-2 所示）。该分期系统将淋巴瘤分为四期，并根据有无全身症状将进一步分为 A 和 B 两组。根据该分期系统标准，本案例患者纵隔上下多部位、结外多个实质器官累犯、无明确 B 症状，故分期为Ⅳ EA 期。

表 3-2-2 2014 版 Lugano 分期标准

局限期	
Ⅰ期	仅侵及单一淋巴结区域（Ⅰ），或侵及单一结外器官不伴有淋巴结受累（ⅠE）
Ⅱ期	侵及≥ 2 个淋巴结区域，但均在膈肌同侧（Ⅱ），可伴有同侧淋巴结引流区域的局限性结外器官受累（ⅡE）（例如：甲状腺受累伴颈部淋巴结受累，或纵隔淋巴结受累直接延伸至肺脏受累）
Ⅱ期伴大包块	Ⅱ期伴有大包块者
进展期	
Ⅲ期	侵及膈肌上下淋巴结区域，可伴有受侵淋巴结邻近的结外侵犯（ⅢE），或侵及膈上淋巴结 + 脾受累（ⅢS），或两者均受累（ⅢES）
Ⅳ期	弥漫或播散性的一个或多个结外淋巴器官受侵，可伴有或不伴有相关淋巴结受侵；孤立的结外淋巴器官受侵而无邻近区域淋巴结受侵，但是伴有远处部位的侵犯；肝、骨髓受侵或肺结节样受侵。
全身症状：每一期别根据有无特定的全身症状分为 A 或 B，症状包括：不明原因体重下降 10%（诊断前 6 个月内），发热 > 38℃并排除其他原因发热，盗汗（夜间大量出汗，需要更换衣服及被褥）。（注意：单纯瘙痒不能视为 B 症状；不能耐受饮酒、疲乏或与感染有关的短暂发热也不能视为 B 症状）。	

说明：

（1）CT、MRI 或 PET/CT 作为分期检查方法。

（2）淋巴结分区区域：

1）膈上（共 12 个区域，由于不能被 1 个放射野涵盖，因此左右各为 1 个区域）：韦氏环（Waldeyer 环）（鼻咽及口咽部的淋巴组织环，包括腭扁桃体、咽后壁腺样体、舌扁桃体及其他部位淋巴组织为 1 个区域）、左右颈部（单侧耳前、枕部、颌下、颏下、颈内、锁骨上为 1 个区域）、左右锁骨下、左右腋窝（含胸部及内乳）、左右滑车上（含肘窝）、纵隔（含气管旁、胸腺区域）、左右肺门。

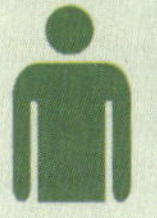

2）膈下（共9个区域）：脾脏、上腹部（脾门、肝门、腹腔）、下腹部（腹主动脉旁、腹膜后、肠系膜周围、腹部其他非特指淋巴结为1个区域）、左右髂血管旁、左右腹股沟（含股部）、左右腘窝。

3）扁桃体、韦氏环、脾脏视为淋巴结组织。

3. 危险度分层

弥漫大B细胞淋巴瘤诊断后要根据年龄、美国东部肿瘤协作组（ECOG）评分、乳酸脱氢酶、Ann Arber分期及结外累及部位数量进行危险度分层，即国际预后指数（IPI），年龄≤60岁患者可采用年龄调整的国际预后指数（aaIPI）。根据美国国立综合癌症网（NCCN）《NCCN B细胞淋巴瘤指南》，患者年龄＜60岁、ECOG评分2分、乳酸脱氢酶＞正常、Ann Arber Ⅳ期、结外累及部位＞1，无论是IPI还是aaIPI均为高危组（如表3-2-3所示）。

表3-2-3　弥漫大B细胞淋巴瘤的危险度分层

危险因素	国际预后指数（IPI）			年龄调整的国际预后指数（aaIPI）		
	计分	危险度分层	总分	计分	危险度分层	总分
年龄＞60岁	1	低危	0～1			
ECOG评分2～4	1	低中危	2	1	低危	0
乳酸脱氢酶＞正常	1	高中危	3	1	中低危	1
Ann Arber Ⅲ～Ⅳ期	1	高危	4～5	1	中高危	2
结外累及部位＞1	1			1	高危	3

4. 治疗原则

弥漫大B细胞淋巴瘤患者诊断后根据危险度分层进行分层治疗。本案例患者为高危弥漫大B细胞淋巴瘤，遵照《NCCN B细胞淋巴瘤指南》，一线采用Pola-R-CHP方案化疗，完全缓解后可选择自体造血干细胞移植进行巩固治疗（如表3-2-4所示）。

表 3-2-4　年轻初诊弥漫大 B 细胞淋巴瘤患者的治疗原则

<table>
<tr><th>分组</th><th>分层</th><th>Ⅰ级推荐</th><th>Ⅱ级推荐</th><th>Ⅲ级推荐</th></tr>
<tr><td rowspan="10">年龄≤60岁</td><td rowspan="2">低危（aaIPI=0分）伴有大肿块或中低危（aaIPI=1分）</td><td>6R-CHOP21+受累部位/受累淋巴结放疗（ⅠA类）</td><td rowspan="2"></td><td rowspan="2"></td></tr>
<tr><td>中低危（aaIPI=1分）：6Pola-R-CHP+2R（ⅠA类）</td></tr>
<tr><td rowspan="4">中高危（aaIPI=2分）</td><td>临床试验</td><td rowspan="4">6R-CHOEP14（2A类）</td><td rowspan="4">6DA-EPOCH-R（2A类）</td></tr>
<tr><td>8R+6-8CHOP21±受累部位/受累淋巴结放疗（ⅠA类）</td></tr>
<tr><td>8R+6CHOP14±受累部位/受累淋巴结放疗（ⅠA类）</td></tr>
<tr><td>6Pola-R-CHP+2R（ⅠA类）</td></tr>
<tr><td rowspan="4">高危（aaIPI=3分）</td><td>临床试验</td><td rowspan="4">6R-CHOEP14（2A类）；自体造血干细胞移植（2A类）</td><td rowspan="4">6DA-EPOCH-R（2A类）</td></tr>
<tr><td>8R+6-8CHOP21±受累部位/受累淋巴结放疗（ⅠA类）</td></tr>
<tr><td>8R+6CHOP14±受累部位/受累淋巴结放疗（ⅠA类）</td></tr>
<tr><td>6Pola-R-CHP+2R（ⅠA类）</td></tr>
</table>

说明：R-CHOP 方案：利妥昔单抗、环磷酰胺、长春新碱、阿霉素、泼尼松。

R-CHOEP 方案：利妥昔单抗、环磷酰胺、长春新碱、阿霉素、依托泊苷、泼尼松。

DA-EPOCH-R 方案：剂量调整的 EPOCH 方案，利妥昔单抗、依托泊苷、长春新碱、阿霉素、环磷酰胺、泼尼松。

PoLa-R-CHP 方案：维泊妥珠单抗、利妥昔单抗、环磷酰胺、多柔比星、泼尼松。

5. 老年弥漫大 B 细胞淋巴瘤的治疗

弥漫大 B 细胞淋巴瘤发病率随着年龄的增长而增加，诊断时的中位年龄为 66 岁，约 30% 的患者年龄超过 75 岁。老年弥漫大 B 细胞淋巴瘤患者较年轻患者预后差，< 55 岁患者 5 年生存率为 78%，而≥ 65 岁患者仅为 54%。大部分弥漫大 B 细胞淋巴瘤患者采用 R-CHOP 方案（利妥昔单抗 + 环磷酰胺 + 长春新碱 + 多柔比星 + 泼尼松）可以达到完全缓解，客观有效率为 65% ~ 80%。≥ 65 岁弥漫大 B 细胞淋巴瘤患者在一线化疗失败发生进展后，约 30% 的患者后续可接受高强度的挽救化疗，2 年总生存率（OSR）< 20%。老年患者随着年龄的增长，通常伴随着治疗有效率下降、药物不良反应增加、预后不良基因表达等。部分老年患者不可耐受标准化疗方案，疗效较差，因此对老年弥漫大 B 细胞淋巴瘤的治疗无标准方案，尽可能结合多种方案进行合理的分层治疗。并且

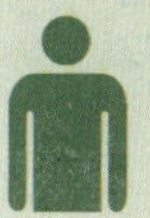

不断尝试添加新药单药或联合化疗，以提高该人群治疗的安全性和有效性。

老年弥漫大 B 细胞淋巴瘤患者的一线治疗需结合患者的年龄、分子生物学特征、危险分层、老年综合评估（CGA）综合考虑进行适合的治疗决策。目前倾向于利用 CGA 工具将患者分为治疗耐受性不同的 3 个组别：适合化疗组、不适合化疗组、虚弱组。化疗耐受性好的 Fit 组患者，尤其是伴有高危因素，倾向于同年轻高危患者一样，探索比 R-CHOP 更加有效的治疗方案，提高治愈率，如 Pola-R-CHP 方案。化疗耐受性差的 Frail 组患者，去化疗方案是更主要的选择，对该人群应多采用相对温和的治疗方案，以保证生活质量、延长生存时间为治疗原则。Unfit 组患者是提高整体老年弥漫大 B 细胞淋巴瘤预后的关键人群。目前临床策略是在降低化疗剂量强度至患者可耐受基础上，完成预定疗程，而短程化疗联合去化疗模式，即 R-CHOP 免疫化疗前予以新药诱导，或后以新药巩固，通过缩短化疗周期数来降低不良反应，开启了未来平衡安全性及有效性的新思路。

6. 肿瘤溶解综合征的治疗

肿瘤溶解综合征是一种肿瘤细胞自行溶解或在放化疗治疗过程中出现的代谢异常综合征。它主要是由于放化疗或肿瘤细胞生长过快导致肿瘤细胞迅速大量破坏，释放出大量有害的代谢产物，如尿酸、钙、钠和钾等，这些物质在血液中迅速累积，导致患者出现高尿酸血症、低钙血症、高钾血症以及氮质血症等多种严重体征。这些体征可能引发患者各种不适，甚至导致肾功能衰竭。如不及时处理往往会导致患者死亡。因此及时识别并积极处理肿瘤溶解综合征至关重要。本病案患者入院时尿酸、血磷均明显升高，诊断为肿瘤溶解综合征，及时给予肾脏替代治疗，病情很快好转。化疗初期，为避免大量肿瘤细胞破坏导致肿瘤溶解综合征的加重，给予积极的水化、碱化及别嘌醇预防治疗。

7. 疗效评价

淋巴瘤的评效标准与其他实体瘤有所不同，通常采用 2014 版《Lugano 疗效评价标准》。

8. 转诊及社区随访

（1）弥漫大 B 细胞淋巴瘤合并肿瘤溶解综合征属于临床急症，一旦疑诊要及时转诊至有经验、可行肾脏替代治疗的中心。及时识别肿瘤溶解综合征非常关键，肿瘤负荷高、生长速度快、出现肾损伤（特别是既往无肾脏病病史）时要及时化验尿酸、血钾、血磷、血钙等指标。

（2）弥漫大 B 细胞淋巴瘤前期治疗结束后进入随访期，根据《NCCN B 细胞淋巴瘤指南》，患者在治疗结束的 2 年内需要每 3 个月复查 1 次，每次复查需要化验血常规、

肝肾功能、血沉、乳酸脱氢酶；PET/CT或全身增强CT、心电图、心脏超声、头颅MRI（初诊时中枢受累）、胃肠内镜检查（初诊时胃肠道受累）；2年后每6个月复查1次，共2年；第5年复查1次。

五、要点与讨论

1. 弥漫大B细胞淋巴瘤的临床异质性

弥漫大B细胞淋巴瘤是最常见的淋巴瘤亚型，约占所有非霍奇金淋巴瘤（NHL）的30% ~ 40%，＞60%的患者经一线治疗可获得长生存。但弥漫大B细胞淋巴瘤在临床特征、分子遗传学特征及预后方面具有高度异质性。

弥漫大B细胞淋巴瘤在临床上的异质性是一个显著的特点，主要体现在以下几个方面：

（1）弥漫大B细胞淋巴瘤在组织形态学上表现出较大的异质性。根据不同的组织形态学特征，弥漫大B细胞淋巴瘤可以被分为中心母细胞型、免疫母细胞型以及间变型等多种类型。这种形态学上的多样性使得弥漫大B细胞淋巴瘤在显微镜下呈现出不同的病理表现，增加了诊断和治疗的复杂性。

（2）弥漫大B细胞淋巴瘤的基因表达谱也存在异质性。根据基因表达谱的不同，弥漫大B细胞淋巴瘤可以分为生发中心B细胞样（GcB-like）型和活化B细胞样（ABC-like）型。这两种类型的预后存在显著差异，其中生发中心B细胞样型的预后通常较好，而活化B细胞样型的预后较差。这种基因表达谱的异质性不仅影响了弥漫大B细胞淋巴瘤的生物学行为，也决定了不同患者对治疗的反应和预后。

（3）弥漫大B细胞淋巴瘤在临床表现上也存在异质性。患者可能因发病不同而表现为不同的症状，如淋巴结肿大、脾脏肿胀、胃溃疡、肠梗阻、皮肤湿疹样改变等。疾病的进展速度和严重程度也因人而异，这使得弥漫大B细胞淋巴瘤的治疗需要个体化，根据患者的具体情况制订合适的治疗方案。

（4）弥漫大B细胞淋巴瘤的预后也存在异质性。预后与多个因素相关，包括IPI评分、生物学行为、是否为特殊类型以及年龄等。不同患者的预后差异较大，有些患者可能获得较好的治疗效果，而有些患者则可能面临较高的复发风险和较差的预后。

因此，规范化的诊疗对弥漫大B细胞淋巴瘤患者的预后非常重要。国内外专家均推荐初始治疗应根据年龄及危险度分层采取不同治疗策略，低危患者采用一线标准治疗可获得较高的治愈机会，而高危患者目前尚缺乏标准的一线治疗，可能需要更强的治疗方法。

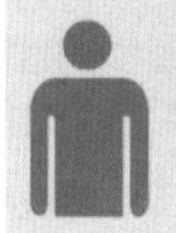

2. 弥漫大 B 细胞淋巴瘤的治疗方法

弥漫大 B 细胞淋巴瘤的治疗模式是化疗、生物免疫治疗与放疗联合的综合治疗。作为侵袭性淋巴瘤中最常见的病理类型，弥漫大 B 细胞淋巴瘤具有易于全身播散的特点，因此治疗以化疗为主，放疗主要用于局限期和有巨大肿块的患者。近年来生物靶向治疗、细胞治疗的应用和发展，显著提高了弥漫大 B 细胞淋巴瘤的治愈率。以下是一些主要的治疗方法：

（1）化学治疗（化疗）：化疗是弥漫大 B 细胞淋巴瘤的主要治疗手段之一。常用的化疗方案包括 CHOP（环磷酰胺、阿霉素、长春新碱和泼尼松）及其改良方案。这些药物能够杀死或抑制淋巴瘤细胞的增殖，从而控制病情。化疗的周期和剂量应根据患者的具体情况和病情严重程度进行调整。

（2）免疫治疗：针对弥漫大 B 细胞淋巴瘤的免疫治疗主要是利用免疫系统的力量来攻击淋巴瘤细胞。例如，使用利妥昔单抗（一种针对 B 细胞表面 CD20 抗原的单克隆抗体）联合化疗，可以显著提高治疗效果，此外，嵌合抗原受体 T 细胞（CAR–T）疗法等新型免疫治疗手段也在研究中显示出潜力。

（3）放射治疗（放疗）：放疗主要用于局部控制淋巴瘤的生长，可以单独使用或与化疗联合应用。对于某些特定部位的淋巴瘤，放疗尤为重要。然而，放疗的副作用也需要考虑，包括皮肤炎症、疲劳等。

（4）手术治疗：在少数情况下，如淋巴瘤导致胃肠道穿孔或脾脏肿大等并发症时，可能需要手术治疗，此外，对于某些早期患者，手术也可用于获取病理组织以明确诊断。

（5）造血干细胞移植：对于初始高危的患者、复发性或难治性弥漫大 B 细胞淋巴瘤患者，造血干细胞移植可能是一种有效的治疗手段。有助于控制淋巴瘤的进展、减少淋巴瘤的复发。

3. 弥漫大 B 细胞淋巴瘤的治疗进展

弥漫大 B 细胞淋巴瘤的治疗进展日新月异，新型药物和疗法的不断涌现为患者带来了更多的治疗选择和希望。然而，需要注意的是，每个人的病情和身体状况都是有差异的，因此治疗方案的制订应根据个体情况而定，并在医生的指导下进行。以下是一些主要的治疗进展：

（1）在药物治疗方面，随着对淋巴瘤细胞生物学特性的深入了解，新型靶向药物和免疫疗法逐渐崭露头角。例如，维泊妥珠单抗作为一种针对 B 细胞表面 CD79b 抗原的抗体药物偶联物（ADC）类药物，与化疗联合使用可以显著提高弥漫大 B 细胞淋巴瘤的治疗效果。

（2）CAR-T 疗法作为一种新型的免疫治疗方法，近年来在弥漫大 B 细胞淋巴瘤的治疗中取得了突破性的进展。这种疗法通过改造患者的 T 细胞，使其能够识别并杀死淋巴瘤细胞。目前，已有多个 CAR-T 细胞治疗药物获批用于弥漫大 B 细胞淋巴瘤的治疗，包括阿基仑赛注射液（Axi-cel）等，它们为复发 / 难治性弥漫大 B 细胞淋巴瘤患者提供了新的治疗选择。

（3）双特异性抗体。如格菲妥单抗，可以同时针对 CD20/CD3 两个靶点发挥作用，这使得格菲妥单抗具有更强的 B 细胞抓取能力和作用效力，对肿瘤细胞的杀伤能力更强。

4. 弥漫大 B 细胞淋巴瘤疗效评价

弥漫大 B 细胞淋巴瘤的疗效评价是临床治疗中极为重要的一环，它有助于医生评估患者的治疗效果，并据此调整治疗方案以改善预后。疗效评价通常基于多个方面，包括但不限于以下几个方面：

（1）临床症状的改善：治疗初期，患者可能会出现疼痛、发热、乏力等由于疾病进展引起的不适症状。治疗后，这些症状得到缓解，表明治疗效果良好。

（2）影像学检查：包括 CT、MRI、PET-CT 等，这些检查可以评估患者的肿瘤负荷、组织损伤程度及淋巴结的大小。通过比较治疗前后的影像资料，医生可以判断肿瘤是否缩小或消失，进而评估治疗效果。

（3）病理学评估：通过活检取得的病理组织样本，可以观察淋巴瘤细胞的形态、数量以及浸润程度的变化，从而判断治疗是否有效。

（4）生存期与生活质量：患者的生存期延长和生活质量提高也是评价疗效的重要指标。长期随访可以了解患者的生存状况，以及治疗对患者生活质量的影响。

总之，弥漫大 B 细胞淋巴瘤的疗效评价是一个综合、多方面的过程，需要医生结合患者的临床症状、影像学检查、病理学评估以及生存期和生活质量等多方面信息进行综合判断。

5. 淋巴瘤容易发生肿瘤溶解综合征的危险因素

（1）肿瘤本身相关因素：

1）肿瘤细胞增殖率高，核增殖抗原 Ki67 特别高，比如伯基特淋巴瘤。

2）对化疗敏感的肿瘤，多数淋巴瘤对化疗敏感，特别是伯基特淋巴瘤、淋巴母细胞淋巴瘤等亚型。

3）肿瘤负荷大：直径 > 10cm 的巨块型肿瘤和（或）白细胞计数 > 5×10^9/L、治疗前血清乳酸脱氢酶 > ULN（正常值上限）的 2 倍、浸润器官或侵犯骨髓。

（2）容易发生肿瘤溶解综合征的临床特征：

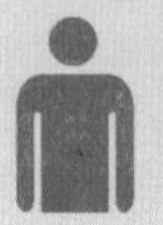

1）治疗前就存在高尿酸血症或高磷血症；

2）已有肾病或肾毒性物质暴露；

3）少尿和（或）酸性尿；

4）脱水、容量不足或治疗期间补液不足。

6. 肿瘤溶解综合征的诊断标准

肿瘤溶解综合征分为实验室肿瘤溶解综合征及临床肿瘤溶解综合征两个阶段，诊断标准如表 3-2-5 所示。

表 3-2-5　肿瘤溶解综合征的诊断标准

实验室肿瘤溶解综合征
癌症患者或正在接受癌症治疗的患者在开始治疗前 3 天至开始治疗后 7 天内出现以下两种或两种以上的异常： 尿酸≥ 476 μmol/L 或较基线增加 25% 钾≥ 6.0mmol/L 或较基线增加 25% 磷酸盐≥ 2.1mmol/L 或较基线增加 25%（儿童），≥ 1.45mmol/L 或较基线增加 25%（成人） 钙≤ 1.75mmol/L 或较基线减少 25%
临床肿瘤溶解综合征
患有实验室肿瘤溶解综合征者，至少有一种： 血肌酐≥ 1.5 × ULN（参考值正常上限）（年龄 > 12 岁或年龄调整） 心律失常 猝死 癫痫

7. 肿瘤溶解综合征的治疗

（1）静脉大量输液，并加入碳酸氢钠碱化，以增加尿酸溶解。每日应静脉给予碳酸氢钠碱化，以保证尿液的 pH 大于 7。

（2）应用别嘌醇，这是一种尿酸酶抑制剂，可以通过竞争性抑制黄嘌呤氧化酶减少尿酸的产生。

（3）充分的水化利尿，通过充分补液使尿液保持在 24 小时 2 000mL 以上，以防止尿酸在尿中过度饱和。如果出现少尿或无尿，需要进行彩超检查以排除尿路梗阻，并避免使用有肾毒性的造影剂。

（4）如果在快速利尿后数小时内仍少尿或无尿，则需要进行血液透析。但需要注意，高血压的患者可能无法耐受标准的血液透析，这些患者可以采用持续的动静脉血液过滤。

（5）在治疗过程中，需要密切监测患者的肾功能和电解质水平，以及乳酸脱氢酶和白细胞计数等能反映肿瘤负荷的指标。同时，应尽量避免使用可能阻止肾小管重吸收尿酸的药物，如阿司匹林、显影剂、丙磺舒、噻嗪类利尿剂等。

肿瘤溶解综合征的发病率为 1.1% ~ 6%，如果得不到积极规范的治疗，死亡率有时高达 20%。因此，对于肿瘤溶解综合征的早期诊断和干预至关重要。通过采取上述治疗措施，可以有效地控制病情，减轻患者症状，提高生活质量。

六、思考题

1. 弥漫大 B 细胞淋巴瘤的危险度分层有哪些？

2. 如何识别并治疗高危弥漫大 B 细胞淋巴瘤？

3. 肿瘤溶解综合征的预防和治疗措施有哪些？

七、科普小常识

1. 弥漫大 B 细胞淋巴瘤的临床症状有哪些？

弥漫大 B 细胞淋巴瘤的典型临床症状为进行性无痛性淋巴结肿大，多发生在颈部、腋下、腹股沟等浅表部位，也可由于纵隔、腹膜后等深部淋巴结肿大表现为颜面部水肿、腹痛、腰困等，还可累及结外部位产生不同症状，如累及胃肠道引起腹痛、消化道出血、肠梗阻等；累及中枢神经系统可引起头痛、认知障碍、意识改变等；累及骨髓可引起贫血、血小板减少等；累及皮肤可出现银屑病或湿疹样改变等。全身症状表现为发热、盗汗、体重减轻及皮肤瘙痒等。

2. 弥漫大 B 细胞淋巴瘤的诊断

弥漫大 B 细胞淋巴瘤的诊断必须依赖病理活检，完整的淋巴结切除能够提供淋巴结结构协助诊断，如难以整个切除时可进行粗针穿刺活检，结外部位可通过胃肠镜、手术切除、穿刺等手段来获取活检组织，病理诊断除常规的苏木素 - 伊红（HE）染色、免疫组化外，还应进行荧光原杂交（FISH）、基因检测、流式细胞学等进一步分型。明确诊断后行全身 PET/CT 分期，没有条件时以颈胸腹盆腔增强 CT 来代替。

3. 弥漫大 B 细胞淋巴瘤的预后

弥漫大 B 细胞淋巴瘤的预后因素可以分为临床预后因素、分子预后因素以及肿瘤起源细胞和病理类型相关的预后因素等。

国际预后指数（IPI）是临床因素相关的预后指数，基于 5 个独立影响预后的因素建立了一个预后判断系统；包括之后探索所延伸的 NCCN-IPI 评分、aaIPI 评分系统将弥漫大 B 细胞淋巴瘤患者进行危险度分层，低危、中危、高危患者的 5 年生存率分别为

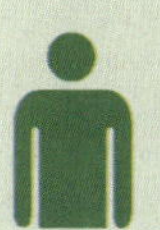

90%、70% ~ 80%、50% 左右。

近年来通过不同弥漫大 B 细胞淋巴瘤基因表达谱的研究，可进一步区分弥漫大 B 细胞淋巴瘤的不同起源细胞，将弥漫大 B 细胞淋巴瘤分为生发中心来源和活化 B 细胞来源，前者的预后明显优于后者，5 年总生存率分别为 76% 和 16%。一些分子的表达，如 bcl-2 阳性、TP53 突变以及核增殖抗原 Ki-67 增高等可能与预后差相关。

随着高通量测序技术（NGS）的发展，研究人员开始利用 NGS 进行弥漫大 B 细胞淋巴瘤的分子分型研究。NGS 技术可以快速、全面地检测基因组中的 DNA 突变，也可用于循环肿瘤 DNA、拷贝数变异和基因融合等多种检测。目前，基于 NGS 技术的弥漫大 B 细胞淋巴瘤分子分型研究已经取得了一些进展。将弥漫大 B 细胞淋巴瘤进行分子学分类，如 MCD、BN2、N1 和 EZB 等亚型。这些分型方法有助于更好地理解弥漫大 B 细胞淋巴瘤的生物学特性和预后，并为患者提供个性化的治疗策略。

4. 弥漫大 B 细胞淋巴瘤怎样治疗？

初诊时约 30% 的弥漫大 B 细胞淋巴瘤患者为早期（Ⅰ ~ Ⅱ期），常具有低危临床特征，预后良好。另 70% 患者就诊时为晚期（Ⅲ ~ Ⅳ期），预后相对差。

治疗以化疗为主的综合治疗方式，初诊患者一线推荐 R-CHOP 方案，早期患者建议行 4 ~ 6 个周期 R-CHOP 方案化疗，晚期患者则行 6 ~ 8 个周期 R-CHOP 方案化疗，建议每 2 周期治疗后行 CT 或 PET-CT 进行疗效评估，根据疗效及时调整治疗方案。高危晚期患者在前期治疗完全缓解后可考虑进行自体造血干细胞移植作为巩固治疗。

5. 什么样的病人要警惕肿瘤溶解综合征的发生？

（1）高肿瘤负担：比如肿块体积很大；

（2）肿瘤恶性程度高，生长速度快；

（3）既往存在肾脏损害或肿瘤累及肾脏；

（4）使用高强度、细胞周期特异性药物治疗；

（5）同时使用增加尿酸水平的药物，包括抗坏血酸、阿司匹林、咖啡因、顺铂、二氮氧化物、噻嗪类利尿剂、肾上腺素、乙胺丁醇、左旋多巴、甲基多巴、烟酸、吡嗪酰胺、吩噻嗪类和茶碱。

（编者　贺建霞）

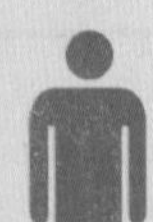

第三节 多发性骨髓瘤（案例 7）

核心提示

❖掌握多发性骨髓瘤诊断标准。

❖学会多发性骨髓瘤相关急症处理。

❖掌握多发性骨髓瘤及复发难治多发性骨髓瘤（RRMM）治疗方案。

一、病历资料

1. 病史

王 ××，男，61 岁，主因“头晕、乏力 2 周余，加重 1 周”入院。

患者 2 周前无明显诱因出现头晕后摔倒，不伴肢体活动障碍，自觉平地步行 500m 即感乏力气短。患者既往轻体力活动不受限。1 周前患者再次出现头晕后摔倒，气短乏力加重，无头痛、耳鸣，无腹痛、腹泻，无发热、寒战等不适，故 2 天前就诊于太原市 × 中心医院，实验室检查显示血红蛋白 47g/L。为进一步诊治，患者入住我科。

患者自发病以来，精神欠佳，食欲、睡眠尚可，小便可见泡沫，大便 3 次 / 天，体重无明显变化。患者既往体质健康，否认高血压、糖尿病、肾脏病病史，无传染病病史，预防接种史不详，否认食物、药物过敏史，否认有害物接触史，否认吸烟、饮酒史，否认冶游史，家族史无特殊记载。

2. 体格检查

体温 36.3℃，脉搏 85 次 / 分，呼吸 20 次 / 分，血压 126/65mmHg，身高 163cm，体重 53kg。发育正常，营养中等，体形中等，自主体位，搀扶步入病房；贫血貌，表情安静，意识清晰，精神状态中等，查体合作；皮肤、黏膜苍白，弹性一般，无皮疹，无色素沉

着，无湿冷，无水肿，无瘀点，无瘀斑，无蜘蛛痣及肝掌，无皮下结节，无溃疡，无瘢痕；胸骨压痛阴性；全身浅表淋巴结未触及肿大；双肺呼吸音清，未闻及干、湿啰音；腹平软，无压痛及反跳痛；双下肢无水肿。

3. 实验室检查和辅助检查

患者入院前实验室检查：白细胞计数 5.15×10^9/L、血红蛋白 49g/L、血小板计数 92×10^9/L。

4. 初步诊断

贫血待查，营养不良性贫血？急性白血病？多发性骨髓瘤？

二、诊治经过

患者主因头晕、乏力 2 周余，加重 1 周入院。患者有明显贫血貌。患者入院时血红蛋白 49g/L，提示重度贫血。

初步考虑贫血待查，营养不良性贫血？急性白血病？多发性骨髓瘤？

患者入院后的相关检查项目及结果如下：

1. 血常规、贫血系列、凝血

血常规：白细胞计数 3.71×10^9/L、血红蛋白 44g/L、血小板计数 94×10^9/L。

贫血系列：促红细胞生成素 139.19 μg/mL。

凝血：凝血酶原时间 15.8s、国际标准化比值 1.46、凝血酶原时间百分比 58%、纤维蛋白原 2.31g/L、D- 二聚体 209ng/mL。

2. 生化及钙、磷、镁、血沉

白蛋白 25.65g/L、球蛋白 100.28g/L、乳酸脱氢酶 95.72IU/L、血肌酐 390.4 μmol/L、尿素 18.09mmol/L、尿酸 704.52 μmol/L、钙 2.3mmol/L、β_2- 微球蛋白 19.8mg/L、血沉 120mm/L。

3. 血清免疫固定电泳、血清 M 蛋白、血尿游离轻链

血清免疫固定电泳定量：IgG 3.16g/L、IgA > 60g/L、IgM < 0.2g/L、Igκ型轻链 10.20g/L、Igλ 型轻链 < 0.50g/L。

尿液游离轻链κ 23 603.60mg/L、尿液游离轻链λ 9.13mg/L、κ / λ 2 585。

血清游离轻链κ 9 793.40mg/L、血清游离轻链λ 4.05mg/L、κ / λ 2 418.1235。

血清 M 蛋白含量 65.46g/L。

尿蛋白电泳定量：尿 M 蛋白百分比 88.30%，尿 M 蛋白含量 5 379.24mg/24h；M 蛋白类型为 IgA-κ 伴 κ 游离轻链型。

4. 影像学检查

骨平片：颅骨骨质改变，符合多发性骨髓瘤 X 线表现。左肱骨、双侧尺桡骨、骨盆骨质未见明显异常。右肱骨、双股骨、双胫骨骨质内小囊变，请结合临床。脊柱轻度侧弯。颈椎曲度变直。胸 8、胸 9 椎体变扁，压缩骨折？胸腰椎退行性变。

胸部 CT：右肺上叶肺气肿、肺大泡。双侧部分肋骨陈旧性骨折。部分胸椎内低密度影。

腹部 B 超：脂肪肝胆、胰、脾、双肾、门脉、腹腔未见明显异常。

心脏超声：左房轻大，房室间隔回声连续。各室壁厚度正常，运动及收缩期增厚率未见明显异常。

5. 骨髓象、免疫分型、骨髓活检、骨髓活检组化、FISH 染色体

骨髓象：增生活跃，G（粒系）18%，E（红系）2%，G/E（粒 / 红）9.0；浆细胞系统共占 64.8%，其中幼浆占 2.4%。外周血未见浆细胞。

免疫分型：骨髓标本中可见异常浆细胞群约占有核细胞的 11.19%，表达 CD38、CD138、CD200、CD56、cKappa，弱表达 CD33。

骨髓活检及组化：骨髓增生活跃（70%）。可见一类细胞弥散分布，该类细胞胞体中等偏大，网状纤维染色；MF-0 级，刚果红阴性，铁染色 +，考虑为浆细胞系统增殖性疾病。

荧光原位杂交（FISH）：1q21 扩增阴性，t（11；14）、t（4；14）、t（14；16）、t（14；20）阴性，17p- 阴性。

染色体：正常核型。

患者多发性骨髓瘤诊断明确，根据分期系统评估预后不佳，年龄小于 65 岁，无心、肝、肺等重要脏器功能障碍。患者入院合并肾功能不全，给予 VCD（硼替佐米联合环磷酰胺、地塞米松）方案 1 个疗程，肾功转为正常，后给予 VRD（硼替佐米联合来那度胺、地塞米松）方案诱导 2 个疗程，共连续 3 个疗程，获得部分缓解以上疗效后，进行自体干细胞采集术，连续 4 个疗程，获得部分缓解以上疗效后，行自体干细胞移植强化治疗并进行移植后维持治疗。余输注浓缩红细胞、肾功正常后输注唑来膦酸等对症治疗。

三、案例分析

1. 病史特点

（1）患者为老年男性，主因“头晕、乏力 2 周余，加重 1 周”入院。

（2）血常规示重度贫血。

（3）体格检查：明显贫血貌，皮肤、黏膜苍白。

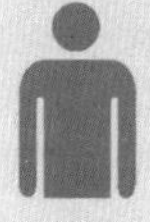

（4）实验室检查和辅助检查：初步检查发现患者同时存在贫血、球蛋白增高、肾功能不全、多发骨质破坏。

2. 诊断和诊断依据

（1）诊断：多发性骨髓瘤（IgA-κ 型，DS 分期Ⅲ期 B，ISS 分期Ⅲ期，R-ISS 分期Ⅱ期）。

（2）诊断依据：

1）免疫固定电泳示 IgA-κ 链 M 带（+），且 IgA > 60g/L，免疫球蛋白轻链 κ 与 λ 比值明显异常；

2）骨髓穿刺涂片浆细胞比例增高占 64.8%（> 10%），幼稚浆细胞占 2.4%，且骨髓免疫分型证实异常单克隆浆细胞表达。

以上符合多发性骨髓瘤诊断的两项主要诊断标准，可明确诊断。

本案例患者目前已出现多发骨质破坏、重度贫血、肾功不全，故 DS 分期为Ⅲ期 B 组；又因本案例患者血 β_2- 微球蛋白为 19.80mg/L（> 5.5mg/L），故 ISS 分期为Ⅲ期；患者乳酸脱氢酶正常，细胞遗传学 FISH CKS1B 基因位点扩增阴性，IGH 基因断裂阴性，TP53 基因位点缺失阴性，IGH/CCND1 融合基因阴性，IGH/MAF 融合基因阴性，IGH/FAFR3 融合基因阴性，IGH/MAFB 融合基因阴性及染色体均为阴性，无高危细胞遗传学标志，故 R-ISS 分期Ⅱ期。

3）临床症状贫血、多发骨质破坏影像学提示多发骨质破坏及骨折区，肾功能不全，故患者为活动性多发性骨髓瘤。

3. 鉴别诊断

本案例患者因贫血起病，入院完善相关检查，合并有骨质破坏、球蛋白升高、M 蛋白血症等，需与以下疾病相鉴别：

（1）贫血相关疾病：

1）缺铁性贫血：是一种由于人体缺乏足够的铁来产生足够数量的红细胞而出现的疾病。病因主要为需铁量增加而铁摄入不足、铁丢失过多、身体无法吸收等，症状大多不明显，甚至没有症状，可能出现乏力、头晕、耳鸣、精神行为异常等症状，原发病的表现主要有黑便、腹痛等。治疗为对因治疗及对症治疗，采取治疗胃肠道疾病、口服铁剂等，骨髓穿刺及贫血系列可鉴别诊断。

2）巨幼细胞性贫血：表现为贫血，可有发热，出血，全血细胞减少，血清叶酸、维生素 B_{12} 测定减低，骨髓各系细胞巨幼样改变。

3）急性白血病：骨髓中原始细胞增多，以贫血、感染或出血为常见临床表现，骨

穿可资鉴别。

4）骨髓增生异常综合征：以病态造血为主要特征，骨髓细胞学检查及骨髓活检有助于诊断。

5）溶血性贫血：表现为贫血，可有发热、出血、黄疸、酱油尿等症状。网织红细胞计数、溶血试验及 CD55、CD59 等检查有助于诊断。

6）再生障碍性贫血：以贫血、出血、感染为主要临床表现，骨髓增生低下，非造血组织增多，骨髓细胞学检查及骨髓活检有助于鉴别。

（2）M 蛋白血症相关疾病：

1）意义未明的单克隆丙种球蛋白血症（MGUS）：是引起 M 蛋白血症最常见的原因。诊断 MGUS 需要满足以下 4 条：血清单克隆 M 蛋白 < 30g/L；骨髓中单克隆浆细胞占比 < 10%；无浆细胞增殖所致的器官和组织损伤；排除其他 B 细胞增殖性疾病。

2）Waldenström 巨球蛋白血症（WM）：M 蛋白为 IgM，骨髓增殖的细胞为淋巴样浆细胞，流式检查除 CD38、CD138 阳性外，同时有 CD19、CD20 高表达。多无骨质破坏。荧光原位杂交（FISH）检测常无 t（11；14）等 IgH 易位，分子生物学检测常常有 MYD88 L265P 突变。

3）POEMS 综合征：表现为多发性神经病变、器官肿大、内分泌疾病、单克隆球蛋白血症及皮肤改变，其中 M 蛋白和神经病变为诊断所必需。

4）系统性轻链型淀粉样变性：是单克隆轻链变性、沉积造成的组织和器官的损伤，是引起淀粉样变最为常见的类型，约占所有淀粉样变性的 80% 以上。淀粉样变性的诊断分为三个步骤：确定存在淀粉样物质（具备以下其中一条：刚果红染色阳性、偏振光显微镜发现苹果绿双折光现象、电镜下发现淀粉样纤维）；确定淀粉样物质是轻链（可通过免疫组化、质谱分析的方法证实，血尿免疫固定电泳可作为诊断的佐证）；确定器官受累范围。

（3）单克隆免疫球蛋白（M 蛋白）的鉴别诊断：

1）浆细胞白血病：需满足外周血浆细胞 > 20%，浆细胞绝对值 > 2.0×10^9/L，可由多发性骨髓瘤转化而来，也可在起病时就表现为浆细胞白血病。

2）孤立性骨髓瘤：发生于骨骼或者骨骼以外的单个孤立的浆细胞瘤，诊断主要靠组织学证据。目前孤立性骨髓瘤的诊断必须要进行全身 PET-CT 检查。

3）髓外浆细胞瘤：发生于骨髓以外的浆细胞肿瘤，血清和（或）尿中含少量或者不含 M 蛋白，浆细胞克隆性增生引起局部肿瘤，骨髓检查正常，骨骼 X 线检查正常，无多发性骨髓瘤相关器官或组织损伤。

4）重链病：免疫固定电泳只发现重链成分。

5）慢性淋巴细胞白血病：外周血 B 淋巴细胞绝对值≥ 5.0×10^9/L，流式提示 CD5、CD23 表达阳性，CD10 阴性等。

6）B 细胞淋巴瘤：临床表现多样，诊断需靠病理。

7）Castleman 病：一般表现为巨大淋巴结增大，多表现为多克隆免疫球蛋白增多，少数出现 M 蛋白。诊断需要依据病理报告。

8）反应性单克隆免疫球蛋白血症：继发于其他疾病的浆细胞增多并伴有免疫球蛋白的分泌增多，反应性免疫球蛋白血症大多为多克隆性，仅少数为单克隆性。可引起继发性免疫球蛋白血症的疾病包括：慢性炎症、自身免疫性疾病、慢性肝病、变态反应性疾病、再生障碍性贫血、骨髓移植术后等。

四、处理方案及基本原则

根据《中国多发性骨髓瘤诊治指南（2022）》① 制订化疗方案。

此类患者合并高钙血症（矫正钙水平大于 2.75mmol/L），系多发性骨髓瘤常见并发症；如处理不及时、病情进展可能出现昏迷甚至死亡等严重后果，故在完善检查、明确诊断的同时，及时给予水化、碱化、利尿、地塞米松、双膦酸盐或地舒单抗进行降血钙治疗。

本案例患者有多发骨质破坏，需加强健康宣教，注意防护，避免跌倒、碰撞、抬举重物等引发病理性骨折。同时本案例患者还存在贫血等多发性骨髓瘤常见并发症，治疗以骨髓瘤化疗为主，但亦须兼顾出入量、心脏耐受等情况，密切观察化疗过程中各脏器功能变化，及时调整以降低化疗风险。

唑来膦酸适用于恶性肿瘤溶骨性骨转移引起的骨痛，但严重肾功能不全者不推荐使用。肾功能不全患者可予地舒单抗逆转骨质破坏治疗（120mg，皮下注射，每月 1 次，持续至给药后 2 年），注意监测血钙。

五、要点与讨论

多发性骨髓瘤是一种克隆浆细胞异常增殖的恶性疾病，在很多国家是血液系统第 2 位常见恶性肿瘤，多发于老年，目前仍无法治愈。临床多依据《多发性骨髓瘤诊断标准》并参照《中国多发性骨髓瘤诊治指南（2022 年修订）》诊断多发性骨髓瘤。

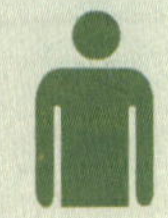

① 中国医生协会血液科医生分会，中华医学会血液学分会．中国多发性骨髓瘤诊治指南（2022 年修订）［J］．中华内科杂志，2022，61（5）：480-487.DOI：10.3760/cma.j.cn112138-20220309-00165.

1. 诊断标准

（1）无症状（冒烟型）骨髓瘤诊断标准（需满足第 3 条 + 第 1 条或第 2 条）：

1）血清单克隆 M 蛋白≥ 30g/L，24 小时尿轻链≥ 0.5g。

2）骨髓单克隆浆细胞比例 10% ~ 59%。

3）无相关器官及组织的损害（无 SLiM-CRAB 等终末器官损害表现）。

（2）有症状（活动性）多发性骨髓瘤诊断标准（需满足第 1 条及第 2 条，加上第 3 条中任何 1 项）：

1）骨髓单克隆浆细胞比例≥ 10% 和（或）组织活检证明有浆细胞瘤。

2）血清和（或）尿出现单克隆 M 蛋白。

3）骨髓瘤引起的相关表现：①靶器官损害表现（CRAB），［C］校正血清钙 > 2.75mmol/L，［R］肾功能损害（肌酐清除率 < 40mL/min 或血清肌酐 > 177 μmol/L），［A］贫血（血红蛋白低于正常下限 20g/L 或 < 100g/L），［B］溶骨性破坏，通过影像学检查显示 1 处或多处溶骨性病变；②无靶器官损害表现，但出现以下 1 项或多项指标异常（SLiM），［S］骨髓单克隆浆细胞比例≥ 60%，［Li］受累 / 非受累血清游离轻链比≥ 100，［M］MRI 检查出现 > 1 处 5mm 以上局灶性骨质破坏。

2. 分型、分期系统及分层

（1）分型。根据 M 蛋白不同，可将多发性骨髓瘤分为以下 8 个类型：IgG 型、IgA 型、IgD 型、IgM 型、IgE 型、轻链型、双克隆型以及不分泌型。每一种可再根据轻链型的类别分为 κ 型和 λ 型。

（2）分期。目前分期有三种，传统的 DS 分期系统、国际分期系统 ISS 和修订的国际分期系统 R-ISS。三种分期方法都分为 Ⅰ、Ⅱ、Ⅲ期，严重程度都是依次递增的。DS 分期主要反映肿瘤的负荷大小与临床进程，ISS、R-ISS 主要用于预后判断。

（3）分层。mSMART 3.0 分层系统。

高危。存在下列高危细胞遗传学异常之一：t（4；14）、t（14；16）、t（14；20）、del（17p）、p53 基因突变、1q 扩增；R-ISS 分期Ⅲ期；S 期（增殖期）浆细胞高比例；GEP，高危基因表达谱标志。

标危。所有其他类型。包括：三倍体 t（11；14）、t（6；14）。

3. 治疗

（1）诱导治疗。多发性骨髓瘤适于移植患者的诱导治疗，可选下述方案：

1）硼替佐米、地塞米松（VD）；

2）来那度胺、地塞米松（RD）；

3）来那度胺、硼替佐米、地塞米松（RVD）；

4）硼替佐米、阿霉素、地塞米松（VAD）；

5）硼替佐米、环磷酰胺、地塞米松（VCD）；

6）硼替佐米、沙利度胺、地塞米松（VTD）；

7）沙利度胺、阿霉素、地塞米松（TAD）；

8）沙利度胺、环磷酰胺、地塞米松（TCD）；

9）来那度胺、环磷酰胺、地塞米松（RCD）。

不适合移植患者的初始诱导方案，除以上方案外，尚可选用以下方案：

1）马法兰、醋酸泼尼松、硼替佐米（VMP）；

2）马法兰、醋酸泼尼松、沙利度胺（MPT）；

3）达雷妥尤单抗、马法兰、醋酸泼尼松、硼替佐米（Dara-VMP）；

4）达雷妥尤单抗、来那度胺、地塞米松（DRD）。

（2）复发难治多发性骨髓瘤治疗。复发后再诱导治疗方案选择原则建议换用不同作用机制的药物，或者新一代药物联合化疗。临床上应根据患者对来那度胺或硼替佐米的耐药性选择合适的联合化疗方案。选择含达雷妥尤单抗治疗方案的患者，用药前应完成血型检测；与输血科充分沟通；输血科备案患者信息，如患者输血，需使用专用试剂配血。

（3）自体造血干细胞移植[①]。

（4）维持治疗。

（5）多发性骨髓瘤并发症的处理。

1）骨髓瘤骨病：①使用口服或静脉的双膦酸盐药物，总使用时间至少维持 2 年。②有长骨病理性骨折或脊柱骨折压迫脊髓可行手术治疗，有症状的脊柱压缩性骨折可行脊柱后弯成形术。③止痛：尽量不用 NSAIDS。④放疗：低剂量放疗可用于不能控制的疼痛、即将发生的病理性骨折或即将发生的脊髓压迫，因放疗会影响干细胞的采集，因此放疗尽可能放在采集干细胞之后进行。

2）肾功能不全：①水化、碱化、利尿，减少尿酸形成和促进尿酸排泄；②有肾衰竭者，应积极透析；③慎用非甾体类消炎镇痛药和对肾功能有损害的抗生素（如氨基糖苷类、糖肽类等）；④禁止使用造影剂；⑤应用二膦酸盐期间应密切监测肾功能。

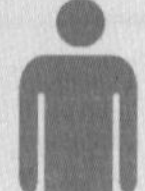

① 中华医学会血液学分会浆细胞疾病学组，中国医生协会多发性骨髓瘤专业委员会 . 中国多发性骨髓瘤自体造血干细胞移植指南（2021）［J］. 中华血液学杂志，2021，42（5）：353-357.DOI：10.3760/cma.j.issn.0253-2727.2021.05.001.

3）高钙血症：对新诊断的多发性骨髓瘤、经治疗未得到控制以及复发患者均必须行急诊生化的检查以判断有无合并高钙血症。高钙血症的定义是经清蛋白校正的血钙＞2.75mmol/L。处理：①水化、利尿、补液（强调必须是生理盐水）2 000 ～ 3 000mL/24h；保持尿量＞ 1 500mL/24h。②使用双膦酸盐：使用二代或三代双膦酸盐，如帕米膦酸二钠或唑来膦酸。但需兼顾患者肾功能，如血 Cr ＜ 265 μmol/L，可全量使用，如≥ 265 μmol/L，则根据肌酐清除率调整双膦酸盐用量或地舒单抗；口服氯膦酸盐起不到降血钙的作用，不建议应用。③糖皮质激素：地塞米松。④血液透析。⑤原发病治疗。

4）贫血：可考虑促红细胞生成素治疗，必要时输注成分血。

5）感染：积极治疗各种感染，按免疫低下原则进行处理。

6）高黏滞血症：血 IgG ＞ 80g/L，IgA ＞ 50g/L，IgM ＞ 30g/L，患者可出现高黏滞血症，如意识障碍、冠状动脉供血不足、心力衰竭、严重的出血倾向，此时应该紧急行血浆置换。

4. 疗效评估

传统评估：

（1）严格意义的完全缓解（sCR）：满足 CR 标准的基础上血清游离轻链（FLC）比值正常以及经证实骨髓中无克隆性浆细胞。

（2）完全缓解（CR）：所有的肿瘤病灶全部消失，在患者体内已经找不到肿瘤组织，同时患者的肿瘤标志物水平也恢复到了正常。

血和尿：血清和尿免疫固定电泳结果为阴性。

影像：软组织浆细胞瘤，实体瘤消失。

骨髓穿刺：骨髓浆细胞＜ 5%。

对于仅靠 FLC 作为可测量病变的患者，除了满足以上 3 个条件外，还要求血清 FLC 比值连续 2 次评估均恢复正常。

（3）非常好的部分缓解（VGPR）：因为不同患者的疾病状况不同，可能有部分结果检测不出，以下 3 种情况符合 1 种即符合非常好的部分缓解。

1）血和尿：血清 M 蛋白检测不到；血清和尿免疫固定电泳阳性。

2）血清 M 蛋白降低≥ 90% 且尿 M 蛋白＜ 100mg/24h。

3）如果仅靠血清游离轻链（FLC）作为可测量病变，除了满足以上任一条件外，还要求连续 2 次受累和非受累血清 FLC 之间的差值缩小＞ 90%。

（4）部分缓解（PR）：因为不同患者的疾病状况不同，可能有部分结果检测不出，以下三种情况符合一种即符合部分缓解。

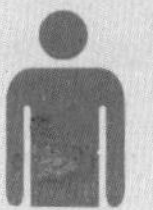

1）血清 M 蛋白低≥ 50%；24h 尿 M 蛋白降低≥ 90%，或降至＜ 200mg/24h。

影像：软组织浆细胞瘤如有实体瘤，要求可测量病变最大垂直经乘积之和缩小≥ 50%。

2）如果血、尿 M 蛋白无法检测，则要求受累和非受累血清 FLC 差值缩小≥ 50%，如有软组织实体瘤，缓解标准同上。

3）如果血、尿 M 蛋白，血清 FLC 都不可测定，且基线骨髓浆细胞比例≥ 30% 时，则要求骨髓内细胞减少≥ 50%，如有软组织实体瘤，缓解标准同上。

以上血清学和尿蛋白指标需要连续 2 次评估，同时要求没有新的骨质病变发生或原有骨质病变进展的证据。

（5）微小缓解（MR）（仅用于复发难治多发性骨髓瘤的评价）：血清 M 蛋白减少 25% ~ 49%，并且 24 小时尿轻链减少 50% ~ 89%。如果基线存在软组织浆细胞瘤，则要求可测量病变最大垂直径乘积之和缩小 25% ~ 49%。溶骨性病变的数量和大小没有增加（可允许压缩性骨折的发生）。

（6）疾病稳定（SD）：不符合 CR、VGPR、PR、MR 及 PD 标准。同时无新的骨质病变或原有骨质病变进展的证据。

（7）疾病进展（PD）：符合以下一项即可（以下所有数据均与获得的最低数值相比）。

1）血清 M 蛋白增加≥ 25%（绝对值≥ 5g/L）或增加≥ 10g/L（基线血清 M 蛋白≥ 50g/L），尿 M 蛋白升高≥ 25%（升高绝对值≥ 200mg/24h）。

2）若血清和尿中 M 蛋白不可测定时，则要求受累与非受累血清游离轻链（FLC）之间的差值增加≥ 25% 且绝对值增加> 100mg/L。

3）若血清和尿中 M 蛋白以及血清 FLC 都不可测定，则要求骨髓浆细胞比例升高≥ 25%，且绝对值增加≥ 10%。

4）出现新的软组织浆细胞瘤病变：原有 1 个以上的可测量病变最大垂直径乘积之和（SPD）从最低点增加≥ 50% 或原有的≥ 1cm 病变的长轴增加≥ 50%。

5）循环浆细胞增加≥ 50%（在仅有循环中浆细胞作为可测量病变时应用，绝对值要求不少 200 个细胞 /μL）。

（8）临床复发：符合以下 1 项或多项。

1）出现新的骨病变或者软组织浆细胞瘤（骨质疏松性骨折除外）。

2）明确的（可测量病变最大垂直径乘积之和增加 50%，且绝对值≥ 1cm）已有的浆细胞瘤或骨病变增加。

3）高钙血症（> 2.75mmol/L）。

4）血红蛋白下降≥ 20g/L（与治疗或非多发性骨髓瘤因素无关）。

5）从多发性骨髓瘤治疗开始，血肌酐上升≥ 176.8 μmol/L 并且与多发性骨髓瘤相关。

6）血清 M 蛋白相关的高黏滞血症。

5. MRD 疗效标准

（1）分子残留病灶（MRD）是一种生物标志物，即微小残留病灶，是指癌症治疗后残留在体内的少量对治疗无反应或耐药的癌细胞。患者达到传统疗效标准中的完全缓解后再进行 MRD 疗效评估。为了检测 MRD，医生通常使用血液样本（静脉）或骨髓样本（抽吸）。

（2）阳性结果意味着骨髓瘤治疗后仍可检测到残留（剩余）病灶（发现骨髓瘤细胞），治疗后残留的骨髓瘤细胞会变得活跃并开始繁殖，导致疾病复发；阴性结果表示治疗后未检测到残留（剩余）病灶（未发现癌细胞）。研究表明，MRD 阴性可能意味着更长的缓解期和更长的生存率。

（3）医生可使用 MRD 来衡量治疗的有效性，并预测哪些患者有复发的风险：可帮助医生动态监测和确认疾病的缓解情况，早期发现复发迹象，并尽早开始治疗。

六、思考题

1. 活动性多发性骨髓瘤的诊断标准是什么？
2. 多发性骨髓瘤急症应如何处理？

七、科普小常识

1. 多发性骨髓瘤的治疗现状是怎样的？

多发性骨髓瘤的治疗是一项系统工程，治疗分为诱导治疗联合或不联合自体造血干细胞移植、巩固治疗和维持治疗。多发性骨髓瘤目前虽然不能治愈，但已逐渐成为一种可控制的慢性疾病。大部分患者在新药联合移植年代，寿命明显延长，生活质量明显提高，部分已实现将恶性病变为像高血压、糖尿病等慢性病的目标，因此医生一定要鼓励患者，使患者正确面对疾病，积极配合治疗，树立战胜疾病的信心。

2. 多发性骨髓瘤患者应如何护理？

若患者出现发烧、咳嗽，可先暂停治疗，给患者进行抗病毒预防；若患者有皮肤创伤，可选择加强护理，避免引发细菌感染；若患者有腹痛、腹泻的情况，可给予止泻或抗感染药物进行服用。建议患者进食容易消化的清淡食物，饮食中要注意营养搭配。在整个口服药物治疗期间，不建议患者去服用未经医护人员同意使用的中成药。

患者需重视疼痛治疗。例如骨痛、神经性疼痛，或老年患者合并一些慢性疾病（如

关节炎、慢性脊柱炎等），最常见的就是原被椎骨保护的脊髓及相应神经会受压而引起相应症状，因此会涉及非常多的疼痛表现。当患者出现疼痛时，一定要格外重视，除了服用镇痛药物外，早期的激素使用也可减轻神经炎症及炎症后的纤维化，减轻神经痛的发生，尤其是带状疱疹的神经痛更需积极地进行治疗。

深静脉的血栓需进行抗凝治疗。这是免疫调节剂治疗的重要组成部分。虽然中国人与欧美国家人饮食习惯有所不同，发生深静脉血栓的概率较低，但骨髓瘤患者仍为该疾病的高危人群，因此抗凝治疗贯穿于整个居家治疗过程中。建议患者在使用免疫调节剂的同时搭配抗凝药物，如阿司匹林、利伐沙班、低分子肝素钠、抗血小板药物等。在药物的选用与搭配上，医护人员会详细告知患者。

多发性骨髓瘤患者的居家治疗药物大部分为口服药，因此胃肠道反应也需要特别注意。轻型胃肠道反应可通过调整药物剂量来改善。对于便秘或有习惯性便秘的高龄患者，建议日常生活中多喝水，少喝咖啡，必要时可使用通便药物。建议多吃高纤维素食物，比如蔬菜、粗粮等以促进大便通畅；如遇发生恶心、呕吐的患者，可给予口服预防性止吐药物。对于轻度腹泻患者，特别是老年患者经常会发生因饮食引起的腹泻，告知患者哪些食物需要进行调整，比如建议尽量选择低糖、低盐、低油的饮食，对高油脂的食物一定要尽量控制。最重要的是，在发生严重不良反应时，需及时联系医护人员，描述实际病情以便对症下药，维持最佳治疗进程。

在运动方面，由于疾病对患者骨骼的影响较大，而且属于全身性，从头颅到脊柱，从颈椎、胸椎、腰椎到骶骨、骨盆，都是多发性骨髓瘤易发生的部位，甚至一些关节腔、肩胛、胯骨等部分也可能发生。因此在发病早期，对于有严重骨痛的患者，应绝对卧床休息，建议患者选择硬板床，可以起到支撑作用（而软床就可能造成脊柱进一步变形），而且患者起身时也更易借力，保证足够的休息和睡眠。卧床时应尽量保持肢体处于功能位，禁止扭曲，避免造成二次损伤，需要对骨隆突部分做好充分保护。经过治疗后一旦病情有所好转，通常会鼓励患者适当增加活动量，刚开始应仍以床上运动为主，比如翻身，活动应轻而缓，不宜剧烈。另外，在床上进行活动锻炼时，肌肉力量的锻炼也非常重要。当病情进一步稳定，可以下床进行相对多的活动，通常会建议患者进行 10 ~ 30 分钟的散步，也鼓励患者走到室外在阳光下活动，阳光下的活动对于骨骼的修复非常有利，但仍不建议活动量过大或剧烈活动，如单杠、双杠、哑铃等均不太适合，散步、慢跑、跳操都是可行的。

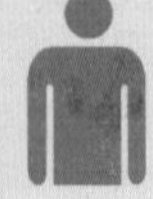

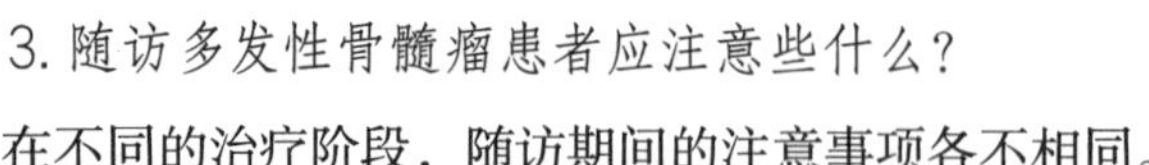

3. 随访多发性骨髓瘤患者应注意些什么？

在不同的治疗阶段，随访期间的注意事项各不相同。

诱导治疗阶段：患者的监测需要密集一些，通常每周监测 2 次血常规，如果出现白细胞减少，严重时可以临时使用生长因子，血小板减少必要时需要预防性使用止血药物，严重减少时需要输注血小板；严重贫血时需要输注红细胞。血常规恢复正常后，可每周监测 1 次。因诱导化疗期间使用大剂量糖皮质激素，出院期间患者应密切监测血糖、血压，若血糖、血压过高需要及时咨询医生，进行临时对症处理，出院期间至少监测 1 次血生化指标，如有异常需及时处理。按照医嘱按时返院进行下一阶段的诱导化疗。在移植等待期间务必到门诊复诊安排治疗。

移植和巩固治疗阶段：移植和巩固治疗结束之后 1 ~ 3 个月内务必复诊并进行全面检查。移植出仓后仍要每周查 1 ~ 2 次血常规直到恢复正常，如有异常，处理同诱导治疗阶段，比如可能需要进行生长因子的支持治疗，必要时输血支持。患者应每个月到门诊复查 1 次，让医生熟悉自己的病情，给予合适的建议，告知患者如何增强自己的体质。3 个月后就进入稳定的造血重建阶段，通常是每 3 个月到门诊进行复诊，对于整个疾病的复查，尤其是骨髓复查，一般为每 6 个月 1 次。

维持治疗阶段：获得非常好的部分缓解及以上疗效的患者或完全缓解的患者，一般每 3 个月复查血常规、生化、M 蛋白、血清游离轻链、尿 M 蛋白以及免疫功能的检测等等；每 6 个月进行 1 次骨穿检查，要求应用二代流式和二代测序（NGS）方法进行 MRD 检测（由于骨髓瘤的 MRD 检测标准较一般白血病和淋巴瘤的要求更高，需达到 10^5 以上的水平）。每年进行 1 次影像学检查，可以使用全身核磁共振或全身 PET-CT，来获悉患者的骨骼病变好转的情况。在移植后或巩固治疗后，一般在 6 ~ 9 个月进行第 1 次影像学检查。

（编者　刘文华）

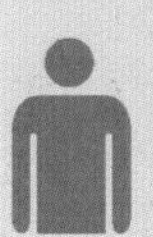

第四章

白血病

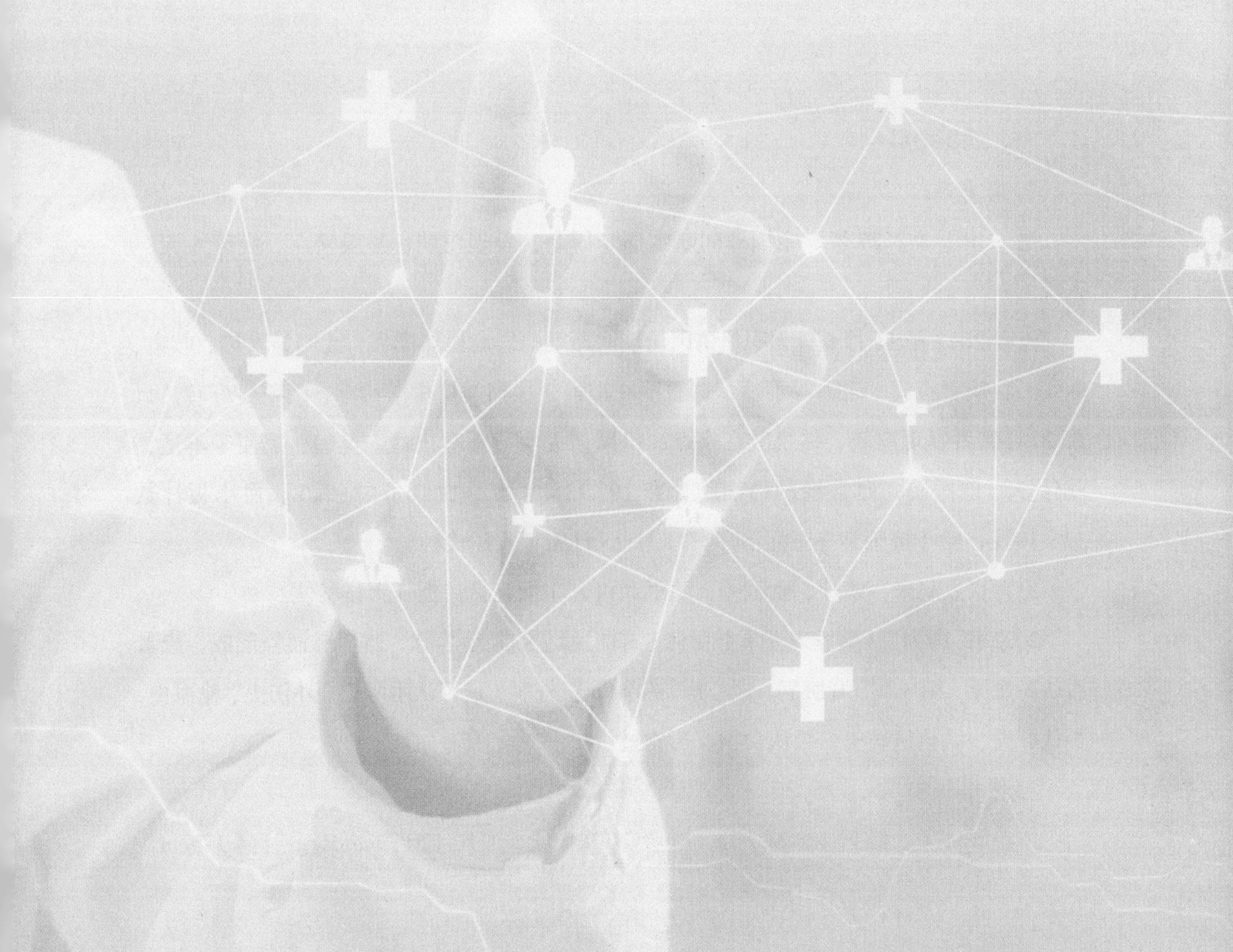

第一节　急性髓系白血病（案例8）

核心提示

❖认清急性髓系白血病的临床表现、体征。

❖掌握急性髓系白血病的诊断、分类及预后分层。

❖学会根据急性髓系白血病分层，选择急性髓系白血病的治疗方案。

一、病历资料

1. 病史

温××，女，27岁，主因“间断咽痛2周余，发现皮肤、黏膜瘀点、瘀斑6天”入院。

患者2022年11月8日无明显诱因出现间断咽痛、扁桃体肥大，无明显发热、咳嗽、咳痰、腹痛、腹泻、乏力等不适，口服罗红霉素、头孢类抗生素治疗，无明显好转。11月20日患者发现皮肤、黏膜散在瘀点、瘀斑，无明显牙龈出血、鼻衄、黑便等不适，就诊于当地医院，血常规示白细胞计数191.93×10^9/L、血红蛋白99g/L、血小板计数37×10^9/L，给予抗感染等对症治疗。11月26日患者入住我科。

患者自发病来，精神、食欲差，睡眠尚可，小便正常，近3天排稀便。

2022年11月22日发现左下肢肿胀，彩超示左侧胫后静脉、腓静脉血栓形成。患者否认高血压、糖尿病、肾脏病、冠心病、脑血管意外病史，否认手术史、外伤史、输血史，否认肝炎、结核病病史，否认食物、药物过敏史。

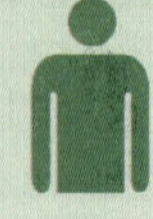

2. 体格检查

体温37.9℃，脉搏136次/分，呼吸20次/分，血压120/72mmHg，身高175cm，

体重 87kg。双侧扁桃体 I 度肿大；贫血貌；皮肤、黏膜散在瘀点、瘀斑；胸骨压痛阳性；双肺呼吸音清，未闻及干、湿啰音；心律齐，心脏各瓣膜听诊区未闻及病理性杂音；腹软，无压痛，无反跳痛；肝、脾肋缘下未触及；左下肢肿胀。

3. 实验室检查和辅助检查

血常规：白细胞计数 191.93×10^9/L、单核细胞 44.1%、血红蛋白 99g/L、血小板计数 37×10^9/L。

贫血系列：铁蛋白 > 1 500.0ng/mL、叶酸 2.40 μg/L（ > 4.0 μg/L）、促红细胞生成素测定 56.43 μg/mL。

C –反应蛋白 > 214.00mg/L。

骨髓象：增生极度活跃，原始细胞占 42%，粒系占 20.8%，红系占 3.2%，见巨核细胞 37 个。细胞化学染色提示：髓过氧化物酶（MPO）染色阳性率为 12%，特异性酯酶（CE）染色阳性率为 31%，糖原（PAS）染色阳性率为 28%，非特异性酯酶（NAE）染色阳性率为 100%。结合 MPO 等其他组化染色结果，考虑为髓系原始或早期阶段细胞。

4. 初步诊断

急性髓系白血病；上呼吸道感染；左侧胫后静脉、腓静脉血栓形成。

二、诊治经过

患者表现为感染、出血症状，骨髓检查提示原始细胞比例 > 20%，结合细胞化学染色，初步考虑急性髓系白血病。

1. 患者相关检查

骨髓活检：增生极度活跃，可见一类幼稚细胞散在分布。偏成熟阶段粒红系细胞散在分布，巨核细胞少，为分叶核。网状纤维染色：MF-0 级。铁染色 +。

免疫分型：异常髓系原始细胞占 95.14%，表达 CD33；部分弱表达 MPO、CD4；部分表达 CD117、CD64、CD14、HLA-DR、CD56、CD13、CD11b、CD34。符合急性髓系白血病表型。

染色体：46，XX［20］。

FISH：5q–/–5、7q–/–7、TP53 基因位点缺失、MLL 基因断裂重组、8 号染色体三体阴性。

基因检测：WT1/ABL 25.3%，髓系 13 种融合基因阴性。

二代测序：FLT3-ITD 基因位点突变（74.3%）；检测到 WT1 基因位点突变（41.9%）。

2. 针对本案例患者的相关诊治

（1）患者入院后完善血常规、肝肾功、心脏超声、胸部CT等检查评估基本脏器功能；完善骨髓穿刺、骨髓活检、免疫分型、染色体、融合基因、二代测序等检查明确疾病诊断分型及预后评估。本案例患者综合上述检查结果，被诊断为急性髓系白血病（FLT3-ITD突变），为预后不良组。

（2）嘱咐患者清洁饮食、加强漱口、坐浴、卧床休息。

（3）患者入院时合并上呼吸道感染，给予抗感染治疗。

（4）按照高白细胞急性髓系白血病处理，给予羟基脲联合小剂量阿糖胞苷降白细胞处理，待白细胞计数下降后给标准剂量IA方案诱导化疗［阿糖胞苷（Ara-C）200mg/（m^2·d），连用7天，联合去甲氧柔红霉素（IDA）12mg/（m^2·d），连用3天］。

（5）化疗过程中给予心电监护、保肝、止吐、水化碱化尿液等对症处理。

（6）化疗后骨髓抑制期给予成分血输注、粒细胞刺激因子升白、IL-11升血小板等对症治疗。

（7）本案例患者合并下肢静脉血栓，血小板计数≥50×10^9/L时给予低分子肝素抗凝治疗。

（8）第28天复查骨髓穿刺，评估骨髓中原始细胞比例，决定后续疗程用药方案。

三、案例分析

1. 病史特点

（1）患者为年轻女性，急性起病，以感染、出血为主要表现。

（2）合并左下肢静脉血栓。

（3）发热、贫血、出血、左下肢肿胀，与血常规、血管彩超检查结果相符。

（4）骨髓涂片提示，原始细胞比例明显升高。

2. 诊断和诊断依据

（1）诊断：急性髓系白血病。

（2）诊断依据：①感染、出血症状；②体温升高，贫血貌，皮肤、黏膜散在出血点，左下肢肿胀；③血常规示白细胞高、血红蛋白及血小板降低；④骨髓涂片示原始细胞比例42%。

3. 鉴别诊断

患者主要表现为白细胞高、贫血及血小板减少，需与如下疾病相鉴别：

（1）骨髓增生异常综合征：是一种起源于造血干细胞的异质性髓系肿瘤，以骨髓无效造血、病态造血和高风险向急性髓系白血病转变为特征。该病外周血可见一定比例的原始和幼稚细胞，常见全血细胞减少和染色体异常，但该病伴有明显的病态造血表现，且骨髓中原始细胞小于 20%。本案例患者，原始细胞的比例 > 20%，可除外骨髓增生异常综合征。

（2）慢性髓系白血病：是一种骨髓增生性疾病，是由于造血干细胞恶性克隆引起的疾病。临床表现为持续性、进行性外周血白细胞计数升高，脾脏明显肿大，甚至巨脾。该病发病缓慢，早期多无症状。慢性髓系白血病慢性期的患者骨髓检查提示增生明显至极度活跃，以粒细胞为主，粒红比例明显增高，其中中性中幼、晚幼及杆状核粒细胞明显增多，原始细胞 < 10%。嗜酸、嗜碱性粒细胞增多。细胞遗传学及分子生物学改变 95% 以上的慢性髓系白血病细胞中出现 Ph 染色体（小的 22 号染色体），显带分析为 t（9；22）（q34；q11）。根据骨髓中原始细胞比例水平及遗传学、分子学相关检查进行急性髓系白血病与慢性髓系白血病的鉴别并不困难。本案例患者，骨髓涂片提示原始细胞的比例均未达急性白血病诊断标准，且遗传学及分子学检查未提示 Ph 染色体或 BCR/ABL 融合基因改变，故应诊断为急性髓系白血病。

（3）类白血病反应：常并发于严重感染、恶性肿瘤等基础疾病，并有相应原发病的临床表现。白细胞计数可达 50×10^9/L 或以上，外周血中可见中、晚幼粒细胞，但少有原始细胞，粒细胞胞质中常有中毒颗粒和空泡。嗜酸性粒细胞和嗜碱性粒细胞不增多。NAP 反应强阳性。Ph 染色体及 BCR-ABL 融合基因均阴性。血小板和血红蛋白大多正常。原发病控制后，白细胞恢复正常。骨髓象检查可资鉴别。

四、处理方案及基本原则

1. 治疗方案

（1）一般治疗

1）处理高白细胞血症：目前对于高白细胞白血病（HLL）的诊断标准为外周血白细胞增高。通常外周血白细胞计数 > 100×10^9/L，可见于急慢性白血病。高白细胞血症的大量白细胞可以造成小血管内血流淤滞及血管壁浸润，从而使局部发生血栓或出血。患者临床症状较重，直接化疗效果较差，并发症多，缓解率低，早期死亡率高。临床通常先降低较高的白细胞，再进行后续的治疗。临床可选择以下几种方式治疗：①白细胞单采，即将人体外周血液通过外接管经出路送入单采仪器，由仪器离心分离采集去除其中的白细胞，同时回路将剩下的其他血液成分又重新输回人体。②充分水化。③诱导化疗前预处理，急性髓系白血病选用羟基脲、小剂量阿糖胞苷治疗；急性淋巴细胞白血病

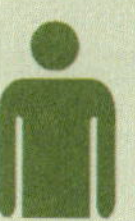

（ALL）选用地塞米松治疗。

2）防治感染：洁净饮食，戴口罩，加强漱口、坐浴；合理使用抗生素。

3）成分血输注：维持 Hb > 80g/L（合并白细胞淤滞除外），维持血小板计数 ≥ 10×10^9/L；输注前宜辐照和使用去白细胞滤器。

4）防治高尿酸血症肾病：水化、碱化、降尿酸；纠正电解质失衡。

5）营养支持治疗。

（2）抗白血病治疗：

第一阶段是诱导缓解治疗。化疗是此阶段白血病治疗的主要方法。诱导缓解治疗的目标是使白血病细胞负荷迅速下降，使患者迅速获得完全缓解。

第二阶段是达到完全缓解后的治疗，即缓解后治疗。主要方法为化疗和造血干细胞移植（HSCT）。完全缓解后治疗进一步降低微小残留病灶（MRD），防止复发，争取长期无病生存（DFS）和治愈（DFS 持续 10 年以上）。

所有急性髓系白血病患者，在能够参加临床研究的情况下，均建议首选参加临床研究。缺乏临床研究者，可以参照下述建议进行治疗。急性髓系白血病的治疗以化疗、造血干细胞移植及联合新近出现的靶向治疗为主，目前强化疗仍然是可以耐受化疗急性髓系白血病患者的推荐治疗方案。急性髓系白血病患者化疗的耐受性要根据年龄、体力状态、共病等多种因素进行综合评估，且在治疗过程中进行动态评估，调整治疗策略。对于不耐受化疗患者的评估，推荐参照 Ferrara（2013）标准进行筛选（如表 4-1-1 所示）。初诊不能耐受强烈治疗的患者经过低强度诱导治疗达完全缓解后，如果可以耐受强化疗，应按照可以耐受强化疗患者的治疗方案选择。

表 4-1-1　急性髓系白血病不适合进行强化疗标准

年龄超过 75 岁
伴有充血性心力衰竭或既往有射血分数（EF）≤ 50% 的心肌病史
既往有肺部疾病史，肺一氧化碳弥散量（DLCO）≤ 65% 或第 1 秒用力呼气容积（FEV1）≤ 65%，或静止时有呼吸困难或需要吸氧，或任何胸膜肿瘤或未得到控制的肺部肿瘤
正接受透析治疗且年龄大于 60 岁，或未得到控制的肾脏肿瘤
ChildB 或 C 级的肝硬化，或伴有转氨酶大幅升高（ > 正常值的 3 倍）的肝病且年龄 ≥ 60 岁，或任何胆管癌，或未控制的肝癌或急性病毒性肝炎
存在抗感染治疗耐药的活动性感染
伴有需要在精神病院、管制机构住院治疗及持续频繁门诊治疗的精神疾病，或存在照顾者不能控制的依赖性认知状态（由专科医生确诊）
与白血病无关的 ECOG 体能状态评分 ≥ 3
医生认为不适合接受常规强化化疗的任何其他合并症

说明：满足表中至少一项标准则表明患者不适合进行强化疗。

2. 可以耐受强化疗的急性髓系白血病

（1）诱导治疗：

1）常规的诱导治疗方案：标准剂量阿糖胞苷［100 ~ 200mg/（m^2·d），连用 7 天］，联合去甲氧柔红霉素［12mg/（m^2·d），连用 3 天］，或柔红霉素［60 ~ 90mg/（m^2·d），连用 3 天］。

2）含中剂量阿糖胞苷的诱导治疗方案：高三尖杉酯碱［2mg/（m^2·d），连用 7 天］，DNR［40mg/（m^2·d），连用 3 天］，阿糖胞苷前 4 天为 100mg/（m^2·d），第 5、6、7 天为 1g/（m^2·12h）。

3）其他化疗方案：IA、DA、MA 及 HA+ 蒽环类药物组成的方案，如 HAA（HA+ 阿克拉霉素）、HAD（HA+DNR）等。HHT（或三尖杉酯碱）联合标准剂量阿糖胞苷的方案（HA）。

化疗药物推荐使用剂量：标准剂量阿糖胞苷 100 ~ 200mg/（m^2·d），连用 7 天。IDA10 ~ 12mg/（m^2·d），连用 3 天；DNR45 ~ 90mg/（m^2·d），连用 3 天；米托蒽醌（Mitox）6 ~ 10mg/（m^2·d），连用 3 天；阿克拉霉素（Acla）20mg/d，连用 7 天；HHT2 ~ 2.5mg/（m^2·d），连用 7 天，或 4mg/（m^2·d），连用 3 天。

临床工作中可以参照上述方案，具体药物剂量可根据患者情况调整。对于有严重合并症患者，参照老年不耐受强化疗患者的治疗方案。

4）联合靶向药物的治疗方案：研究显示，在化疗方案的基础上联合靶向药物可以提高缓解率及 MRD 转阴比例。因此，可以酌情考虑在化疗基础上联合靶向药物，中高危组联合维奈克拉（1 ~ 2 周）；高危组接受标准强化诱导治疗缓解率低于低中危组，亦可采用维奈克拉联合去甲基化药物诱导治疗；FLT3 突变患者可以联合 FLT3 抑制剂；IDH 突变患者可以联合 IDH 抑制剂。

（2）诱导治疗后监测：诱导治疗后恢复期（停化疗后第 21 ~ 28 天）复查骨髓以评价疗效，根据骨髓情况决定下一步的治疗方案。对于接受标准剂量，特别是低强度诱导治疗的患者，可以在诱导治疗过程中骨髓抑制期（停化疗后第 7 ~ 14 天）复查骨髓，根据骨髓原始细胞残留情况，调整治疗方案。

1）标准剂量阿糖胞苷诱导治疗后监测：

停化疗后第 7 ~ 14 天复查骨髓：①存在明显的残留白血病细胞（≥ 10%），可以考虑双诱导治疗。建议方案：标准剂量阿糖胞苷 + 蒽环或蒽醌类等药物（IDA 或 DNR、Mitox 等）；含粒细胞刺激因子的预激方案［如 CAG 方案，粒细胞集落刺激因子（G-CSF）+ 阿糖胞苷 +Acla］；等待观察（尤其是处于骨髓增生低下时）。②残留白血病细胞 <

10%，但无增生低下，可给予双诱导治疗，采用标准剂量阿糖胞苷 +IDA 或 DNR、Mitox 等；或等待恢复。③增生低下，残留白血病细胞 < 10% 时，等待恢复。

停化疗后第 21 ～ 28 天（骨髓恢复）复查骨髓、血常规：①完全缓解，进入缓解后治疗。②增生低下，残留白血病细胞 < 10% 时，等待恢复。③骨髓已恢复，未达到完全缓解标准的，按治疗失败对待。

2）含中大剂量阿糖胞苷方案的诱导治疗后监测：停化疗后第 21 ～ 28 天（骨髓恢复）复查骨髓、血常规。①完全缓解，进入缓解后治疗。②增生低下，残留白血病细胞 < 10% 时，等待恢复。③骨髓已恢复，未达到完全缓解标准的，按治疗失败对待。

（3）疗效评价标准：

1）完全缓解（CR）：骨髓原始细胞小于 5%，外周血原始细胞及髓外病灶消失，中性粒细胞计数≥ 1×10^9/L，血小板计数≥ 100×10^9/L。

2）完全缓解伴部分血液学恢复（CRh）：骨髓原始细胞小于 5%，外周血原始细胞及髓外病灶消失，中性粒细胞计数≥ 0.5×10^9/L，血小板计数≥ 50×10^9/L。

3）完全缓解伴不完全血液学恢复（CRi）：骨髓原始细胞小于 5%，外周血原始细胞及髓外病灶消失，中性粒细胞计数 < 1×10^9/L，或血小板计数 < 100×10^9/L。如果同时使用 CRh 和 CRi，CRi 只包括不符合 CRh 的患者。

4）骨髓无白血病状态（MLFS）：骨髓原始细胞小于 5%，外周血原始细胞及髓外病灶消失，对血常规恢复没有要求。

5）部分缓解：中性粒细胞计数≥ 1×10^9/L，血小板计数≥ 100×10^9/L，骨髓原始细胞百分比下降≥ 50%，并且原始细胞比例为 5% ～ 25%。

（4）完全缓解后治疗的选择：按对化疗的耐受性、遗传学预后危险度及可检测残留病（MRD）相结合分层治疗，MRD 既往称微小残留病（MRD）。伴有 FLT3 突变的中高危组患者可以在巩固治疗中联合使用 FLT3 抑制剂。

对化疗的耐受性应进行动态评估，缓解后应再次综合年龄、体力状态、共病等多种因素评估其耐受性。对强化疗耐受好、从化疗中获益大的患者可以积极进行大剂量化疗；对强化疗耐受好、从化疗中获益不大的高危组患者可以积极进行异基因造血干细胞移植；对强化疗耐受差、从化疗中获益不大的患者可以选择新的靶向及免疫治疗策略。

MRD 可以采用多参数流式细胞术、定量聚合酶链式反应（PCR）等方法进行检测。在进行危险度分层时，除按照治疗前遗传学检测结果进行危险度分层外，可根据治疗后 MRD 检测结果进行动态危险度分层调整。对于 MRD 持续阳性，或 MRD 由阴性转为阳性，尤其是巩固治疗完成后 MRD 阳性的患者，虽然遗传学分层属于预后中低危组，仍

然建议进行异基因造血干细胞移植。核心结合因子（CBF）白血病2个疗程化疗后，融合基因下降＜3个log，建议行异基因造血干细胞移植，无初诊融合基因表达数据时，以＞0.1%为阈值。应用流式细胞术进行MRD检测时，初诊预后低危组2个疗程化疗后，MRD阳性患者，建议行异基因造血干细胞移植；预后中等组1个疗程化疗后，MRD阳性患者，建议行异基因造血干细胞移植。

1）预后良好组：多疗程的大剂量阿糖胞苷。大剂量阿糖胞苷3g/（m^2·12h），6个剂量，3～4个疗程，单药应用。

其他缓解后治疗方案：①中大剂量阿糖胞苷1～2g/（m^2·12h），6个剂量，为基础的方案，与蒽环/蒽醌类、氟达拉滨等联合应用，2～3个疗程后行标准剂量化疗，缓解后化疗周期≥4个疗程。②2～3个疗程中大剂量阿糖胞苷为基础的方案巩固，继而行自体造血干细胞移植。③标准剂量化疗（阿糖胞苷联合蒽环/蒽醌类、HHT、鬼臼类等），缓解后化疗周期≥6个疗程或标准剂量化疗巩固3～4个疗程后行（或不行）自体造血干细胞移植。

2）预后中等组：异基因造血干细胞移植。寻找供者期间行1～2个疗程的中大剂量阿糖胞苷为基础的化疗或标准剂量化疗。

多疗程的中大剂量阿糖胞苷。中大剂量阿糖胞苷1.5～3g/（m^2·12h），6个剂量，3～4个疗程，单药应用。

2～3个疗程中大剂量阿糖胞苷为基础的巩固治疗后行自体造血干细胞移植。

其他巩固治疗方案：①中大剂量阿糖胞苷1～2g/（m^2·12h），6个剂量为基础的方案，与蒽环/蒽醌类等药物联合应用，2～3个疗程后行标准剂量化疗，缓解后化疗周期≥4个疗程。②标准剂量化疗（阿糖胞苷联合蒽环/蒽醌类、HHT、鬼臼类等），缓解后化疗周期≥6个疗程或标准剂量化疗巩固3～4个疗程后行（或不行）自体造血干细胞移植。

3）预后不良组：尽早行异基因造血干细胞移植。寻找供者期间行1～2个疗程的中大剂量阿糖胞苷为基础的化疗或标准剂量化疗。

无条件移植者予中大剂量阿糖胞苷1.5～3g/（m2·12h），6个剂量，3～4个疗程，单药应用。

其他巩固治疗方案：①2～3个疗程的中大剂量阿糖胞苷为基础的化疗，或标准剂量化疗巩固，继而行自体造血干细胞移植。②标准剂量化疗巩固（≥6个疗程）。③维奈克拉联合去甲基化药物（如阿扎胞苷或地西他滨）或者去甲基化药物单药治疗，直至疾病进展。

4）未进行染色体核型及相关基因等检查、无法进行危险度分层者：参考预后中等细胞遗传学或分子异常组患者治疗。若诊断时白细胞计数≥ 100×10^9/L，则按预后不良组治疗。

（5）维持治疗：

1）经过诱导和巩固治疗后，中高危组患者可用去甲基化药物（如阿扎胞苷或地西他滨）进行维持治疗，直至疾病进展。

2）异基因造血干细胞移植后，视复发风险及造血重建状态，FLT3-ITD 阳性患者可以选择 FLT3 抑制剂维持，其他患者可以选择去甲基化药物维持治疗。

3. 不耐受强化疗的急性髓系白血病

（1）诱导治疗：

1）低强度治疗方案：①维奈克拉（第 1 天 100mg，第 2 天 200mg，第 3 ~ 28 天 400mg），联合阿扎胞苷 75mg/（m^2·d），连用 7 天，或地西他滨 20mg/（m^2·d），连用 5 天，每 28 天 1 个周期。②阿扎胞苷 75mg/（m^2·d），连用 7 天，或地西他滨 20mg/（m^2·d），连用 5 天。③阿扎胞苷或地西他滨联合小剂量化疗；小剂量化疗 ± G-CSF（如小剂量阿糖胞苷为基础的方案 CAG、CHG、CMG 等，C- 阿糖胞苷、A- 阿克拉霉素、H- 高三尖杉酯碱、M- 米托蒽醌）。

2）IDH1 突变急性髓系白血病：除前述治疗方案，可以选择艾伏尼布（500mg，第 1 ~ 28 天）联合阿扎胞苷 75mg/（m^2·d），连用 7 天，每 28 天 1 个周期，或艾伏尼布单药治疗。

3）FLT3 突变急性髓系白血病：除前述治疗方案，可以选择吉瑞替尼（120mg，第 1 ~ 28 天）联合维奈克拉（第 1 天 100mg，第 2 天 200mg，第 3 ~ 28 天 400mg），每 28 天 1 个周期，或吉瑞替尼（120mg，第 1 ~ 28 天）联合阿扎胞苷 75mg/（m^2·d），连用 7 天，每 28 天 1 个周期。

4）支持治疗。

（2）完全缓解后的治疗选择：

1）继续前期的低强度治疗方案。

2）对于预后良好患者，达到完全缓解后，能够耐受标准剂量化疗，可以按照可耐受强化疗急性髓系白血病部分提供的方案进行治疗，包括减剂量、减毒性预处理方案的造血干细胞移植。

4. 急性髓系白血病患者中枢神经系统白血病（CNSL）的预防和治疗

急性髓系白血病患者 CNSL 的发生率远低于急性淋巴细胞白血病，一般不到 3%。参考 NCCN 的意见，在诊断时对无症状的患者不建议常规行腰椎穿刺（腰穿）检查。有头痛、精神症状、感觉异常的患者应先行影像学检查（CT/MRI），排除神经系统出血或占位。这些症状也可能由于白细胞淤滞引起，可通过白细胞分离去除等降低白细胞计数的措施解决。若体征持续存在、无颅内出血的证据，可在纠正出凝血紊乱和血小板支持下行腰穿。脑脊液中发现白血病细胞者，应在全身化疗的同时鞘内注射（鞘注）阿糖胞苷（每次 40 ～ 50mg）和（或）甲氨蝶呤（MTX，每次 5 ～ 15mg）+ 地塞米松（每次 5 ～ 10mg）。若症状持续存在，脑脊液无异常，应复查放射学检查及脑脊液。

（1）诊断时有神经系统症状。首先应进行 CT/MRI 检查，除外颅内出血或占位。

1）没有发现颅内、脊髓肿块者，进行腰穿及脑脊液检查。①脑脊液正常者，如果症状持续存在，可以再次进行腰穿检查；②脑脊液发现白血病细胞者，鞘注化疗药物（2 次 / 周）直至脑脊液正常，以后每周 1 次，连用 4 ～ 6 周。

2）发现颅内、脊髓肿块或颅内压增高者：建议先行放射治疗；然后鞘注药物（2 次 / 周）直至脑脊液正常，以后每周 1 次，连用 4 ～ 6 周。

（2）无神经系统症状。CR1 后腰穿筛查脑脊液发现白血病细胞者 2 次 / 周鞘注化疗药物直至脑脊液正常，以后每周 1 次，连用 4 ～ 6 周。若患者接受大剂量阿糖胞苷治疗，应于治疗完成后复查脑脊液（证实脑脊液正常）；也可以配合腰穿、鞘注，至脑脊液恢复正常。

无神经系统症状，CR1 后腰穿筛查脑脊液正常者已达完全缓解的患者，建议行腰穿及预防性鞘注，进行 CNSL 的筛查。无 CNSL 患者建议进行 4 次鞘注治疗。特别是对治疗前白细胞计数≥ 40×10^9/L 或单核细胞白血病（M4 和 M5）、FLT3-ITD、t（8；21）/ RUNX1::RUNX1T1、inv（16）及治疗过程中有颅内出血患者。①

5. 转诊及社区随访

（1）发现血常规指标的异常，尤其是 2 系或者 3 系的减少，或白细胞过高，患者出现感染、出血、贫血、骨痛等症状时，需要考虑到急性白血病的可能性。

（2）急性髓系白血病治疗间期，患者可能于社区进行随访及血常规的定期监测，中性粒细胞不低于 1.0×10^9/L，血红蛋白不低于 70g/L，血小板不低于 30×10^9/L，患者亦无不适表现，可继续随访观察，但需增加血常规监测频率，2 ～ 3 天复查 1 次，如低于上述指标，或出现发热、出血等表现，可能需要干预，建议转诊上级医院。

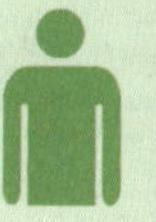

① 中华医学会血液学分会 . 成人急性髓系白血病（非急性早幼粒细胞白血病）中国诊疗指南（2023）［J］. 中华血液学杂志，2023，44（9）:705-712.

（3）急性髓系白血病治疗中的患者，如在疗程间期发生血常规急剧变化，往往提示疾病发生进展，需要调整治疗策略。药物的不良反应所致可能性变小。建议转诊上级医院。

五、要点与讨论

1. 急性髓系白血病诊断标准

急性髓系白血病的诊断标准参照世界卫生组织（WHO）《造血和淋巴组织肿瘤分类标准（2016）》，外周血或骨髓原始细胞≥ 20% 是诊断急性髓系白血病的必要条件。但当患者被证实有克隆性重现性细胞遗传学异常 t（8；21）（q22；q22）、inv（16）（p13q22）或 t（16；16）（p13；q22）以及 t（15；17）（q24；q21）时，即使原始细胞 < 20%，也应诊断为急性髓系白血病。

2. 急性髓系白血病的预后和分层因素

（1）急性髓系白血病不良预后因素：年龄≥ 60 岁；有骨髓增生异常综合征或骨髓增殖性肿瘤（MPN）病史；治疗相关性、继发性急性髓系白血病；高白细胞（白细胞计数≥ 100×10^9/L）；合并 CNSL；合并髓外浸润（除外肝、脾、淋巴结受累）。

（2）细胞遗传学、分子遗传学指标危险度分级：目前国内主要是根据初诊时急性髓系白血病细胞遗传学和分子遗传学的改变进行急性髓系白血病遗传学预后分组（如表 4-1-2 所示）。

表 4-1-2　急性髓系白血病患者的预后危险度

预后等级	细胞遗传学	分子遗传学
预后良好	inv（16）（p13q22）或 t（16;16）（p13;q22）/CBF β ::MYH11 t（8;21）（q22;q22.1）或 RUNX1::RUNX1T1	NPM1 突变不伴有 FLT3—ITD 突变，或伴有低等位基因比 FLT3—ITD 突变 CEBPA bZIP 框内突变
预后中等	正常核型 t（9;11）（p21;q23）/ MLLT3::KMT2A 其他异常	inv（16）（p13q22）或 t（16;16）（p13;q22）伴有 C-KIT D816 突变 t（8;21）（q22;q22）伴有 C-KIT D816 突变 NPM1 突变伴有高等位基因比 FLT3—ITD 突变

续表

预后等级	细胞遗传学	分子遗传学
预后不良	单体核型 复杂核型（≥3种），不伴有t（8;21）（q22;q22）、inv（16）（p13q22）或t（16;16）（p13;q22）或t（15;17）（q22;q12） -5 -7 5q- -17或abn（17p） 11q23染色体易位，除外t（9;11） inv（3）（q21q26.2）或t（3;3）（q21q26.2）/GATA2,MECOM（EVI1） t（3q26.2;v）/MECOM（EVI1）-重排 t（6:9）（p23:q34）/DEK::NUP214 t（9;22）（q34.1;q11.2）/BCR::ABL1 11p15/NUP98基因易位 1（8:16）（p11;p13）/KAT6A::CREBBP	TP53突变 RUNXI、ASXL1、BCOR、EZH2、SF3B1、SRSF2、STAG2、U2AF1、ZRSR2突变 高等位基因比FLT3-ITD突变

3. 诊断上常见误区

白血病的诊断基础是骨髓细胞形态学检查，但往往由于细胞形态不典型而难以明确诊断。2000年以来，细胞免疫学、细胞遗传学和分子生物学技术越来越广泛用于白血病细胞表面特异性分化抗原、特异性染色体改变及融合基因的检测，很好地弥补了白血病诊断时形态学检查的不足，逐渐形成了WHO白血病骨髓细胞形态学、细胞免疫学、细胞遗传学和分子生物学联合方法（MICM分型）的诊断标准。

白血病细胞是造血细胞在某一分化阶段的大量积累，通过对这一群细胞的检验分析对白血病进行正确的分型，对指导临床治疗与预后判断有着重要的意义。骨髓细胞形态学分型是诊断白血病应用最广泛的分型及诊断方法，形态学是诊断白血病的基础，但形态学分型对未分化型白血病及一些形态学不典型白血病的诊断具有一定局限性。白血病细胞免疫分型是以流式细胞术进行，原理是应用多种荧光标记单克隆抗体对细胞进行标记检测，可供检测的标本种类有骨髓、外周血、脑脊液及其他体液，既克服了形态学分型方法上的缺点，又具有简单快速、计数细胞量大、灵敏度高及结果准确度高的特点，可提高白血病诊断的灵敏度及分型的准确性。流式细胞学检测能分辨出 $1\times10^{3}\sim1\times10^{4}$

个细胞中的 1 个白血病细胞，一般鉴定细胞性质准确率可超过 90%。流式细胞术对血液有核细胞胞膜、细胞核特定生物大分子的分析，可精确判定其来源、分类及分化情况等。白血病形态学分型与细胞免疫学分型相辅相成，两者联合诊断可以提高白血病分型诊断率。分子生物学和细胞遗传学检查在急性髓系白血病预后分层中有重要意义。在白血病的诊断中，MICM 分型不但能提高白血病的诊断率，而且对治疗方案的选择及判断预后提供重要依据。

本案例患者发病时为高白细胞白血病，骨髓象提示原始细胞比例 42%，诊断急性白血病并不困难，但一定要完善 MICM 相关检查，明确预后和分层因素。本案例患者分子生物学检查回报为高等位基因比 FLT3-ITD 突变，为预后不良组。本案例患者给予 IA 方案诱导化疗 1 个疗程，疾病达完全缓解，未合并中枢神经系统白血病，给予 IA 方案巩固化疗 1 个疗程，后续行异基因造血干细胞移植，植入成功，目前正在定期随访过程中。

4. 治疗中应注意的问题

高白细胞性急性白血病（初诊白细胞计数≥ 100×10^9/L）是急性白血病中的危重症。白细胞增多本身增加了血液黏度，除此之外白血病细胞与毛细血管内皮的黏附、细胞因子诱导的内皮细胞活化，进一步增加了血液黏稠度，引起血液瘀滞，易出现颅内出血、呼吸窘迫等危及生命的并发症，增加患者早期死亡风险，因此白细胞增多是引起患者早期死亡的独立危险因素。除此之外，与高肿瘤负荷相关的肿瘤溶解综合征可致心力衰竭或急性肾损伤，进一步增加早期死亡风险。本案例患者初诊时白细胞计数 191.93×10^9/L，合并有下肢静脉血栓，在启动诱导化疗前，需进行紧急处理，对本案例患者我们给予了羟基脲联合小剂量阿糖胞苷、充分水化碱化，密切监测生命体征及肝肾功能变化，白细胞计数下降为≤ 50×10^9/L 后给予诱导化疗。

本案例患者在诱导化疗后出现血常规指标进一步下降，进入骨髓抑制期，为化疗药物应用后的常见不良反应，需要强有力地支持治疗，如输血、预防出血、输注成分血及感染的积极处理。如治疗方案有效，在后续的治疗中，骨髓抑制可能会随着疾病控制而减轻。基层医院可以在这个治疗阶段介入。仍然需要注意的是患者血常规指标的变化及感染的发生。如发生血常规指标的急剧变化，往往提示疾病发生进展，需要调整治疗策略。

对于维持治疗阶段的急性髓系白血病患者，可以选择去甲基化药物、BCL-2 抑制剂治疗，以门诊治疗为主。需要注意观察血常规、肝肾功能等指标变化。维持治疗阶段周期长，治疗期间的随访往往在社区完成，作为基层医生应掌握药物常见的不良反应及应对治疗方案，及时判断不良反应的严重程度，决定停药及转诊时机。

六、思考题

1. 急性髓系白血病的诊断要点有哪些？

2. 诊断急性髓系白血病需要进行哪些检查？

3. 急性髓系白血病的预后及分层因素是什么？

4. 急性髓系白血病的治疗要点有哪些？

5. 哪些情况下急性髓系白血病患者需要转诊？

七、科普小常识

1. 哪些人容易得急性髓系白血病？

（1）患有血液系统疾病，如阵发性睡眠性血红蛋白尿（PVH）；

（2）接触大量射线照射；

（3）接触某些化学毒物，如苯、甲醛等；

（4）既往接受化疗；

（5）有 MDS、急性髓系白血病家族史。

2. 急性髓系白血病会遗传吗？

目前发现一些骨髓增生异常综合征、急性髓系白血病发病呈现家族性聚集现象，可以通过进行胚系基因检查来确定家族中是否有相关致病基因。但大部分病例为散发病例，不具有绝对遗传性。

3. 急性髓系白血病患者生活上应注意哪些细节？

（1）注意休息，加强营养。补充优质蛋白质及多种维生素。

（2）戒烟、戒酒。

（3）避免去人群聚集的场所，预防感染。

（4）按医嘱及时随访、随诊，定期监测血常规及肝肾功能指标。

（编者　王云鹏）

第二节　慢性髓系白血病（案例9）

核心提示

❖掌握慢性髓系白血病的临床分期标准。

❖掌握酪氨酸激酶抑制剂的选择方法。

❖熟悉慢性髓系白血病治疗反应的评价标准及调整策略。

一、病历资料

1. 病史

王 ××，男，52 岁，主因“间断腹痛 4 个月余，加重 2 天”入院。

4 个月前患者无明显诱因出现间断腹痛，位于左上腹，为钝痛，可耐受，发作无明显规律，持续数分钟后可自行缓解，无发热、乏力、盗汗，无恶心、呕吐、腹胀、腹泻，无鼻衄、牙龈出血、血尿、黑便，未进一步诊治。2 天前患者无明显诱因再次出现左上腹痛，程度较前加重，持续不缓解，当地诊所行腹部彩超提示脾大，建议患者转诊上一级医院。1 天前患者就诊于山西省人民医院急诊科，化验血常规提示白细胞计数 138.89×10^9/L、血红蛋白 114g/L、血小板计数 77×10^9/L，给予羟基脲降白细胞、水化碱化尿液、止痛等对症治疗，腹痛症状较前稍缓解。为进一步诊治，患者入住我科。

自发病以来，患者精神、食欲、睡眠可，大小便基本正常，体重无明显变化。

2 个月前患者体检时发现高甘油三酯血症，曾口服非诺贝特治疗，具体剂量不详。患者否认高血压、糖尿病、肾脏病、冠心病、脑血管意外病史；父母均患高血压；已婚，已育；吸烟三十余年，平均 20 根 / 天；否认饮酒史，否认肝炎、结核病病史，否认手术史、外伤史、输血史，否认食物、药物过敏史；家族史无特殊记载。

2. 体格检查

体温 36.3℃，脉搏 78 次 / 分，呼吸 20 次 / 分，血压 119/80mmHg，身高 170cm，体重 63kg。神志清楚，言语流利，查体配合；浅表淋巴结未触及肿大；皮肤、黏膜未见明显黄染、出血点；胸骨压痛阴性；口腔黏膜无溃疡及出血，咽无红肿，扁桃体无肿大；双肺呼吸音清，未闻及明显干、湿性啰音；心率 78 次 / 分，心律齐，心脏各瓣膜听诊区未闻及病理性杂音；腹软，无压痛、反跳痛；脾大，肋缘下 10cm 可触及无触痛；肝肋缘下未触及；双下肢无水肿。

3. 实验室检查和辅助检查

（1）患者入院前的相关检查项目及结果如下：

腹部彩超：胆囊肿大、胆囊炎、巨脾。

血常规检查：白细胞计数 138.89×10^9/L、中性粒细胞计数 119.52×10^9/L、嗜酸性粒细胞计数 1.44×10^9/L、嗜碱性粒细胞 3.60×10^9/L、血红蛋白 114g/L、血小板计数 77×10^9/L。涂片镜检：可见原幼细胞。

腹盆 CT：肝大，脾大，脾脏内多发低密度影；轻度脂肪肝；右侧阴囊内钙化灶。

（2）患者入院后的相关检查项目及结果如下：

血常规检查：白细胞计数 96.85×10^9/L、中性粒细胞 86.56×10^9/L、嗜酸性粒细胞计数 0.57×10^9/L、嗜碱性粒细胞计数 1.45×10^9/L、血红蛋白 98g/L、血小板计数 76×10^9/L，外周血涂片可见原幼细胞。

腹盆 CT 检查：脾脏体积增大，脾内可见散在片状低密度影，CT 值约 28HU，周围脂肪间隙模糊，脾周可见小淋巴结影。肝脏外缘光整，体积增大，肝实质密度弥漫性减低，CT 值约 46HU，未见明显占位病变。影像学诊断：肝大，脾大，脾脏内多发低密度影。

骨髓象检查：增生极度活跃，粒系各阶段细胞可见，中晚幼粒比例偏高，嗜酸及嗜碱性粒细胞易见。血片粒系早幼粒细胞以下各阶段细胞可见，嗜酸性粒细胞 4%，嗜碱性粒细胞 8%。考虑慢性髓系白血病。

骨髓活检：增生极度活跃（100%），过碘酸 – 希夫反应（PAS 反应）染色显示粒红比例增大，粒系各阶段细胞可见，以中幼及以下阶段细胞为主；红系各阶段细胞可见，以中晚幼阶段细胞为主，巨核细胞数量增多，分叶核为主。部分巨核细胞胞体小，形似“侏儒”。考虑慢性髓系白血病。

荧光原位杂交技术：在分析的 200 个骨髓细胞中，检测到的 BCR/ABL 基因位点融合的阳性细胞数（198）的百分比（99%）大于阳性结果判读阈值 1%。提示：BCR/ABL

融合基因阳性率大于阈值范围，发生融合。

融合基因：BCR-ABL（p210）阳性，拷贝数 3.92×10^5。

染色体：46，XY，t（9；22）（q34；q11）［20］。

4. 初步诊断

慢性髓系白血病、脂肪肝。

二、诊治经过

患者尚无白细胞淤滞症状，暂时采用药物治疗：口服羟基脲（每次 0.5g，3 次 / 天）、别嘌醇片（每次 0.1g，3 次 / 天）、碳酸氢钠片（每次 0.5g，3 次 / 天），降细胞治疗。

羟基脲在降白细胞的同时可能导致红细胞及血小板下降，发病时患者血小板低于正常，故密切监测血常规。另外，因在降白细胞过程中可能导致急性肾功能衰竭、高钾血症，故密切监测肾功能、电解质。

止痛治疗。

待骨髓象、融合基因、FISH 和染色体结果回报后明确诊断及分期加用尼洛替尼（每次 300mg，2 次 / 天）靶向治疗。

嘱咐患者多饮水，勤排尿。

三、案例分析

1. 病史特点

（1）患者为中年男性，起病隐匿，以腹痛症状为主要临床表现。

（2）体格检查皮肤、黏膜无瘀点、瘀斑，浅表淋巴结未触及肿大。胸骨无压痛。脾大，肋缘下 10cm 可触及。

（3）实验室检查：血常规示白细胞升高，贫血，血小板减少，嗜酸性粒细胞及嗜碱性粒细胞升高，涂片镜检可见原幼细胞。融合基因提示 BCR/ABL P210（+），可见 Ph 染色体 t（9；22）（q34；q11）

（4）影像学检查：腹部彩超及腹盆 CT 均提示脾大。

2. 诊断和诊断依据

（1）诊断：慢性髓系白血病、脂肪肝。

（2）诊断依据：①白细胞增多，贫血，血小板减少；②巨脾；③外周血分类可见不成熟粒系细胞，嗜酸性粒细胞及嗜碱性粒细胞增高；④骨髓象增生极度活跃，以粒系增生为主，相对红系增殖受抑；⑤细胞遗传学染色体核型分析可见 Ph 染色体 t（9；

22）（q34；q11）；⑥ FISH 及基因检查提示存在 BCR-ABL 融合基因。

3. 鉴别诊断

患者主要表现为腹痛症状，结合体格检查及影像学检查考虑与脾大有关，需要与其他原因引起的脾大鉴别；外周血白细胞明显增多，需与其他导致白细胞增多疾病鉴别；外周血涂片可见幼稚细胞，还需要与急性白血病、骨髓纤维化等血液疾病相鉴别。

（1）其他原因引起的脾大。虽然血吸虫病、慢性疟疾、黑热病、肝硬化、脾功能亢进等均有脾大，但是这些病均有各自原发病的临床特点，血常规及骨髓象无慢性髓系白血病的典型改变。Ph 染色体及 BCR-ABL 融合基因均阴性。

（2）类白血病反应。常并发于严重感染、恶性肿瘤等基础疾病，并有相应原发病的临床表现。白细胞计数可达 $50 \times 10^9/L$ 或以上，外周血中可见中、晚幼粒细胞，但少有原始细胞，粒细胞胞质中常有中毒颗粒和空泡。嗜酸性粒细胞和嗜碱性粒细胞不增多。NAP 反应强阳性。Ph 染色体及 BCR-ABL 融合基因均阴性。血小板和血红蛋白大多正常。原发病控制后，白细胞恢复正常。

（3）骨髓纤维化。原发性骨髓纤维化脾大显著，血常规中白细胞增多，并出现幼粒细胞等，易与慢性髓系白血病混淆。但骨髓纤维化外周血白细胞数一般比慢性髓系白血病少，多不超过 $30 \times 10^9/L$。NAP 阳性。此外，幼红细胞持续出现于外周血中，红细胞形态异常，特别是泪滴状红细胞易见。Ph 染色体及 BCR-ABL 融合基因阴性。多次多部位骨髓穿刺干抽。骨髓活检网状纤维和胶原显著增生，骨髓中巨核细胞增殖并伴有异型性，可以检出 JAK2V617F、CARL 或 MPL 突变或其他克隆性异常标志。

（4）急性白血病。是造血干祖细胞的恶性克隆性疾病，发病时骨髓中异常的原始细胞及幼稚细胞（白血病细胞）大量增殖并抑制正常造血，可广泛浸润肝、脾、淋巴结等各种脏器，表现为贫血、出血、感染和浸润等征象。大多数患者白细胞增多，$> 10 \times 10^9/L$ 者称为白细胞增多性白血病，血涂片分类检查可见数量不等的原幼细胞。也有白细胞计数正常或减少，低者可 $< 1.0 \times 10^9/L$，称为白细胞不增多性白血病。患者常有不同程度的正细胞性贫血。约 50% 的患者血小板计数低于 $60 \times 10^9/L$，晚期血小板往往极度减少。通过 MICM 检查（形态学、流式细胞学、细胞遗传学检查和分子生物学检查）可明确疾病诊断。

4. 疾病分期

慢性髓系白血病分为 3 个阶段：慢性期（CP）、加速期（AP）和急变期（BP）。

（1）慢性期（CP）：大部分患者就诊时处于 CP，常隐匿起病，20% ~ 40% 的患者没有症状，患者可因健康检查或因其他疾病就医时才发现血常规异常或脾大而被确诊。

该阶段一般持续 1 ~ 4 年，患者有乏力、低热、多汗或盗汗、体重减轻等代谢亢进的症状，由于脾大而自觉有左上腹坠胀感。常以脾脏肿大为最显著体征，往往就医时已达脐或脐以下，质地坚实，平滑，无压痛。如果发生脾梗死，则脾区压痛明显，并有摩擦音。肝脏明显肿大较少见。部分患者胸骨中下段压痛。当白细胞显著增高时，可有眼底充血及出血。白细胞极度增高时，可发生“白细胞淤滞症”。

1）血常规。白细胞数明显增高，常超过 20×10^9/L，可达 100×10^9/L 以上，血片中粒细胞显著增多，可见各阶段粒细胞，以中性中幼、晚幼和杆状核粒细胞居多；原始（Ⅰ+Ⅱ）细胞 < 10%；嗜酸、嗜碱性粒细胞增多。血小板多在正常水平，部分患者增多，晚期血小板渐减少，并出现贫血。

2）中性粒细胞碱性磷酸酶（NAP）活性降低或呈阴性反应。治疗有效时 NAP 活性可以恢复，疾病复发时又下降，合并细菌性感染时可略升高。

3）骨髓。骨髓增生明显至极度活跃，以粒细胞为主，粒红比例明显增高，其中中性中幼、晚幼及杆状核粒细胞明显增多，原始细胞 < 10%；嗜酸、嗜碱性粒细胞增多；红细胞相对减少；巨核细胞正常或增多，晚期减少；偶见 Gaucher 样细胞。

4）细胞遗传学及分子生物学改变。95% 以上的慢性髓系白血病细胞中出现 Ph 染色体（小的 22 号染色体），显带分析为 t（9；22）（q34；q11）。9 号染色体长臂上 C-ABL 原癌基因易位至 22 号染色体长臂的断裂点簇集区（BCR）形成 BCR-ABL 融合基因。其编码的蛋白主要为 P210。P210 具有酪氨酸激酶活性，导致慢性髓系白血病发生。Ph 染色体可见于粒、红、单核、巨核及淋巴细胞中。5% 的慢性髓系白血病有 BCR-ABL 融合基因阳性而 Ph 染色体阴性。

5）血液生化。血清及尿中尿酸浓度增高。血清乳酸脱氢酶增高。

（2）加速期（AP）：常有发热、虚弱、进行性体重下降、骨骼疼痛，逐渐出现贫血和出血。脾持续或进行性肿大。原来治疗有效的药物无效。AP 可维持几个月到数年。①外周血或骨髓原始细胞占 10% ~ 19%；②外周血嗜碱性粒细胞 > 20%；③对治疗无反应或非治疗引起的持续血小板减少（< 100×10^9/L）或增高（> $1\,000\times10^9$/L）；④除 Ph 染色体以外又出现其他染色体异常，如 +8、双 Ph 染色体、17 号染色体长臂的等臂（i17q）等；⑤进行性脾脏增大或白细胞增高。粒 - 单系祖细胞（CFU-GM）培养，集簇增加而集落减少，骨髓活检显示胶原纤维显著增生。

（3）急变期（BC）：为慢性髓系白血病的终末期，临床表现与急性白血病类似。多数急粒变，少数为急淋变或急单变，偶有巨核细胞及红细胞等类型的急性变。急性病变预后极差，往往在数月内死亡。①外周血或骨髓中原始细胞≥ 20%；②骨髓活检原始

细胞集聚；③髓外原始细胞浸润。

5. 危险度分层根据《慢性髓系白血病诊疗指南（2022）》，目前常用的评分系统 Sokal 和 ELTS 积分均以临床指标作为与慢性髓系白血病相关生存期的预测因素（计算公式如表 4-2-1 所示）。研究显示，ELTS 积分的年龄权重低于 Sokal，对高危组的长期结局预测更准确。无论哪种评分系统，高危均预示治疗反应差和生存期缩短，应进行更严密的疗效监测和更积极的治疗。

表 4-2-1 Sokal 和 ELTS 积分公式

公式	低危	中危	高危
Sokal 积分 Exp［0.011 6 ×（年龄 -43.4）］+0.034 5 ×（脾脏大小 -7.51）+0.188 ×［（血小板 /700）2-0.563］+0.088 7 ×（原始细胞 -2.10）	< 0.8	0.8 ~ 1.2	> 1.2
ELTS 积分 0.002 5 ×（年龄 /10）3+0.061 5 × 脾脏大小 +0.105 2 × 外周血原始细胞 +0.410 4 ×（血小板计数 /1 000）-0.5	≤ 1.568 0	1.568 0 ~ 2.218 5	> 2.218 5

说明：血小板计数单位为 $\times 10^9$/L，年龄单位为岁，脾脏大小单位为肋下厘米数，原始细胞为外周血分类中所占百分数。所有数据应在任何慢性髓系白血病相关治疗开始前获得。

本案例患者完整诊断：结合年龄、巨脾、血小板下降，外周血嗜酸粒细胞及嗜碱性粒细胞增高，外周血及骨髓原始细胞不高，明确诊断为慢性髓系白血病（慢性期）（Sokal 0.9 分，中危组；ELTS 2.45 分，高危组）。

四、处理方案及基本原则

慢性髓系白血病的治疗应着重于慢性期早期，避免疾病转化，力争细胞遗传学和分子生物学水平的缓解，一旦进入加速期或急变期（统称进展期）则预后不良。

1. 慢性髓系白血病慢性期的治疗

（1）白细胞淤滞症的紧急处理：当循环血液中白细胞计数 > 200×10^9/L 时，患者可发生白细胞淤滞症，表现为呼吸困难、低氧血症、反应迟钝、言语不清、颅内出血等。高白细胞不仅会增加患者早期死亡率，而且会增加髓外白血病的发病率和复发率。可加用羟基脲、别嘌醇并水化碱化尿液治疗。对于白细胞计数极高或有淤滞症表现的 CP 患者，

可以行治疗性白细胞单采。

（2）分子靶向治疗：2000 年后，针对慢性髓系白血病发病机制中关键靶分子 BCR-ABL 融合蛋白研发上市的首个酪氨酸激酶抑制剂（TKI）药物——甲磺酸伊马替尼（IM），开启了慢性髓系白血病的靶向治疗时代。伊马替尼能相对特异地抑制 BCR-ABL 激酶活性，在体外实验中，抑制慢性髓系白血病细胞增殖，并诱导其凋亡。伊马替尼的问世，显著地改善了慢性髓系白血病患者生存期，80% ~ 90% 的患者的生存期接近正常人，并提高了患者的生活质量。伊马替尼作为一线治疗初发慢性髓系白血病 -CP 患者长期结果证实，10 年生存率为 80% ~ 90%。二代 TKI（如尼洛替尼、达沙替尼、博舒替尼和拉多替尼）、三代 TKI（如普纳替尼）的陆续面世，加快和提高了患者的治疗反应率和反应深度，有效克服了大部分伊马替尼耐药，也为伊马替尼不耐受患者提供了更多选择，使致命的慢性髓系白血病成为一种可控的慢性疾病。

1）CP 患者的一线治疗：国际上推荐的 CP 患者一线 TKI 包括伊马替尼、尼洛替尼、达沙替尼、博舒替尼和拉多替尼。《慢性髓系白血病中国诊断与治疗指南（2020）》[①]推荐的药物及其用法包括伊马替尼（400mg/d）、尼洛替尼（600mg/d）、氟马替尼（600mg/d）、达沙替尼（100mg/d）。慢性髓系白血病的治疗目标包括延长生存期、减少疾病进展、改善生活质量和获得无治疗缓解（即停药）。一线 TKI 的选择应当在明确治疗目标基础上，依据患者的疾病分期和危险度、年龄、共存疾病和合并用药等因素选择恰当的药物。中高危患者疾病进展风险高于低危患者，适合选用二代 TKI 作为一线治疗。对于期望停药的年轻患者，选择二代 TKI 有望快速获得深层分子学反应（DMR），达到停药的门槛。对于年老和或存在基础疾病的患者，一代 TKI 具有更好的安全性，而二代 TKI 相关的心脑血管栓塞性事件、糖脂代谢异常和肺部并发症可能是致死性的不良反应，特别需要谨慎使用。

2）TKI 治疗期间的疗效监测：疾病监测已成为 TKI 治疗中密不可分的组成部分，它不仅用于评估患者体内白血病负荷的变化、判断治疗反应，而且有助于保证治疗的依从性、发现早期耐药、预测远期疗效、指导个体化治疗干预、降低总体治疗费用。TKI 治疗期间的监测（如表 4-2-2 所示）包括血液学、细胞遗传学、分子学和 ABL 激酶区突变反应分析。血液学监测包括全血细胞计数和外周血及骨髓细胞形态学分析，以判断疾病分期并评估血液学反应。细胞遗传学监测包括传统的染色体显带（G 显带或 R 显带）

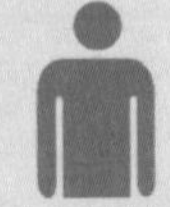

① 中华医学会血液学分会 . 慢性髓系白血病中国诊断与治疗指南（2020）[J]. 中华血液学杂志，2020，41（5）：353-364.

技术和荧光原位杂交技术（FISH），观察 Ph 阳性细胞的比例，以评估细胞遗传学反应，并可发现 Ph 染色体变异和 Ph 阳性（Ph+）或 Ph 阴性（Ph-）细胞的附加异常，识别高危人群和疾病进展。分子学监测采用实时定量逆转录 PCR（qRT-PCR）方法，精确识别体内 BCR-ABL 转录物水平，是最常用和敏感的评估慢性髓系白血病疾病负荷的方法，敏感性为 0.001% ~ 0.01%。qRT-PCR 推荐以外周血为标本，具有方便、微痛、可重复、价格低廉、患者依从性好等优点。ABL 激酶区突变分析可以应用外周血或骨髓为标本，推荐的方法为直接测序法（Sanger 测序法，敏感性为 10% ~ 20%）或针对 BCR-ABL 激酶区的二代测序，以发现 ABL 激酶区点突变，识别 TKI 耐药，指导后续治疗选择。

表 4-2-2 慢性髓系白血病患者的治疗反应

	反应	定义
血液学 *	完全血清学反应（CHR）	白细胞计数 < $10 \times 10^9/L$
		血小板计数 < $450 \times 10^9/L$
		外周血无髓系不成熟细胞 外周血嗜碱性粒细胞 < 5% 无髓外浸润的症状或体征， 脾脏不可触及
细胞遗传学	完全细胞遗传学反应（CCyR） 部分细胞遗传学反应（PCyR） 次要细胞遗传学反应（MinorCyR） 微小细胞遗传学反应（MiniCyR） 无反应（NoCyR） 主要细胞遗传学反应（MCyR）	Ph+0 Ph+1% ~ 35% Ph+36% ~ 65% Ph+66% ~ 95% Ph+ > 95% Ph+ ≤ 35%
分子学	主要分子学反应（MMR）或 MR3.0	BCR-ABL ≤ 0.1%（IS）
	MR4.0	BCR-ABL ≤ 0.01%（IS）；或 ABL 转录物 > 10 000 时 BCR-ABL 不可测得
	MR4.5	BCR-ABL ≤ 0.0032%（IS）；或 ABL 转录物 > 32 000 时 BCR-ABL 不可测得
	MR5.0	BCR-ABL ≤ 0.001%（IS）；或 ABL 转录物 > 100 000 时 BCR-ABL 不可测得

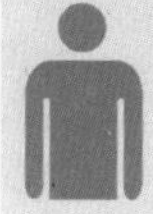

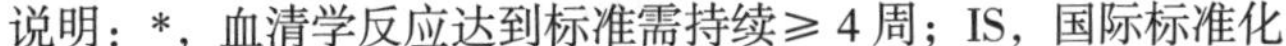

说明：*，血清学反应达到标准需持续≥ 4 周；IS，国际标准化。

3）治疗反应：慢性髓系白血病患者的治疗反应包括血液学、细胞遗传学和分子学反应。TKI 用于一线治疗时，在重要时间点根据血液学、细胞遗传学和分子学监测的指标，欧洲白血病网（ELN）推荐（2013）将患者疗效分为最佳、警告和失败（如表 4–2–3 所示）。ELN 推荐（2020）更强调各个时间点分子学反应的重要性，并且 TKI 一线和二线治疗反应评估标准统一共用一个。相同的观点是，达到“最佳”反应的患者预示持久获得良好的治疗结果，可维持原治疗；达到“失败”的患者疾病进展和死亡的风险显著增加，需要及时转换治疗；“警告”则是处于二者之间的灰色地带，患者需要密切监测，一旦达到“失败”标准，应尽快转换治疗方案。表 4–2–4 罗列了一线 TKI 治疗慢性髓系白血病 –CP 治疗调整策略。

表 4–2–3　欧洲白血病网推荐（2013）

	最佳	警告	失败
基线	NA	高危，或 CCA/Ph+，主要途径	NA
3 个月	BCR–ABL ≤ 10% 和 / 或 Ph+ ≤ 35%	BCR–ABL ＞ 10% 和（或）Ph+36% ~ 95%	无 CHR 和 / 或 Ph+ ＞ 95%
6 个月	BCR–ABL ＜ 1% 和 / 或 Ph+0	BCR–ABL 1% ~ 10% 和 / 或 Ph+1% ~ 35%	BCR–ABL ＞ 10% 和（或）Ph+ ＞ 35%
12 个月	BCR–ABL ≤ 0.1%	BCR–ABL ＞ 0.1% ~ 1%	BCR–ABL ＞ 1% 和（或）Ph+ ＞ 0
之后任何时间	BCR–ABL ≤ 0.1%	CCA/Ph–（–7 或 7q–）	丧失 CHR 丧失 CCyR 确认丧失 MMR* 突变 CCA/Ph+

说明：CCyR，完全细胞遗传学反应；CHR，完全血液学反应；MMR，主要分子学反应，即 BCR–ABL ≤ 0.1% 或更好；NA，不适用；*，在连续 2 次检测中，其中 1 次的 BCR–ABL 转录水平≥ 1%；CCA/Ph+，Ph+ 细胞克隆性染色体异常；CCA/Ph–，Ph– 细胞克隆性，染色体异常。

表 4–2–4　一线 TKI 治疗慢性髓系白血病 –CP 患者治疗调整策略

治疗反应	评估	治疗方案调整
最佳治疗反应		维持原方案治疗
警告	①评价患者依从性 ②评价药物相互作用 ③ BCR–ABL 激酶突变分析	①更换其他 TKI ②维持原方案 ③临床试验 ④一线伊马替尼治疗者可考虑提高伊马替尼剂量

续表

治疗反应	评估	治疗方案调整
治疗失败	①评价患者依从性 ②评价药物相互作用 ③ BCR-ABL 激酶突变分析	①更换其他 TKI ②造血干细胞移植评估 ③临床试验
不耐受		①更换其他 TKI ②造血干细胞移植评估 ③临床试验

4）二线 TKI 治疗：ABL 突变类型是选择二线 TKI 的首要指标（如表 4-2-5 所示）。伊马替尼耐药患者中只有 20% ~ 50% 存在 ABL 突变，而绝大多数突变对两种二代 TKI 用药的敏感性并无差异或者并不清楚有无差异。在这种情况下，需要根据患者的疾病分期、年龄、共存疾病及药物不良反应来选择药物种类和剂量。对于 CP 患者，达沙替尼和尼洛替尼均可选择，而对于进展期患者，达沙替尼更有优势。如有肺部疾病、出血病史以及正在接受非甾体抗炎药治疗的患者，尼洛替尼可能更为合适。相反，达沙替尼更适合有胰腺炎、糖尿病的患者。老年患者和既往有 TKI 不耐受患者，可以考虑适当减少剂量的治疗。

表 4-2-5 根据 ABL 突变状态选择治疗方式

突变	治疗选择
T315I	普纳替尼、造血干细胞移植、临床试验
V299L	普纳替尼、尼洛替尼
T315A	普纳替尼、尼洛替尼、伊马替尼、博苏替尼
F317L/V/I/C	普纳替尼、尼洛替尼、博苏替尼
Y253H、E255K/V、F359C/V/I	普纳替尼、达沙替尼、博苏替尼
任意其他突变	普纳替尼、达沙替尼、尼洛替尼、博苏替尼

说明：目前博苏替尼针对伊马替尼耐药突变的临床数据不多，部分体外数据显示 E255K/V 突变对博苏替尼敏感性不足。

（3）干扰素：干扰素（IFN-α）是分子靶向药物出现之前的首选药物。在慢性髓系白血病的 TKI 治疗时代，曾经的造血干细胞移植以外的最佳治疗选择——干扰素为基

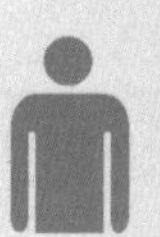

础的治疗方案依然是少部分患者的治疗选择。结合中国的实际情况，以下患者可考虑以干扰素为基础的方案：① TKI 耐药、不耐受且不适合造血干细胞移植的慢性髓系白血病慢性期患者；②各种原因暂时无法应用 TKI 治疗或无法坚持长期使用 TKI 的慢性期患者。

常用剂量（300 万 ~ 500 万）U/（m^2·d）皮下或者肌内注射，每周 3 ~ 7 次，坚持使用，推荐和小剂量阿糖胞苷合用，阿糖胞苷常用剂量 10 ~ 20mg（m^2·d），每个月连用 10 天。CCyR 率约为 13%，但有效者 10 年生存率可达 70%，约 50% 的有效者可以获得长期生存。主要副作用包括乏力、发热、头痛、纳差、肌肉骨骼酸痛等流感样症状和体重下降、肝功能异常等，可引起轻到中度的血细胞减少。预防性使用对乙酰氨基酚等能够减轻流感样症状。

（4）其他药物治疗：

1）羟基脲（HU）。细胞周期特异性化疗药，起效快，用药后两三天白细胞即下降，停药后又很快回升。常用剂量为 3g/d，分 2 次口服，待白细胞减至 20×10^9/L 时，剂量减半。降至 10×10^9/L 时，改为小剂量（0.5 ~ 1g/d）维持治疗。需经常检查血常规，以便调节药物剂量。耐受性好，单独应用 HU 的 CP 患者中位生存期约为 5 年。单独应用 HU 目前限于高龄、具有并发症、TKI 和 IFN-α 均不耐受的患者以及用于高白细胞淤滞时的降白细胞处理。

2）其他药物。包括阿糖胞苷、高三尖杉酯碱（HHT）、砷剂、白消安等。

（5）异基因造血干细胞移植（allo-HSCT）：allo-HSCT 依然是慢性髓系白血病治疗的重要手段，尤其是 TKI 耐药以及进展期患者。在 TKI 治疗时代移植不再是慢性髓系白血病慢性期患者的一线治疗选择，原则上至少二线 TKI 治疗（两种以上 TKI）不耐受或耐药的患者考虑 allo-HSCT。因此 allo-HSCT 作为二线 TKI 治疗失败后的三线的治疗选择，目标人群包括：①二线 TKI 治疗失败的慢性期患者；②治疗任何时间出现 ABL 基因 T315I 突变的患者；③对多种 TKI 治疗不耐受的患者；④加速期或急变期的患者，尤其是 TKI 治疗期间疾病进展的患者。

研究显示，allo-HSCT 后 6 ~ 12 个月转录本持续阳性的患者复发率远高于移植后 18 个月检测阳性的患者，因此移植后应常规进行残留病的监测。allo-HSCT 后疾病评价包括血液学、骨髓细胞染色体核型分析或者 FISH、分子学分析。①达到 CCyR 且分子学检测结果为阴性患者：进行骨髓和（或）外周血 PCR 监测，每 3 个月 1 次，共 2 年，随后每 6 个月 1 次，共 3 年。②获得 CCyR 但分子学检测结果为阳性患者：检测 ABL 激酶是否存在突变，依照检测结果挑选 TKI 治疗；或调整免疫抑制剂、供者淋巴细胞输注（DLI）、干扰素、高三尖杉酯碱等治疗；有条件进行新药临床试验的单位可行新药试验。③未获

得 CCyR 或复发的患者：停止免疫抑制治疗并监测，按照前述分子学监测阳性患者处理；或考虑二次移植。有报道在慢性髓系白血病患者移植后 3 个月起继续使用 TKI 治疗 1 年，作为预防复发的措施，取得较好的疗效。因此，对于有条件的患者，尤其是移植前为进展期的患者可以考虑采用预防性 TKI 治疗。

2. 进展期慢性髓系白血病的治疗

加速期（AP）和急变期（BC）统称为慢性髓系白血病的进展期。慢性髓系白血病进入进展期之后，需要评估患者的细胞遗传学、分子学 BCR-ABL 水平以及 BCR-ABL 的突变。

（1）AP 治疗：参照患者既往治疗史、基础疾病以及 BCR-ABL 激酶突变情况选择适合的 TKI。如果既往未使用过 TKI 治疗，可以采用加量的一代或者二代 TKI（伊马替尼 600 ~ 800mg/d，或尼洛替尼 800mg/d，或达沙替尼 140mg/d），使患者回到 CP，待病情恢复至慢性期，可继续 TKI 治疗。如果患者有合适的造血干细胞供者来源，可考虑行 allo-HSCT。存在 T315I 突变或二代 TKI 不敏感突变的患者应尽早行 allo-HSCT。有条件进行新药临床试验的单位可行新药试验。

（2）BC 治疗：参照患者既往治疗史、基础疾病以及突变情况选择 TKI 单药或联合化疗提高诱导缓解率，缓解后应尽快行 allo-HSCT。Allo-HSCT 干细胞来源不再受限于全相合供体，可以考虑行亲缘单倍体移植。移植后需辅以 TKI 治疗以减少复发，并可以行预防性供体淋巴细胞输注以增加疗效。移植后的复发可以通过供体淋巴细胞输注联合或不联合 TKI 治疗重新获得缓解。有条件进行新药临床试验的单位可行新药试验。

进展期慢性髓系白血病总体预后不佳，明显不如 CP 的移植效果，TKI 可以改善移植预后。有报道称 TKI 联合 allo-HSCT 治疗进展期慢性髓系白血病，3 年总生存期达 59%。除 allo-HSCT 外，进展期慢性髓系白血病还可采用单用 TKI，联合化疗，干扰素治疗或其他治疗，疗效有限且不能持久。

3. 转诊及社区随访

（1）高白细胞血症：定义为循环血液中白细胞数 > 100×10^9/L，大量白细胞在小血管内，血流淤滞及血管壁浸润，从而使局部发生血栓或出血。高白细胞不仅会增加患者早期死亡率，而且会增加髓外白血病的发病率和复发率。建议：①加用羟基脲降白细胞、别嘌醇、碳酸氢钠碱化尿液治疗；②在评估心功能条件下尽可能保证每日入量 > 2 000mL，预防急性肾功能衰竭及高钾血症；③监测出入量，谨防心力衰竭；④羟基脲降白细胞过程中可能导致血红蛋白及血小板下降，注意监测。定期随访过程中，发现白细胞计数 < 4×10^9/L 或中性粒细胞计数 < 2.0×10^9/L 时，应立即停用羟基脲。

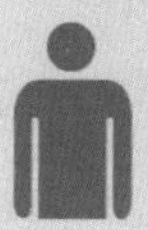

由于慢性髓系白血病 -CP 患者白细胞不似急性白血病患者为原始幼稚细胞，所以高白细胞导致的严重并发症不多，但若由于高白细胞血症出现以下并发症需及时转诊：

1）白细胞淤滞综合征：循环血液中白细胞计数 > 200×10^9/L，患者可产生白细胞淤滞，其机理为白细胞可塑性小，变形能力差，过高的白细胞在微循环中大量淤滞，导致血流减慢，黏稠度增加，特别易在脑、肺、肾、腹腔血管梗死。临床表现为呼吸困难、低氧血症、反应迟钝、言语不清、颅内出血等。对于白细胞计数极高或有淤滞综合征表现的 CP 患者，可以尽快转诊至上一级医院行治疗性白细胞单采，一次单采可减少白细胞 25% ~ 50%。

2）弥散性血管内凝血（DIC）：由于白血病细胞耗氧量高，导致组织缺氧，加之白血病细胞浸润破坏血管壁致脏器出血、水肿，更由于血小板计数减少和大量白血病细胞崩解释放出促凝血物质，极易形成 DIC，临床表现以皮肤、黏膜及多脏器出血最为突出。降白细胞同时注意监测凝血功能，辅以抗 DIC 治疗。

3）肿瘤溶解综合征：如果白血病细胞短期内大量溶解，释放细胞内代谢产物，容易引起以高尿酸血症、高血钾、高血磷、低血钙、急性肾衰为主要表现的肿瘤溶解综合征。需要积极降白细胞同时做好水化碱化尿液对症治疗。密切监测电解质、肾功能及尿素情况。

（2）腹痛：异常增殖的白血病细胞可能在脾脏内聚集，导致脾脏增大。脾脏肿大可能导致腹痛、不适或压迫感，并有可能增加脾脏破裂的风险。若影像学检查不考虑脾梗死可加用羟基脲降白细胞治疗，同时尽快明确诊断后加用 TKI 抑制剂治疗。

以下情况需要及时转诊：若少数患者由于白细胞显著增高导致栓塞，引起脾梗死导致左上腹急性剧烈疼痛，可加用非甾体止痛药、抗凝治疗，通常不建议手术治疗。但若由于脾梗死面积较大，并发脾破裂、失血性休克等，需要联系普外科会诊行脾切除术。

4.TKI 不良反应处理

慢性髓系白血病 -CP 患者靶向药治疗过程中需要监测血常规、肝肾功能，2 ~ 4 周 1 次，同时基层医生应密切关注及监测药物不良反应，出现严重药物不良反应时应及时转诊。以下罗列出常见 TKI 抑制剂不良反应处理建议：

（1）伊马替尼不良反应的处理：

1）血液学不良反应：

慢性期：中性粒细胞绝对计数 < 1.0×10^9/L 或血小板计数 < 50×10^9/L，暂停用药，直至中性粒细胞绝对值 ≥ 1.5×10^9/L、血小板计数 ≥ 75×10^9/L，恢复伊马替尼 400 mg/d；若反复发作中性粒细胞绝对值 < 1.0×10^9/L 或血小板计数 < 50×10^9/L，停药恢复后予以

伊马替尼（300mg/d）治疗。如果患者存在持续中性粒细胞减少，可采用生长因子联合伊马替尼治疗。3 ~ 4 级贫血尽管促红细胞生成素治疗有效，但近来各种“指南”均不支持在髓系恶性肿瘤中使用红系刺激因子，建议输注红细胞。

加速期和急变期：在发生 3、4 级血细胞减少时应行骨髓检查，以鉴别疾病进展和药物相关性骨髓抑制。非疾病进展所致的全血细胞减少处理如下：①全血细胞减少持续 2 周，将伊马替尼减量至 400mg/d 或 300mg/d。②如全血细胞减少持续 4 周，暂停伊马替尼治疗，直至中性粒细胞绝对值≥ 1.0×10^9/L，且血小板计数≥ 20×10^9/L，然后重新以 300mg/d 开始伊马替尼治疗。如果患者存在顽固性中性粒细胞减少和血小板减少，可以采用生长因子联合伊马替尼治疗。

建议：第 1 个月内尽量不要停用伊马替尼，剂量至少 300mg/d，同时加强输注红细胞、血小板和细胞因子等支持治疗。

2）非血液学不良反应：

3 级非血液学不良反应处理：采取相应具体治疗措施，如果对症处理无效，按 4 级不良反应处理。

4 级非血液学不良反应处理：暂停用药直至症状恢复至 1 级或更好，然后考虑减量 25% ~ 33%（不少于 300mg/d）重新开始治疗；亦可考虑换用二代 TKI 或者参加新药临床试验。

具体措施：①≥ 2 级肝脏不良反应：暂停用药直至症状恢复为≤ 1 级，减量 25% ~ 33%（不少于 300mg）重新开始治疗。评价其他可能具有肝毒性的药物，包括对乙酰氨基酚。可以考虑换用尼洛替尼、达沙替尼或者参加临床试验。②腹泻：对症支持治疗。③水肿：利尿剂，支持治疗。④体液潴留：利尿剂，支持治疗，药物减量、中断用药或停药。考虑超声心动图检测左室射血分数（LVEF）。⑤胃肠道反应：餐中服药并饮一大杯水送下。⑥肌肉痉挛：补钙，运动饮料。⑦皮疹：局部或全身应用类固醇激素，药物减量、暂时中断用药或停药。

（2）尼洛替尼不良反应的处理：

1）血液学不良反应：中性粒细胞绝对值＜ 1.0×10^9/L 或血小板计数＜ 50×10^9/L，暂停用药，直至中性粒细胞绝对值≥ 1×10^9/L、血小板计数≥ 50×10^9/L 恢复用药。如在 2 周内中性粒细胞绝对值恢复，以原剂量重新开始治疗。如果停药后血细胞减少持续超过 2 周，则需要将剂量减少至 400mg/d，然后重新开始治疗。如果患者存在持续中性粒细胞减少，可采用生长因子联合尼洛替尼治疗。3 ~ 4 级贫血尽管促红细胞生成素治疗有效，但近来各种“指南”均不支持在髓系恶性肿瘤中使用红系刺激因子，建议输注

红细胞。

2）非血液学不良反应：

QT 间期延长：QT 间期大于 480ms，暂停用药，同时保证血钾、血镁在正常范围。如在 2 周内 QT 间期恢复至 450ms 以内且在基线 20ms 以内，以原用药剂量重新开始治疗。如在超出 2 周内 QT 间期恢复至 450 ~ 480ms，剂量需减少至 400mg/d 重新开始治疗。恢复用药 7 天后应当复查心电图（ECG）以监测 QT 间期。

肝脏、胰腺毒性：出现 3 ~ 4 级肝脏、胰腺毒性（肝酶、胆红素、脂肪酶、淀粉酶升高），暂停用药，直至症状恢复为≤ 1 级并减量至 400mg/d 重新开始治疗。

罕见的外周动脉闭塞性疾病：一旦出现应永久停止尼洛替尼治疗。

其他：3 级非血液学不良反应采取相应具体治疗措施，如果对症处理无效，按 4 级不良反应处理。4 级非血液学不良反应暂停用药，直至症状恢复至 1 级或更好，然后考虑减量至 400mg/d 重新开始治疗。①头痛：对症支持。②恶心：对症支持。③腹泻：对症支持。④皮疹：局部或全身应用类固醇激素，药物减量、暂时中断用药或停药。

3）尼洛替尼用药注意事项：①尼洛替尼导致患者猝死已有报道，对于低血钾、低血镁以及长 QT 综合征的患者应避免使用尼洛替尼；②尼洛替尼治疗开始前必须纠正血钾及血镁至正常水平，用药期间必须定期检测血钾、血镁水平；③避免联合使用延长 QT 间期的药物，避免使用强的 CYP3A4 抑制剂；④尼洛替尼使用前 2 小时及用药后 1 小时暂停进食；⑤合并肝功能损伤的患者应减低剂量；⑥重视 ECG 的监测，治疗开始前应当进行 ECG 监测了解 QT 间期的基线水平，治疗开始后 7d 以及其后的治疗过程中需要定期进行 ECG 监测，及时调整药物治疗。

（3）达沙替尼不良反应的处理：

1）血液学不良反应：

慢性期：出现中性粒细胞绝对值 < 0.5×10^9/L 或血小板计数 < 50×10^9/L 暂停用药，直至中性粒细胞绝对值≥ 1.0×10^9/L、血小板计数≥ 50×10^9/L。①如在 1 周内恢复，以原用药剂量重新开始治疗。②如持续停药超过 1 周，剂量需减少至下一等级并重新开始治疗。③如果患者存在持续中性粒细胞减少，可采用生长因子联合达沙替尼治疗。

进展期：若中性粒细胞绝对值 < 0.5×10^9/L 或血小板计数 < 10×10^9/L，首先明确血细胞减少是否疾病所致，若非疾病相关的血细胞减少，暂停达沙替尼，直至中性粒细胞绝对值≥ 1.0×10^9/L、血小板计数≥ 20×10^9/L，恢复原剂量治疗。若反复发作血细胞减少，达沙替尼逐步减低剂量至 100mg/d、75 ~ 80mg/d。

3 ~ 4 级贫血：尽管促红细胞生成素治疗有效，但近来各种“指南”均不支持在髓

系恶性肿瘤中使用红系刺激因子。建议输注红细胞。

2）非血液学不良反应：

3 级非血液学不良反应采取相应具体治疗措施，如果对症处理无效，按 4 级不良反应处理。

4 级非血液学不良反应暂停用药直至症状恢复至 1 级或更好，然后考虑减量重新开始治疗。①水钠潴留：渗透性利尿，支持对症治疗。②浆膜腔积液：暂停达沙替尼，渗透性利尿，若患者症状明显可短疗程应用皮质激素，待症状体征好转后降低剂量重新开始治疗。③罕见的肺动脉高压：一旦出现应当立即永久停止达沙替尼的治疗。④头痛：对症支持。⑤胃肠道不适：对症支持。⑥腹泻：对症支持。⑦皮疹：局部或全身应用类固醇激素，药物减量、中断用药或停药。

五、要点与讨论

慢性髓系白血病诊断的流程是，首先确认慢性髓系白血病疾病的诊断，其次明确疾病分期，最后进行预后评分。

1. 慢性髓系白血病的诊断标准

（1）出现白细胞增多或伴脾大。

（2）外周血中可见髓系不成熟细胞。

（3）合并 Ph 染色体和（或）BCR-ABL 融合基因阳性。

2. 诊治过程中的常见问题

（1）对于基层医生，要求血常规检查中对于不明原因的持续性白细胞计数增高、血小板增高，白细胞分类中嗜酸性粒细胞、嗜碱性粒细胞增高，尤其伴有脾大患者需要考虑慢性髓系白血病可能，尽快完善外周血白细胞分类，如果可见髓系不成熟细胞，需高度怀疑慢性髓系白血病诊断，尽快联系上一级医院进行骨髓象、融合基因及染色体等相关检查明确。

（2）针对白细胞极高并出现呼吸困难、低氧血症、反应迟钝、言语不清等白细胞淤滞综合征表现的患者，尽快服用羟基脲降白细胞，同时水化碱化尿液对症处理，并及时联系上一级医院进行白细胞单采术。

（3）对于已经明确诊断慢性髓系白血病的患者制订靶向治疗方案后社区随访期间需要根据不同 TKI 抑制剂进行相关不良反应监测，同时每 3 个月建议患者在上级医院行 BCR/ABL 融合基因定量监测，评估疗效。

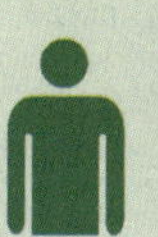

（4）若患者疾病缓解后又出现发热、虚弱、进行性体重下降、骨骼疼痛，并逐渐

伴贫血和出血，脾持续或进行性肿大，需考虑疾病进展，尽快联系上级医院就诊。

慢性髓系白血病作为一种慢性肿瘤，尤其在TKI时代，极大延长了患者生存期，明确诊断并制订治疗方案后部分患者会在社区基层随访。对于临床症状及体征缓解后少数患者依从性差，以及疾病进展、TKI不良反应监测均依靠社区医务工作者。作为基层医生应掌握慢性髓系白血病的基本临床表现、诊断和治疗策略，尤其是TKI药物常见的不良反应及应对治疗方案，及时判断不良反应的严重程度，决定停药及转诊时机。

3. 讨论

（1）慢性髓系白血病患者能否停药：对于已经取得长期、稳定、深层分子学反应的慢性髓系白血病-CP患者，停用TKI、追求无治疗缓解（TFR）可以视为一个新的治疗目标。欧洲指导组从患者-医生联合的独特视角，发布了如何认识和实践TFR的讨论推荐，包括以下几个主要方面：什么是TFR？TFR的合适时机？哪些人符合或不符合停药？患者停药需要考虑的因素？停药综合征？潜在的患者心理问题？分子学复发和重启治疗？这是迄今为止最为全面和具有可操作性的关于慢性髓系白血病患者追求停药和尝试TFR的综合推荐。尽管当前不确定哪些患者是尝试TFR的最佳群体，哪些因素可以预测停药后主要分子学反应丧失，但持久的TKI治疗时间和DMR持续时间、规律的高质量分子学监测是TFR成功的有力保障。目前，进行停药试验和尝试TFR的患者中大部分是持续接受伊马替尼治疗的，尚并无证据显示停止伊马替尼和二代TKI用药后分子学复发的概率有别，即伊马替尼和二代TKI停药获得TFR的成功率无显著差异，但接受二代TKI治疗的确可以缩短达到符合停药的标准。强调充分的沟通、合适的人群、合适的时机、规范的高质量监测和管理是慢性髓系白血病患者追求TFR成功的必要条件。

（2）无治疗缓解（TFR）的定义和时机：

1）定义：TFR指停止TKI治疗的患者持续维持MMR（主要分子学反应即BCR-ABL转录物≤0.1%）且不需要重启治疗的一种状态。

2）时机：慢性髓系白血病慢性期患者持续达到稳定DMR（深层分子学反应即BCR-ABL转录物≤0.01%）至少2年可以考虑停药，尝试TFR。

（3）哪些患者符合尝试TFR的标准：①初诊时处于慢性期；②未曾在任何时间对任何TKI发生耐药；③达到DMR至少2年；④患者应该充分知情TFR，并积极主动地停药而非迫于压力；⑤患者应当充分理解分子学复发并不代表治疗"失败"，此时需要重启治疗；⑥分子学检测可在2～4周内重复进行。

（4）哪些患者不适合尝试TFR：已经取得MMR但仍未达到DMR的患者不适合尝试TFR。①医生应该确保这些患者持续治疗并达到治疗目标或处于安全港湾，获得与普

通人相似的寿命；②这些患者可以维持原治疗，等待达到更深层分子学反应，只要达到持续 DMR，TFR 就有可能尝试；③如果患者渴望停药或有特殊需求需要改变治疗，医生应当同患者沟通转换 2 代 TKI，以帮助患者取得更深的分子学反应；④医生需要告知患者不同 TKI 的副作用。

（5）患者考虑停止 TKI 治疗。患者停药前应当考虑或知晓以下因素：①医生应该强调随访的重要性和频率，患者需要更加频繁地就诊；② TFR 并不意味着疾病治愈，任何时候都可能出现分子学复发，并需要重启治疗；③即使获得 TFR，医生也应当提醒患者需要持续甚至终身门诊随访和定期监测。

（6）TKI 停药综合征：对于考虑停药的患者，医生应当与之沟通 TKI 停药综合征以及如何处理。①有些患者停药后会出现肌肉、骨骼痛，一般给予止痛药即可；②除了持续监测疾病，常规门诊检查能够帮助识别出先前 TKI 治疗引起的长期毒性，即使已经停药仍可发生；③停药综合征应予以监测并予以治疗。

（7）停药和尝试 TFR 的心理影响：①目前“指南”没有提到关于停止 TKI 和尝试 TFR 治疗带来的心理问题；②指导组提倡关注 TFR 患者潜在的心理问题并作常规监测，因为专业的心理帮助对某些患者是有必要的；③医生应当意识到 TFR 监测中 BCR-ABL 水平波动可能会导致患者出现焦虑。

（8）分子学复发和重启治疗：患者应该知晓无治疗期持续时长不一，几个月或数年。医生应该解释由于分子学复发引起重启治疗的可能性。

六、思考题

1. 慢性髓系白血病的诊断要点有哪些？

2. 慢性髓系白血病 3 种疾病分期的临床表现及诊断依据是什么？

3. 白细胞淤滞综合征的紧急处理原则是什么？

4. 常见分子靶向药物的不良反应有哪些？

5. 哪些情况下慢性髓系白血病患者需要转诊？

七、科普小常识

1. 慢性髓系白血病会遗传或者传染吗？

首先肿瘤基本上都是不传染的，慢性髓系白血病作为一种血液系统的恶性肿瘤，其发生的本质是染色体易位导致新的融合基因的产生，同样也没有传染性。其次引起慢性髓系白血病的染色体易位被认为是后天获得的，不会从父母遗传给后代，所以慢性髓系

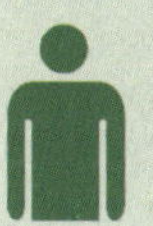

白血病没有遗传性。

2.TKI 服药当中的特殊注意事项有哪些?

（1）3 种 TKI 与进食的关系：伊马替尼与食物共同服用可一定程度避免恶心的发生，建议正餐时服用，并饮一大杯水；食物中的脂肪可造成尼罗替尼吸收率、血药浓度的波动，需空腹服用，服药前至少 2 小时，服药后至少 1 小时，不得摄取食物；达沙替尼既可与食物同服也可空腹服药。

（2）某些食物或药物可能影响 TKI 在人体的吸收或人体血液中的浓度，如 TKI 服药期间避免食用柑橘类水果（包括果汁，如葡萄柚等）。

（3）CYP3A4 强抑制剂增加 TKI 的血药浓度，可能增加不良反应，如伊曲康唑、伏立康唑、克林霉素等。

（4）CYP3A4 诱导剂可降低 TKI 的血药浓度，可能导致疗效不足，如利福平、卡马西平、苯妥英钠和贯叶连翘等。

3. 慢性髓系白血病患者可以生育吗?

（1）动物实验证实，伊马替尼、尼洛替尼以及达沙替尼具有生殖毒性，而无遗传毒性。现有的临床资料显示，TKI 治疗可能一过性影响雄性激素，但对男性患者生育能力无显著影响，男性慢性髓系白血病患者服用 TKI 期间配偶受孕所生子女无增加先天畸形的风险，女性配偶的流产率亦无明显增加。因此，对于男性患者来说，病情稳定后可以生育。

（2）女性患者妊娠情况较为复杂，女性妊娠期间服用 TKI 增加流产率和致畸风险。女性患者服用 TKI 期间意外妊娠者绝大部分在发现怀孕后停药，多数妊娠结果良好，但大宗病例的报道显示，有近 10% 的畸胎发生率。伊马替尼可以通过血胎盘屏障，并分泌入乳汁。羟基脲等细胞毒药物具有潜在的致畸作用。相对分子质量较大、不易透过血胎盘屏障的干扰素 α 已被较多文献确认为各期妊娠患者的安全选择。因此对于女性患者在病情稳定后需停药一段时间备孕，受孕期间不主张使用 TKI，可采用重组人干扰素维持治疗，生产后再恢复 TKI 治疗。

（编者　白斯君）

第三节　慢性淋巴细胞白血病（案例 10）

核心提示

❖ 掌握慢性淋巴细胞白血病的诊断要点。

❖ 掌握慢性淋巴细胞白血病的规范化处理。

❖ 熟悉慢性淋巴细胞白血病治疗过程中需要关注的并发症。

一、病历资料

1. 病史

要 ××，男，62 岁，主因“发现白细胞增高 7 年，乏力、纳差 2 个月”入院。

2017 年 1 月患者体检时发现，白细胞计数升高（16.13×10^9/L），其他血常规显示中性粒细胞计数 4.94×10^9/L、淋巴细胞计数 10.74×10^9/L、血红蛋白 125g/L、血小板计数 161×10^9/L，未重视。此后，患者每年定期体检，白细胞计数进行性升高，无发热、乏力、盗汗、体重下降等症状，未进一步诊治。2024 年 1 月患者感觉乏力、纳差，就诊于当地医院，血常规显示白细胞计数 115.44×10^9/L、血红蛋白 112g/L、血小板计数 193×10^9/L。为进一步诊治，患者于 2024 年 3 月入住我科。

患者既往体健。

2. 体格检查

体温 36.2℃，脉搏 78 次 / 分，呼吸 18 次 / 分，血压 P120/75mmHg。神志清楚，查体合作。全身皮肤、黏膜未见明显苍白、黄染及出血点；双侧颈部可触及多发肿大淋巴结，较大者约 1.8cm × 1.5cm，质较硬，活动度差，无触痛，余浅表淋巴结未触及肿大；胸骨无压痛；双肺呼吸音清，未闻及明显干、湿啰音；心率 78 次 / 分，律齐，心脏各瓣膜听诊区未闻

及病理性杂音；腹平软，无压痛、反跳痛；肝肋缘下未触及；脾大，AB线8cm，AC线10cm，DE线0cm；双下肢无水肿；肋骨及各椎体无压痛、叩击痛。

3. 实验室检查和辅助检查

血常规：白细胞计数209.92×10^9/L、淋巴细胞94.7%、淋巴细胞计数198.79×10^9/L、血红蛋白114g/L、血小板计数185×10^9/L。

4. 初步诊断

淋巴系统增殖性疾病，慢性淋巴细胞白血病？套细胞淋巴瘤？

二、诊治经过

患者主因“发现白细胞增高7年，乏力纳差2个月”入院。患者有全身浅表淋巴结多发肿大，肝肋缘下未触及，脾大（巨脾），双下肢无水肿。

1. 患者入院后相关检查

血常规显示，白细胞计数、淋巴细胞计数重度升高，白细胞计数209.92×10^9/L、淋巴细胞94.7%、淋巴细胞计数198.79×10^9/L。肝肾功能检查未见明显异常。颈胸腹盆CT：双侧颈部、腋窝、肝门部、腹腔、腹膜后、双侧髂血管旁多发肿大淋巴结。淋巴瘤？请结合临床。

骨髓检查：

（1）骨髓象：增生极度活跃，成熟淋巴细胞比例明显增高，占86.8%，形态偏幼稚细胞占0.8%。血片：成熟淋巴细胞91%，成熟红形态同骨髓，血小板成簇分布。

（2）骨髓活检病理学报告：骨髓增生活跃（70%～80%），可见一类胞体偏小细胞弥漫分布，核圆形或类圆形，核染色质粗糙，未见核仁，胞浆量少；偏成熟阶段粒、红系细胞散在分布；巨核细胞少，为分叶核。网状纤维染色：MF-0级。铁染色+。

（3）免疫分型：骨髓标本中可见异常B淋巴细胞，占有核细胞的82.84%，表型如上，符合$CD5^+CD10^-$B细胞淋巴瘤表型；结合细胞形态学临床特点及病理免疫组化检查。

（4）染色体：46，XY。

（5）二代测序：TP53基因突变上检测到错义突变（杂合），KRAS基因上检测到错义突变（1.3%），IGHV基因上检测到的IGHV1-8突变比例＜2%。

淋巴结活检病理（左颈淋巴结）：淋巴结结构消失，淋巴细胞弥漫性增生，细胞形态一致（核圆形、卵圆形），结合形态及免疫组化，符合B小细胞性淋巴瘤、慢性淋巴细胞性白血病（SLL、CLL）。

2. 针对本案例患者的相关治疗

结合骨髓及淋巴结活检病理学检查，本案例患者诊断为慢性淋巴细胞白血病（合并TP53突变，IGHV无突变）；Binet分期B期；Rai分期Ⅱ期；CLL-IPI评分9分，极高危组。患者有巨脾，具有治疗指征。

治疗首选BTK抑制剂：泽布替尼（每次160mg，每天2次）或伊布替尼（420mg/d）。

因慢性淋巴细胞白血病目前仍为不可治愈的疾病，鼓励所有患者参加临床试验。

三、案例分析

1. 病史特点

（1）患者为老年男性，主因“发现白细胞增高7年，乏力、纳差2个月”入院。

（2）体格检查：双侧颈部可触及多发肿大淋巴结，较大者1.8cm×1.5cm，质较硬，活动度差，无触痛，余浅表淋巴结未触及肿大。心肺（-），腹平软，无压痛、反跳痛，肝肋下未及。脾大，AB线8cm，AC线10cm，DE线0cm。双下肢无水肿。

（3）实验室检查和辅助检查：血常规示白细胞计数明显升高，且淋巴细胞比例偏高。颈胸腹盆CT示双侧颈部、腋窝、肝门部、腹腔、腹膜后、双侧髂血管旁多发肿大淋巴结，大者直径约1.7cm；脾大。

（4）（左颈淋巴结）病理诊断：淋巴结结构消失，淋巴细胞弥漫性增生，细胞形态一致，核圆形、卵圆形，结合形态及免疫组化，符合B小细胞性淋巴瘤/慢性淋巴细胞性白血病（SLL/CLL）。

（5）骨髓象：增生极度活跃，成熟淋巴细胞比例明显增高，占86.8%。免疫分型：异常细胞群约占有核细胞的82.84%，表达CD19、CD23、CD5、cKappa、CD200，弱表达CD11c、CD79b、CD22、CD20、IgM，不表达CD103、CD10、CD25、CD43、CD38、FMC7、CD81、cLambda。

2. 诊断和诊断依据

（1）诊断：慢性淋巴细胞白血病（合并TP53突变，IGHV无突变）；Binet分期B期；Rai分期Ⅱ期；CLL-IPI评分9分，极高危组。

（2）诊断依据：①患者近期有明显乏力、纳差等临床症状。②双侧颈部可触及多发肿大淋巴结，较大者约1.8cm×1.5cm，质较硬，活动度差，无触痛，余浅表淋巴结未触及肿大；脾大，AB线8cm，AC线10cm。③血常规示，白细胞计数异常增高，超过危急值界限，且淋巴细胞比例偏高；血红蛋白、血小板计数未见异数；β-微球蛋白（β-

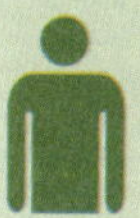

MG）4.34mg/L。④颈胸腹盆 CT 示，双侧颈部、腋窝、肝门部、腹腔、腹膜后、双侧髂血管旁多发肿大淋巴结，大者直径约 1.7cm；脾大。⑤（左颈淋巴结）病理诊断：符合 B 小细胞性淋巴瘤、慢性淋巴细胞性白血病（SLL、CLL）。⑥骨髓象：增生极度活跃，成熟淋巴细胞比例明显增高，占 86.8%。⑦免疫分型：异常细胞群约占有核细胞的 82.84%，表达 CD19、CD23、CD5、cKappa、CD200，弱表达 CD11C、CD79b、CD22、CD20、IgM，不表达 CD103、CD10、CD25、CD43、CD38、FMC7、CD81、CLambda。⑧二代测序：TP53 基因突变上检测到错义突变（杂合），KRAS 基因上检测到错义突变（1.3%），IGHV 基因上检测到的 IGHV1-8 突变比例 < 2%。

3. 鉴别诊断

患者主要表现为乏力、纳差等临床症状，查体可见浅表淋巴结肿大、脾大。血常规示白细胞增高，淋巴细胞比例增高，需与慢性髓系白血病、类白血病反应及淋巴系统增殖性疾病（如套细胞淋巴瘤、边缘区淋巴瘤、淋巴浆细胞淋巴瘤、华氏巨球蛋白血症）等疾病相鉴别。

（1）慢性髓系白血病。两者均可有乏力、纳差、盗汗、体重下降等临床症状；脾大体征，白细胞增高；慢性髓系白血病血常规表现为中性粒细胞显著增多；骨髓象增生明显活跃或极度活跃，粒红比例增高，以粒系为主，中性中幼粒、晚幼粒显著增高，嗜酸性粒细胞、嗜碱性粒细胞增高，慢性期原始粒细胞加早幼粒细胞比例小于 10%；合并 Ph 染色体和（或）BCR-ABL 融合基因阳性。临床主要靠骨髓象、骨髓病理活检、免疫分型、染色体、融合基因等进行鉴别。

（2）类白血病反应。见于感染、药物、妊娠、恶性肿瘤、应激状态等。有相应与原发病相关的临床表现。白细胞计数可达 50×10^9/L 或以上，外周血中可见中、晚幼粒细胞，但少有原始细胞，也无嗜碱性粒细胞和嗜酸性粒细胞增多，原发病控制后血常规恢复正常。

（3）套细胞淋巴瘤。与慢性淋巴细胞白血病一样为淋巴系统增殖性疾病。鉴别要点：两者均有乏力、纳差、体重下降等表现，化验血常规可见白细胞计数增高，贫血或者血小板计数减少。临床主要依靠骨髓液免疫分型及骨髓病理组织免疫组化或者淋巴结活检进行鉴别。MCL 是起源于淋巴结套区的 B 细胞淋巴瘤，细胞遗传学 t（11；14）（q13；q32）异常导致 Cyclin D1 核内高表达是其特征性标志；免疫组化 SOX11 阳性对 MCL 具有一定特异性，是 Cyclin D1/t（11；14）阴性 MCL 患者的重要诊断性标记。

本案例患者完整诊断：慢性淋巴细胞白血病（合并 TP53 突变，IGHV 无突变）；Binet 分期 B 期；Rai 分期Ⅱ期；CLL-IPI 评分 9 分，极高危组。

四、处理方案及基本原则①

1. 慢性淋巴细胞白血病的临床分期系统（如表 4-3-1 所示）

使用 Rai 和 Binet 系统进行慢性淋巴细胞白血病分期。纳入的临床变量包括血细胞减少及其程度，以及淋巴结肿大、脾肿大或肝肿大。

表 4-3-1　慢性淋巴细胞白血病的临床分期系统

分期	定义
Binet 分期	
A 期	MBC ≥ 5×10^9/L，血红蛋白≥ 100g/L，血小板计数≥ 100×10^9/L，< 3 个淋巴区域受累
B 期	MBC ≥ 5×10^9/L，血红蛋白≥ 100g/L，血小板计数≥ 100×10^9/L，≥ 3 个淋巴区域受累
C 期	MBC ≥ 5×10^9/L，血红蛋白 < 100g/L 和（或）血小板计数 < 100×10^9/L
Rai 分期	
0 期	仅 MBC ≥ 5×10^9/L
Ⅰ期	MBC ≥ 5×10^9/L+ 淋巴结肿大
Ⅱ期	MBC ≥ 5×10^9/L+ 肝和（或）脾肿大 ± 淋巴结肿大
Ⅲ期	MBC ≥ 5×10^9/L+ 血红蛋白 < 100g/L ± 淋巴结、肝、脾肿大
Ⅳ期	MBC ≥ 5×10^9/L+ 血小板计数 < 100×10^9/L ± 淋巴结、肝、脾肿大

说明：MBC，单克隆 B 淋巴细胞计数。

2. 慢性淋巴细胞白血病的预后评分（如表 4-3-2、表 4-3-3 所示）

慢性淋巴细胞白血病患者的中位生存期约 10 年，但不同患者的预后呈高度异质性。性别、年龄、体能状态、伴随疾病、外周血淋巴细胞计数及倍增时间、血清乳酸脱氢酶、β_2- 微球蛋白（β_2-MG）、胸苷激酶 1（TK1）等临床和实验室指标是重要的传统预后因素。

① 中国抗癌协会血液肿瘤专业委员会，中华医学会血液学分会，中国慢性淋巴细胞白血病工作组．中国慢性淋巴细胞白血病、小淋巴细胞淋巴瘤的诊断与治疗指南（2022）［J］. 中华血液学杂志 ,2022,43(05)：353-358.

表 4-3-2　慢性淋巴细胞白血病的预后评分（1）

参数	不良预后因素	积分
TP53 异常	确实或突变	4
IGHV 基因突变状态	无突变	2
β_2- 微球蛋白	> 3.5mg/L	2
临床分期	Rai Ⅰ - Ⅳ期或 Binet B-C 期	1
年龄	> 65 岁	1

说明：IGHV，免疫球蛋白重链可变区。

表 4-3-3　慢性淋巴细胞白血病的预后评分（2）

CLL-IPI 积分	危险分层	5 年生存率（%）
0 ~ 1	低危	93.2
2 ~ 3	中危	79.4
4 ~ 6	高危	63.6
7 ~ 10	极高危	23.3

说明：CLL-IPI，慢性淋巴细胞白血病国际预后指数。

3. 慢性淋巴细胞白血病的治疗指征

并不是所有慢性淋巴细胞白血病都需要治疗。因为治疗可能带来经济负担，药物还有一些副作用，比如肺部真菌感染、出血、心脏损伤等，比起本身疾病带来的危害要大。除非一些特殊情况，符合以下 8 条中的一条才需要治疗：

（1）进行性骨髓衰竭的证据：表现为血红蛋白和（或）血小板进行性减少。

（2）巨脾（如左肋缘下 > 6cm）或有症状的脾肿大。

（3）巨块型淋巴结肿大（如最长直径 > 10cm）或有症状的淋巴结肿大。

（4）进行性淋巴细胞增多，如 2 个月内淋巴细胞增多 > 50%，或淋巴细胞倍增时间（LDT）< 6 个月。如初始淋巴细胞计数 < 30×10^9/L，不能单凭 LDT 作为治疗指征。

（5）CLL、SLL 导致的有症状的脏器功能异常（如皮肤、肾、肺、脊柱等）。

（6）自身免疫性溶血性贫血（AIHA）和（或）免疫性血小板减少症（ITP）对皮质类固醇反应不佳。

（7）至少存在下列一种疾病相关症状：①在前 6 个月内无明显原因的体重下降≥10%。②严重疲乏（如 ECOG 体能状态评分≥ 2 分；不能进行常规活动）。③无感染证据，体温 > 38.0℃，≥ 2 周。④无感染证据，夜间盗汗 > 1 个月。

（8）临床试验：符合所参加临床试验的入组条件。

不符合上述治疗指征的患者，每 2 ~ 6 个月随访 1 次，随访内容包括临床症状及体征，肝、脾、淋巴结肿大情况和血常规等。

4. 慢性淋巴细胞白血病的规范处理

（1）一线治疗选择：根据二代测序［抑癌 TP53 基因缺失和（或）突变、年龄及身体状态］进行分层治疗。因慢性淋巴细胞白血病目前仍为不可治愈的疾病，鼓励所有患者参加临床试验。

1）无 del（17p）/TP53 基因突变慢性淋巴细胞白血病患者的治疗方案推荐：

身体状态良好（包括体力活动尚可、肌酐清除率≥ 70mL/ 分及 CIRS 评分≤ 6 分）的患者优先推荐 BTK 抑制剂：伊布替尼、泽布替尼。FCR 方案：氟达拉滨 + 环磷酰胺 + 利妥昔单抗（IGHV 有突变且年龄 < 60 岁的患者）。BR 方案：苯达莫司汀 + 利妥昔单抗（IGHV 有突变且年龄≥ 60 岁的患者）。其他推荐：奥布替尼、维奈克拉 + 利妥昔单抗 / 奥妥珠单抗、氟达拉滨 + 利妥昔单抗、氟达拉滨 + 环磷酰胺。

身体状态欠佳的患者优先推荐 BTK 抑制剂、苯丁酸氮芥 + 利妥昔单抗或者奥妥珠单抗。其他推荐：奥布替尼、维奈克拉 + 利妥昔单抗 / 奥妥珠单抗、奥妥珠单抗、苯丁酸氮芥、利妥昔单抗。

2）伴 del（17p）/TP53 基因突变慢性淋巴细胞白血病患者的治疗方案优先推荐 BTK 抑制剂：伊布替尼、泽布替尼、奥布替尼等。其他推荐：维奈克拉 + 利妥昔单抗 / 奥妥珠单抗、大剂量甲泼尼龙 + 利妥昔单抗 / 奥妥珠单抗。

（2）复发、难治患者的治疗选择：

复发：患者达到完全缓解（CR）或部分缓解（PR），≥ 6 个月后疾病进展（PD）。

难治：治疗失败（未获 PR）或最后 1 次化疗后 < 6 个月 PD。

复发、难治患者的治疗指征、治疗前检查同一线治疗。在选择治疗方案时除考虑患者的年龄、体能状态及遗传学等预后因素外，应同时综合考虑患者既往治疗方案的疗效（包括持续缓解时间）及耐受性等因素。

1）无 del（17p）/TP53 基因突变慢性淋巴细胞白血病患者的治疗方案推荐：

身体状态良好的患者优先推荐伊布替尼、泽布替尼、奥布替尼。其他推荐 FCR 方案：氟达拉滨 + 环磷酰胺 + 利妥昔单抗（年龄 < 60 岁）、苯达莫司汀 + 利妥昔单抗、维奈克拉 + 利妥昔单抗 / 奥妥珠单抗、大剂量甲泼尼龙 + 利妥昔单抗、奥妥珠单抗、来那度胺 ± 利妥昔单抗。

身体状态欠佳的患者优先推荐伊布替尼、泽布替尼、奥布替尼。其他推荐：苯丁酸氮芥 + 利妥昔单抗 / 奥妥珠单抗、维奈克拉 + 利妥昔单抗 / 奥妥珠单抗、大剂量甲泼尼龙 + 利妥昔单抗 / 奥妥珠单抗、来那度胺 ± 利妥昔单抗。

2）伴 del（17p）/TP53 基因突变慢性淋巴细胞白血病患者的治疗方案优先推荐 BTK 抑制剂伊布替尼、泽布替尼、奥布替尼、维奈克拉 + 利妥昔单抗 / 奥妥珠单抗。其他推荐：大剂量甲泼尼龙 + 利妥昔单抗、来那度胺 ± 利妥昔单抗。

（3）维持治疗：

1）一线治疗（免疫化疗）后维持：结合微小残留病（MRD）评估和分子遗传学特征进行维持治疗，对于血液中 MRD ≥ 10–2 或 MRD < 10–2 伴 IGHV 无突变状态或 del（17p）/TP53 基因突变的患者，可考虑使用来那度胺（推荐小剂量）进行维持治疗。

原来使用伊布替尼、泽布替尼、奥布替尼等 BTK 抑制剂治疗者，持续治疗。

2）二线治疗后维持：免疫化疗取得 CR 或 PR 后，使用来那度胺（推荐小剂量）进行维持治疗。原来使用伊布替尼、泽布替尼、奥布替尼等 BTK 抑制剂治疗者，持续治疗。

3）应用 BTK 抑制剂单药治疗原则上需要持续治疗。如果患者因不能耐受、经济或其他原因需要停止治疗，建议在停药前桥接免疫化疗，以防疾病反弹。桥接治疗的疗程依据患者前期 BTK 抑制剂治疗的时间、缓解深度及耐受性等综合确定。

（4）新药治疗与新疗法：嵌合抗原受体 T 细胞免疫疗法在复发 / 难治慢性淋巴细胞白血病临床试验中显示出一定的疗效。

（5）造血干细胞移植：自体造血干细胞移植有可能改善患者的无进展生存，但并不延长总生存期，不推荐采用。异基因造血干细胞移植目前仍是慢性淋巴细胞白血病的唯一治愈手段，但由于慢性淋巴细胞白血病主要为老年患者，仅少数适合移植。近年来随着 BTK 抑制剂、BCL–2 抑制剂等小分子靶向药物的使用，异基因造血干细胞移植的地位和使用时机有所变化。适应证：难治患者和慢性淋巴细胞白血病克隆相关 Richter 转化患者。

（6）组织学转化或进展：对于临床上疑有转化的患者，应尽可能进行淋巴结切除活检明确诊断，当无法切除活检时，可行粗针穿刺，结合免疫组化、流式细胞术等辅助检查明确诊断。PET–CT 检查可用于指导活检部位（摄取最高部位）。

组织学转化在组织病理学上分为弥漫大B细胞淋巴瘤与经典型霍奇金淋巴瘤(cHL)。对于前者，应进行慢性淋巴细胞白血病和转化后组织的IGHV基因测序以明确两者是否为同一克隆起源。

组织学进展：①加速期慢性淋巴细胞白血病，增殖中心扩张或融合（>20倍高倍视野）且Ki-67 > 40%或每个增殖中心 > 2.4个有丝分裂象；②慢性淋巴细胞白血病伴幼稚淋巴细胞增多（CLL/PL），外周血幼稚淋巴细胞比例增加（> 10% ~ 55%）。

1）Richter综合征：部分慢性淋巴细胞白血病在诊断后接受治疗和（或）随后可能发生组织学转化为侵袭性淋巴瘤，称为Richter综合征。

对于Richter综合征患者，需根据转化的组织学类型以及是否为克隆相关决定治疗方案。

克隆无关的，弥漫大B细胞淋巴瘤：参照弥漫大B细胞淋巴瘤进行治疗。

克隆相关的弥漫大B细胞淋巴瘤或不明克隆起源：可选用免疫化疗[R-DA-EPOCH、R-HyperCVAD（A方案）、R-CHOP] ± 维奈克拉或 ±BTK抑制剂、PD-1单抗 ±BTK抑制剂、参加临床试验等方案，如取得缓解，尽可能进行异基因造血干细胞移植，否则参照难治复发弥漫大B细胞淋巴瘤治疗方案。

经典型霍奇金淋巴瘤（cHL）：参考cHL治疗方案。

2）慢性淋巴细胞白血病伴幼稚淋巴细胞增多（CLL/PL）或加速期慢性淋巴细胞白血病：CLL/PL或加速期慢性淋巴细胞白血病不同于Richter综合征，但预后较差，迄今为止最佳的治疗方案尚不明确。临床实践中，参照慢性淋巴细胞白血病治疗方案。

（7）支持治疗：

1）感染预防：对于反复感染且IgG < 5g/L的慢性淋巴细胞白血病患者，需进行静脉注射丙种球蛋白（IVIG）至IgG > 5g/L以提高机体非特异性免疫力。

2）HBV再激活：参照《中国淋巴瘤合并HBV感染患者管理专家共识》进行预防和治疗。

3）免疫性血细胞减少：糖皮质激素是一线治疗，无效的患者可选择行IVIG、利妥昔单抗、环孢素A及脾切除等治疗。氟达拉滨相关的自身免疫性溶血，应停止使用并避免再次使用。

4）肿瘤溶解综合征：对于肿瘤溶解综合征发生风险较高的患者，应密切监测相关血液指标（钾、尿酸、钙、磷及乳酸脱氢酶等），同时进行充足的水化碱化。采用维奈克拉治疗的患者应进行肿瘤溶解综合征危险分级并采取相应的预防措施。

5. 治疗过程中可能出现的并发症

BTK 抑制剂治疗早期淋巴细胞进行性升高，原因是淋巴结内淋巴细胞释放到外周血，若患者病情平稳，淋巴结、脾脏呈缩小趋势，无须进一步处理，观察等待即可。

6. 慢性淋巴细胞白血病疗效标准（如表 4-3-4 所示）

在慢性淋巴细胞白血病患者的治疗中应定期进行疗效评估，诱导治疗通常以 6 个疗程为宜，建议治疗 3 ~ 4 个疗程时进行中期疗效评估。

表 4-3-4　慢性淋巴细胞白血病的疗效标准

参数	CR	PR	PR-L	PD
A 组：用于评价肿瘤负荷				
淋巴结肿大	无 > 1.5cm	缩小≥ 50%	缩小≥ 50%	增大≥ 50%
肝脏肿大	无	缩小≥ 50%	缩小≥ 50%	增大≥ 50%
脾脏肿大	无	缩小≥ 50%	缩小≥ 50%	增大≥ 50%
骨髓	增生正常，淋巴细胞比例 < 30%，无 B 细胞性淋巴小结；骨髓增生低下，则为 CR 伴骨髓造血不完全恢复	骨髓浸润较基线降低≥ 50%，或出现 B 细胞性淋巴小结	骨髓浸润较基线降低≥ 50%，或出现 B 细胞性淋巴小结	
ALC	$< 4 \times 10^9$/L	较基线降低≥ 50%	淋巴细胞升高	较基线升高≥ 50%
B 组：评价骨髓造血功能				
血小板（不使用生长因子）	$> 100 \times 10^9$/L	$> 100 \times 10^9$/L 或较基线升高≥ 50%	$> 100 \times 10^9$/L 或较基线升高≥ 50%	慢性淋巴细胞白血病本病所致下降≥ 50%
血红蛋白（无输血、不使用生长因子）	> 110g/L	> 110g/L 或较基线升高≥ 50%	> 110g/L 或较基线升高≥ 50%	慢性淋巴细胞白血病本病所致下降 > 20g/L
中性粒细胞绝对值（不使用生长因子）	$> 1.5 \times 10^9$/L	$> 1.5 \times 10^9$/L 或较基线升高≥ 50%	$> 1.5 \times 10^9$/L 或较基线升高≥ 50%	

说明：ALC，外周血淋巴细胞绝对值；ANC，外周血中性粒细胞绝对值；CR，完全缓解；PR，部分缓解；PR-L，伴有淋巴细胞增高的 PR；PD，疾病进展。

7. 随访

（1）不符合治疗指征的患者，每 2 ~ 6 个月随访 1 次，随访内容包括监测临床症状及体征，肝、脾、淋巴结肿大情况，血常规变化［淋巴细胞增殖情况、有无贫血和（或）血小板减少］，目的是看有无治疗指征，另外也要关注从慢性淋巴细胞白血病转为侵袭性弥漫大 B 细胞淋巴瘤的可能（极少数，一般需要很多年之后）。一旦出现治疗指征，启动治疗。如果转为弥漫大 B 细胞淋巴瘤，建议积极治疗，预后相对差。

（2）在慢性淋巴细胞白血病患者的治疗中应定期根据肿瘤负荷和骨髓造血功能来进行疗效评估。诱导治疗通常以 6 个疗程为宜，建议治疗每 2 个疗程时进行中期疗效评估。完成诱导治疗（一般 6 个疗程）达完全缓解或部分缓解的患者，应该定期进行随访，包括每 3 个月血细胞计数及肝、脾、淋巴结触诊检查等。应该特别注意免疫性血细胞减少症（自身免疫性溶血性贫血、免疫性血小板减少症）、继发恶性肿瘤（包括骨髓增生异常综合征、急性髓系白血病及实体瘤等）的出现。

（3）患者在使用 BTK 抑制剂治疗慢性淋巴细胞白血病期间要定期进行随访。

由于 BTK 抑制剂需要长期治疗至疾病进展或不能耐受，因此患者在使用 BTK 抑制剂治疗期间应定期进行随访，包括每 1 ~ 3 个月行血细胞计数，肝、脾、淋巴结触诊检查及 BTK 抑制剂相关不良反应监测等。BTK 抑制剂使用的前几个月，有的患者可出现外周血淋巴细胞计数增多但肿大的脾脏、淋巴结反而缩小，是由于脾脏、淋巴结等部位的白血病细胞释放到血液所致，不是疾病进展；继续用药，淋巴细胞计数会逐渐下降。

BTK 抑制剂相关不良反应（伊布替尼、泽布替尼、奥布替尼）：

1）血液学毒性：BTK 抑制剂可出现血细胞减少的不良反应，主要表现为中性粒细胞减少、血小板减少和贫血。患者在治疗期间定期检查血常规，初始用药前 3 个月可每 1 个月复查 1 次，后期可每 3 个月复查 1 次。如发生 3 级、4 级骨髓抑制时，可考虑暂停使用 BTK 抑制剂，发生 3 级以上粒细胞减少须使用重组人粒细胞集落刺激因子；贫血可皮下注射促红素，3 级以上贫血可输入浓缩红细胞。血小板减少可使用促血小板生成素药物升血小板治疗；3 级血小板减少且有出血倾向和 4 级血小板减少，则应输注单采血小板。

2）心血管事件：BTK 抑制剂，可能出现高血压、房颤、房扑及室性心动过速。既往有心脏病史的患者建议定期监测患者有无心律不齐症状（如心悸、头晕、昏厥、胸部不适或新发呼吸困难）。在治疗期间，如发生心率不齐的不适，建议就医做心电图（ECG）检查。出现房颤时应及时调整治疗。

3）感染：由于患者免疫力较低，用药期间可能出现感染。老年人及抵抗力差容易感染的患者可注射丙种球蛋白进行预防。

4）出血：BTK 抑制剂可影响血小板的聚集、活化，类似于阿司匹林，增加同时接受抗血小板 / 抗凝治疗患者的出血风险。最常见的出血不良事件为皮肤黏膜出血，大多数患者发生在用药前 3 ～ 6 个月，之后随治疗时间延长而减少。如果需要抗凝治疗，倾向于使用直接口服抗凝药而不是华法林。需接受手术的患者，应让医生根据手术类型和出血的风险综合评估，可以在术前和术后暂停 BTK 抑制剂药物 3 ～ 7 天。

5）腹泻：BTK 抑制剂引起的腹泻在用药的前 6 个月发生率最高，此后下降。大多数患者为轻度腹泻，晚上服用药物可以预防胃肠道不良反应。少数持续性腹泻的患者可酌情予以益生菌调节肠道菌群，或黄连素、蒙脱石散等处理，待腹泻症状控制后可恢复治疗。同时调整饮食，避免进食生冷辛辣刺激以及油腻的食物。

6）乙肝病毒再激活：在 BTK 抑制剂临床试验中，有的乙型肝炎患者出现乙肝病毒再激活，通常伴随着肝功能损伤。因此在使用 BKT 抑制剂前应检查乙肝两对半及病毒 DNA 定量，明确乙型肝炎病毒状态，并进行常规监测管理，乙肝病毒表面抗原阳性或者乙肝病毒 DNA 定量升高时，建议服用抗乙肝病毒药物预防再激活。

7）胚胎毒性：BTK 抑制剂有胚胎毒性，育龄男女患者用药期间需采取高效避孕措施，避免受精怀孕。

8）药物相互作用：BTK 抑制剂主要通过肝脏中的细胞色素酶 CYP3A4 代谢，抑制 CYP3A4 的一些食物，比如说西柚汁，会使 BTK 抑制剂的血药浓度明显增加，从而增加副作用。而某些抗真菌药物，例如伏立康唑和泊沙康唑等，属于中强效的 CYP3A4 抑制剂，也不宜与 BTK 抑制剂共同服用。心血管疾病患者在服用 BTK 抑制剂期间应尽量避免使用地尔硫卓和维拉帕米等 CYP3A4 抑制剂，慎用胺碘酮，因为它们会增加 BTK 抑制剂的血药浓度。

除 BTK 抑制剂外，BCL-2 抑制剂等新型靶点药物也在慢性淋巴细胞白血病治疗领域崭露头角，为慢性淋巴细胞白血病患者带来了更多治疗选择。

BCL-2 抑制剂相关不良反应：

1）肿瘤溶解综合征：由于存在肿瘤溶解综合征的风险，其在开始时需要缓慢增加剂量和密切监测。如果药物暂停超过 1 周，可能需要根据疾病负荷（淋巴细胞计数或淋巴结大小）缓慢增加剂量。

2）感染：患者免疫力较低，用药期间可能出现感染。建议及时就医或联系上级医院血液科医生。

五、要点与讨论

1. 慢性淋巴细胞白血病的诊断标准

达到以下 3 项标准可以诊断：

（1）外周血单克隆 B 淋巴细胞计数≥ 5×10^9/L，且持续≥ 3 个月（如具有典型的慢性淋巴细胞白血病免疫表型、形态学等特征，时间长短对慢性淋巴细胞白血病的诊断意义不大）。

（2）外周血涂片特征性地表现为小的、形态成熟的淋巴细胞显著增多，其细胞质少、核致密、核仁不明显、染色质部分聚集，并易见涂抹细胞；外周血淋巴细胞中不典型淋巴细胞及幼稚淋巴细胞≤ 55%。

（3）外周血典型的流式细胞术免疫表型：$CD19^+$、$CD5^+$、$CD23^+$、$CD200^+$、$CD10^-$、$FMC7^-$、$CD43^+$；表面免疫球蛋白（sIg）、CD20、CD22 及 CD79b 的表达水平低于正常 B 细胞（dim）。

2. 慢性淋巴细胞白血病用药前评估

评估内容：

（1）病史和体格检查：特别是淋巴结（包括咽淋巴环和肝脾大小）。

（2）体能状态：ECOG 评分。

（3）B 症状：盗汗、发热、体重减轻。

（4）血常规：包括白细胞计数及分类、血小板计数、血红蛋白等。

（5）血清生化，包括肝肾功能、电解质、乳酸脱氢酶、血清 β_2- 微球蛋白等。

（6）骨髓活检 ± 涂片：治疗前、疗效评估及鉴别血细胞减少原因时进行，典型病例的诊断、常规随访无须骨髓检查。

（7）常规染色体核型分析。

（8）FISH 检测 del（13q）、+12、del（11q）、del（17p）；检测 TP53 和 IGHV 等基因突变，建议开展二代测序检测基因突变，以帮助判断预后和指导治疗。

（9）感染筛查：乙型肝炎病毒（HBV）、丙型肝炎病毒、人类免疫缺陷病毒、EB 病毒等检测。

3. 诊治过程中常见问题

（1）对于基层医生，要求血常规检查中对于不明原因的持续性白细胞计数增高、淋巴细胞比例增高，或者合并贫血、血小板低，浅表淋巴结、肝脾肿大，需要考虑淋巴系统增殖性疾病、慢性淋巴细胞白血病可能，尽快联系上一级医院行骨髓象、骨髓活检病理学、免疫分型及染色体及二代测序等相关检查，明确诊断。

（2）诊断明确且已达治疗指征的慢性淋巴细胞白血病患者，给予化疗或者靶向治疗方案，建议患者每 3 个月到上级医院监测评估疗效。

（3）患者在治疗过程中出现全身疲倦、乏力，皮肤、黏膜苍白，腹部肿块，淋巴结肿大，食欲减退，体重下降，低热，盗汗，考虑疾病进展，建议及时就医。

六、思考题

1. 慢性淋巴细胞白血病的诊断要点有哪些？

2. 慢性淋巴细胞白血病的治疗指征有哪些？

3. 治疗慢性淋巴细胞白血病的药物常见不良反应有哪些？

七、科普小常识

1. 什么是慢性淋巴细胞白血病？

慢性淋巴细胞白血病 / 小淋巴细胞淋巴瘤（SLL）是主要发生在中老年人群的一种成熟 B 淋巴细胞克隆增殖性肿瘤，以淋巴细胞在外周血、骨髓、脾脏和淋巴结聚集为特征。SLL 与慢性淋巴细胞白血病是同一种疾病的不同表现，约 20% 的 SLL 进展为慢性淋巴细胞白血病。

2. 慢性淋巴细胞白血病的常见症状有哪些？

（1）全身疲倦、乏力：四肢无力，精神状态差，休息后不缓解。

（2）皮肤、黏膜苍白：贫血（主要表现为面色、口唇及指甲苍白）。

（3）淋巴结肿大：可出现颈部、腋窝、腹股沟等区域的淋巴结轻度肿大。能明显触摸到淋巴结，但多数没有压痛。

（4）肝脾肿大：腹部有肿大的包块，腹部隐痛不适，进食后出现饱胀感。

（5）食欲减退：不想进食或进食量显著减少。

（6）体重下降：6 个月内无明显原因的体重下降 10%。

（7）低热：无感染证据，体温 > 38.0℃，≥ 2 周。

（8）盗汗：夜晚睡眠中，反复出现浑身大汗淋漓，不包括因房间温度过高导致的出汗。

3. 哪些人容易得慢性淋巴细胞白血病？

慢性淋巴细胞白血病是由于多种危险因素综合作用所致，有如下危险因素或诱因的人群更容易得病：

（1）辐射：大剂量放疗、化疗，或暴露于高水平辐射的环境中（比如核电站泄漏

事故）等，可以引起慢性淋巴细胞白血病。

（2）化学制品：长年接触苯或含有苯的有机溶剂，以及某些杀虫剂，甲醛、亚硝胺类物质，都有可能引发慢性淋巴细胞白血病。

（3）疾病：含有血液疾病，如骨髓增生异常综合征、淋巴瘤、多发性骨髓瘤等，有可能引发慢性淋巴细胞白血病。

（4）免疫：部分免疫功能异常者，如患有自身免疫性疾病，患慢性淋巴细胞白血病的风险会增加。

（5）遗传：家族性白血病约占白血病的0.7%，具有慢性淋巴细胞白血病或淋巴系统癌症家族史的人群更容易患病。

（6）年龄：50岁以上人群。

（7）性别：男性多于女性。

4. 慢性淋巴细胞白血病的并发症有什么？

慢性淋巴细胞白血病的并发症包括自身免疫性溶血性贫血、原发性免疫性血小板减少症、幼淋细胞白血病、弥漫大B细胞淋巴瘤，出现时应引起重视。

（1）自身免疫性溶血性贫血：起病急，表现为腰部酸痛、面色苍白、恶心、呕吐、黄疸和血红蛋白尿伴发热，需及时行激素治疗，必要时切脾。

（2）原发性免疫性血小板减少症：可表现为牙龈出血，皮肤出血多形成紫癜、瘀斑，严重者可致颅内出血。体检脾不大。

（3）幼淋细胞白血病：白细胞明显增多，外周血幼稚淋巴细胞占55%，表现为骨痛、皮肤瘀点、肝脾肿大，可出现败血症、弥散性血管内凝血等危及生命。

（4）弥漫大B细胞淋巴瘤：表现为淋巴结肿大、贫血、尿酸高等，淋巴结活检可以确诊。发病人群主要为老年男性，尿液中存在本－周蛋白可帮助诊断该疾病。

5. 慢性淋巴细胞白血病患者日常生活应注意些什么？

（1）学会观察病情与复查。

观察病情；慢性淋巴细胞白血病可能复发，当患者再次出现乏力、盗汗、发热、反复感染等情况时，需要警惕病情复发并及时就医。

复查：慢性淋巴细胞白血病患者需要定期复查，一般病情较稳定，无不适，可每3个月复查1次。

（2）合理安排日常生活。

慢性淋巴细胞白血病的一线治疗为口服靶向药物。

如果症状不严重，可以边吃药，边工作，但要与自己信任的医生保持密切联系，做

好定期咨询。

要求患者作息规律。病情稳定期患者可根据自己身体情况，适量做一些运动，但不要过度劳累。患者要加强营养，多补充高蛋白、优质蛋白类食物，增强身体抵抗力。病情进展期建议患者休息，暂时不要运动。

（编者 耿 晔）

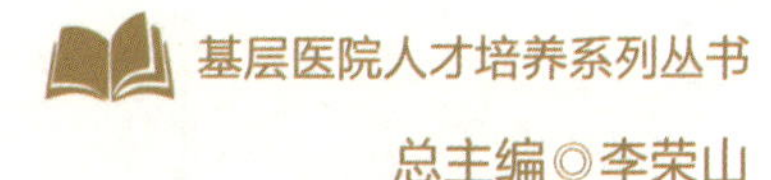

基层医院人才培养系列丛书

总主编◎李荣山

风湿免疫科

主　编

张改连

副主编

刘晓萍　崔潞萍

参编人员

（按姓氏笔画排序）

王　洁　李　瑞　张成强　段姣妞

郭莹莹　高聪辉　聂婷婷　温利星

山西出版传媒集团

山西科学技术出版社

前言

风湿性疾病泛指影响骨、关节、肌肉及其周围软组织（如滑膜、肌腱、筋膜、血管、神经等）的疾病，常伴有肺、肾、神经、血液、皮肤黏膜等多脏器多系统损伤，涉及多个学科，临床诊治较为复杂。部分基层医院的医生及某些全科医生对风湿性疾病知识相对匮乏，导致相当一部分患者被误诊、漏诊。因此，风湿性疾病的普及及推广任重而道远，这也正是编写本书的主要目的。

本书共有5章，从临床实际出发，主要针对25种风湿性疾病的少见病、罕见病及疑难危重病的诊治进行详细介绍。

参与本书编写的人员均为风湿免疫科的一线临床专家，有着丰富的临床经验和较高的理论水平。

本书通过对典型病例的病历资料、诊治经过、案例分析、处理方案及基本原则、要点与讨论的介绍，力求使读者从中受到启发，并能将这些知识真正运用到临床实践中去。为了让读者巩固学到的知识点、开阔视野、增加知识面，本书在每一小节的最后还增设有思考题、科普小常识等。

本书在编写人员的辛苦努力下终于要与读者见面了，但由于我们的水平有限，书中难免有疏漏和不妥之处，敬请广大读者批评、指正。

张改连

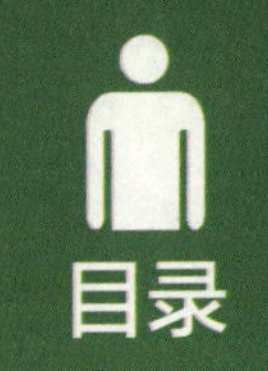
目录

第一章
结缔组织病

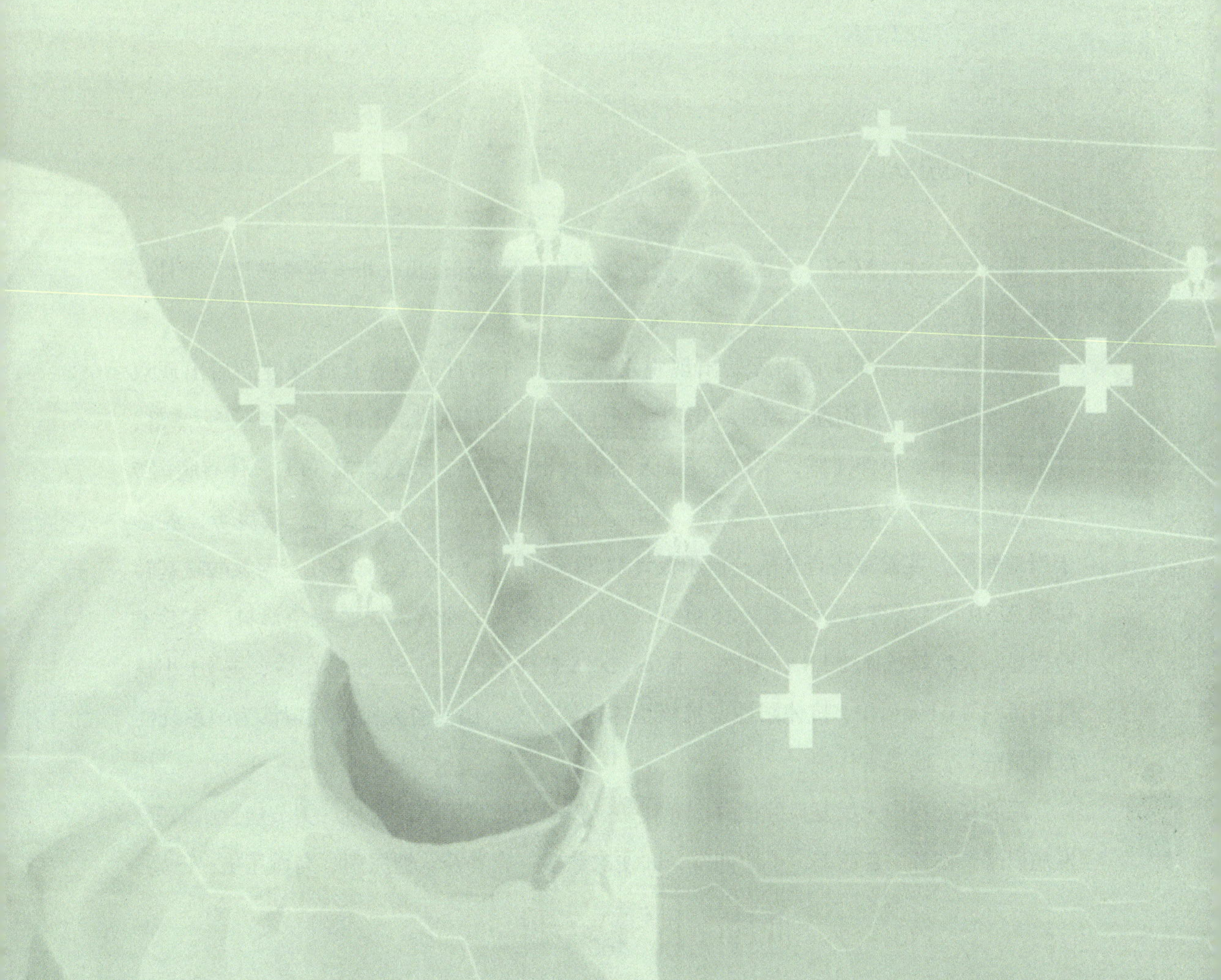

第一节　系统性红斑狼疮（案例1）

核心提示

❖认清系统性红斑狼疮的典型皮肤、黏膜损害。

❖掌握系统性红斑狼疮的诊断要点。

❖学会使用糖皮质激素和免疫抑制剂治疗系统性红斑狼疮的正确方法。

一、病历资料

1. 病史

张××，女，33岁，主因乏力、脱发2个月，颜面部红斑，指、趾端破溃1个月，发热3天入院。

患者于2个月前无诱因开始出现脱发、乏力。1个月前患者自服保健品后出现双下肢、颜面浮肿，并逐渐于足趾端出现紫癜样皮疹，伴有破溃，渐波及双手指、手掌部，并出现颜面部红斑伴浮肿，未诊治。3天前患者出现发热，最高体温39℃，伴有腹泻7～8次/天，无寒战、腹痛、恶心、呕吐、血便、尿频、尿痛、咳嗽、咳痰等，就诊于当地医院，实验室检查显示，血小板计数34×10^9/L、白蛋白28.54g/L、丙氨酸氨基转移酶275IU/L、天冬氨酸氨基转移酶490IU/L，遂转入山西省人民医院急诊科。实验室检查显示，抗核抗体（ANA）阳性、抗ds-DNA抗体阳性、抗Sm抗体阳性、抗U1小核糖核蛋白（U1-nRNP）抗体阳性、抗核小体抗体阳性。山西省人民医院拟诊为“系统性红斑狼疮”，收患者住院。

患者在病程中无反复口腔溃疡、光过敏、口眼干、双手遇冷变色、关节痛、肌痛等，发病以来，精神、食欲差，小便如常，大便次数多。患者否认糖尿病、高血压史；已婚，

已育；2胎均因妊高症行剖宫产；无烟酒嗜好；否认肝炎、结核病病史；否认手术、外伤史；否认输血史；否认食物、药物过敏史；家族史无特殊记载。

2. 体格检查

体温 38.3℃，脉搏 103 次 / 分，呼吸 20 次 / 分，血压 126/85mmHg，身高 167cm，体重 73kg。急性病容，神志清楚，对答切题；定向力和计算力正常；发干枯、稀疏，颜面浮肿；面颊部、鼻部、口周可见红斑，伴有破溃结痂，呈蝶形分布（如图 1–1–1 所示）；耳廓可见充血皮疹；指、趾腹及手掌均可见片状出血性皮疹，部分破溃结痂（如图 1–1–2、图 1–1–3 所示）；睑结膜无苍白，巩膜未见黄染；颈软无抵抗；甲状腺无肿大；浅表淋巴结未触及肿大，双肺未闻及干、湿啰音；心率 103 次 / 分，心律齐，心脏各瓣膜听诊区未闻及病理性杂音；腹软，无压痛、反跳痛；肝、脾肋缘下未触及；四肢肌力 V 级，脊柱生理弯曲存在，椎体无压痛；关节无肿胀、压痛；双下肢轻度可凹陷性水肿，足背动脉搏动未见减弱，双侧病理征未引出。

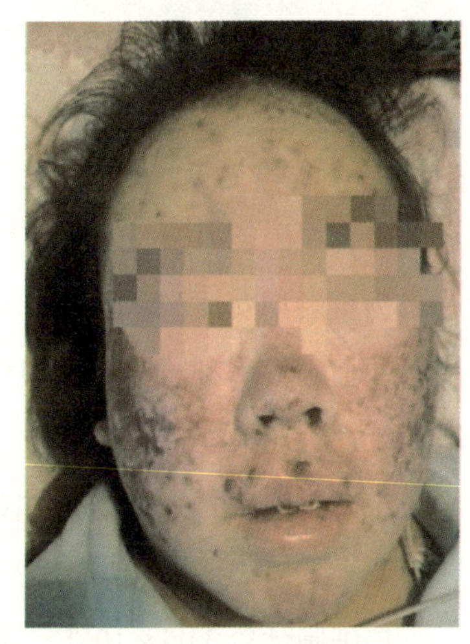

图 1–1–1　颜面部红斑

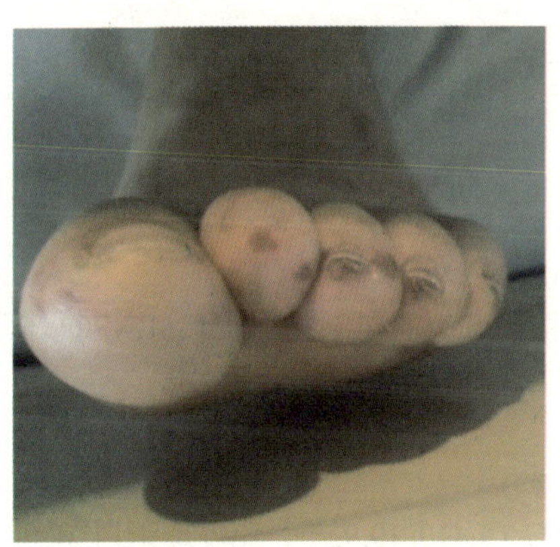

图 1–1–2　趾腹皮疹

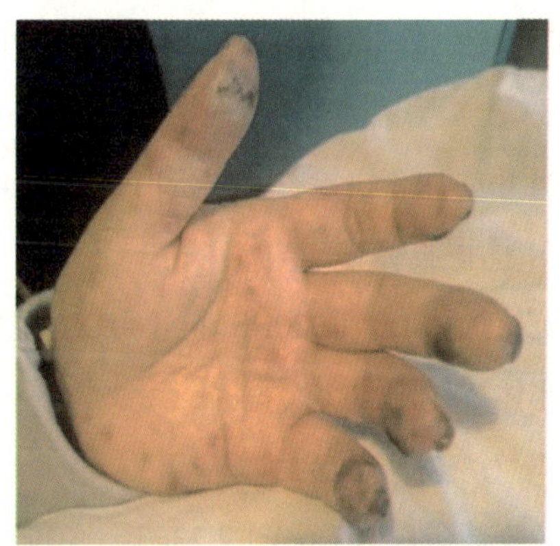

图 1–1–3　指腹皮疹

3. 实验室检查和辅助检查

患者于当地医院实验室检查显示：血常规，白细胞计数 3.9×10^9/L、血红蛋白 137.0g/L、血小板计数 34×10^9/L；生化检查，白蛋白 28.5g/L、丙氨酸氨基转移酶 275 IU/L、天冬氨酸氨基转移酶 490 IU/L。

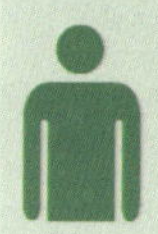

山西省人民医院急诊实验室检查显示：抗核抗体阳性、抗 ds-DNA 抗体阳性、抗 Sm 抗体阳性、抗 U1-nRNP 抗体阳性、抗核小体抗体阳性。

4. 初步诊断

系统性红斑狼疮，血液系统、肝脏受累。

二、诊治经过

患者主因乏力、脱发 2 个月，颜面部红斑，指、趾端破溃 1 个月，发热 3 天入院。患者为育龄期女性，有脱发，蝶形红斑，指、趾端血管炎，白细胞、血小板减低，肝脏受损，血清学多种自身抗体阳性，尤其抗 ds-DNA 抗体阳性、抗 Sm 抗体阳性，初步考虑系统性红斑狼疮，血液系统、肝脏受累。

患者入院后的相关检查项目及结果如下：

1. 血常规

白细胞计数 3.05×10^9/L、血红蛋白 130g/L、血小板计数 39×10^9/L。

2. 生化检查

丙氨酸氨基转移酶 262.04IU/L、天冬氨酸氨基转移酶 580.76IU/L、白蛋白 25.69g/L、血糖 6.08mmol/L、谷氨酰转肽酶 109.72IU/L；淀粉酶 450.35IU/L、尿素 8.29mmol/L、血肌酐 97.91 μmol/L；乳酸脱氢酶 1 156.42IU/L、肌酸激酶 8 342.20IU/L、肌酸激酶同工酶 103.47IU/L、α－羟丁酸脱氢酶 783.16IU/L。

3. 尿常规

24 小时尿蛋白检查：尿蛋白 1.36g/24h（尿量 1 560mL）。

4. 抗核抗体谱

抗核抗体 1 ：1 000HS，抗 ds-DNA 抗体阳性，抗 Sm 抗体阳性，抗 U1-nRNP 抗体阳性，抗核小体抗体阳性。

4. 免疫球蛋白及补体

免疫球蛋白 A（IgA）2.23g/L、免疫球蛋白 G（IgG）19.9g/L、免疫球蛋白 M（IgM）0.6g/L、补体 C3 0.2g/L、补体 C4 ＜ 0.07g/L。

5. 感染指标

血培养、便培养、降钙素原、EB 病毒、巨细胞病毒（CMV）均阴性。

6. 影像学检查

胸 CT 提示：右肺上叶钙化灶；右肺下叶背侧胸膜下部分肺组织膨胀不全，双侧胸腔积液。颅脑 CT、腹盆 CT 平扫提示：均未见明显异常。

7. 骨髓象

未见异常。

具体诊治请参考本节相关内容。

三、案例分析

1. 病史特点

（1）年轻女性，病程 1 个月；以“乏力、脱发、颜面部红斑、指趾端破溃、发热”为主诉。

（2）体格检查：头发干枯、稀疏；颜面浮肿，面颊部可见红斑，伴有破溃结痂，呈蝶形分布；耳廓可见充血皮疹；指、趾腹可见点状出血性皮疹；睑结膜无苍白，巩膜未见黄染；浅表淋巴结未触及；心、肺、腹（-）；四肢肌力 V 级；脊柱生理弯曲存在，椎体无压痛；关节无肿胀、压痛；双下肢轻度水肿。

（3）实验室检查和辅助检查：①白细胞、血小板减少，血液系统受累；②肝功能异常、淀粉酶升高，消化系统受累；③ 24 小时尿蛋白定量升高，血白蛋白减低，肾脏受累；④肌酸激酶升高，肌肉系统受累；⑤ CT 提示，右肺下叶背侧胸膜下部分肺组织膨胀不全，双侧胸腔积液，肺脏受累。

2. 诊断和诊断依据

（1）诊断：系统性红斑狼疮，狼疮性肾炎，消化系统受累、血液系统受累。

（2）诊断依据：育龄期女性，多系统受累。①皮肤、黏膜受累：脱发、蝶形红斑、指趾端多发紫癜伴破溃。②肾脏受累：尿蛋白 >0.5g/24h。③血液系统受累：白细胞、血小板减低。④消化系统受累：肝酶、淀粉酶升高。⑤肺部受累：肺组织膨胀不全，胸腔积液。⑥肌肉系统受累：肌酶升高。⑦免疫方面：补体 C3、C4 减低。⑧多种自身抗体阳性：抗核抗体 1∶1 000HS，抗 ds-DNA 抗体 1∶32 阳性，抗 Sm 抗体阳性，抗 U1-nRNP 抗体阳性，抗核小体抗体阳性。

根据 1997 年美国风湿病学会（ACR）分类标准（如表 1-1-1 所示）、2012 年系统性红斑狼疮国际协作组（SLICC）标准（如表 1-1-2 所示）和 2019 年美国风湿病学会与欧洲抗风湿病联盟（EULAR）分类标准（如表 1-1-3 所示），可明确诊断为系统性红斑狼疮，狼疮肾炎，消化道受累、血液系统受累。

3. 鉴别诊断

患者为育龄期女性，表现为皮肤、黏膜、血液、肾脏、消化、肺部、肌肉多系统受累，低补体血症，狼疮特异性抗体、抗 ds-DNA 抗体及抗 Sm 抗体在内的多种自身抗体阳性，

符合 1997 年美国风湿病学会分类标准、2012 年系统性红斑狼疮国际协作组标准和 2019 年美国风湿病学会与欧洲抗风湿病联盟分类标准，诊断系统性红斑狼疮，狼疮肾炎，消化道受累、血液系统受累明确。

系统性红斑狼疮存在多系统受累，每种临床表现均需与相应的各系统疾病相鉴别。如果系统性红斑狼疮出现多种自身抗体阳性及不典型的临床表现，还需与以下疾病相鉴别：

（1）干燥综合征：好发于中老年女性，表现为口眼干，反复腮腺肿大，龋齿，受累脏器以肺间质纤维化、外周神经炎、肾小管酸中毒为主，球蛋白升高，抗 SSA、SSB 阳性，唇腺活检、涎腺超声进行协助诊断。

（2）系统性血管炎：临床以受累血管大小大致分为大血管炎、中等血管炎及小血管炎。大血管炎以主动脉及其主要分支受累为主，如大动脉炎和巨细胞动脉炎，前者好发于青年女性，也称“东方美女病”，亚洲人群好发；后者累及颞动脉，可出现头痛、发热、下颌跛行，部分可累及视网膜动脉，出现失明，影像检查可发现受累血管管壁增厚、管腔狭窄等。小血管炎以小血管受累为主，可表现为皮肤紫癜及肺、肾、胃肠道损害等，出现抗中性粒细胞胞浆抗体（ANCA）阳性，但诊断小血管炎需除外继发因素，如弥漫性结缔组织病、感染、肿瘤等。

（3）药物性狼疮：有些药物如肼苯达嗪、苯妥英钠、利福平等可以引起类似系统性红斑狼疮表现，但很少出现神经系统和肾炎，抗 ds-DNA 抗体、抗 Sm 阴性，血清补体正常可资鉴别。

本案例患者伴有发热，还需警惕合并感染性疾病。

（1）感染相关的发热：本案例患者出现腹泻、发热，首先要考虑是否存在消化道感染，多次血培养、便培养均未找到病原菌，且多次查降钙素原正常，均不支持感染性疾病。

（2）肿瘤相关的发热：部分肿瘤可出现发热，尤其是淋巴瘤。淋巴瘤表现为无痛性淋巴结肿大和局部肿块，伴或不伴发热、皮肤瘙痒、消瘦等。

四、处理方案及基本原则

治疗的原则和目标：系统性红斑狼疮的治疗原则是早期、个体化、多学科治疗，同时应充分考虑患者意愿以及医疗和社会成本。系统性红斑狼疮治疗的短期目标为控制疾病活动、改善临床症状，达到疾病缓解或低疾病活动度；长期目标为预防和减少复发、减少药物不良反应，预防和控制疾病所致的器官损害，实现病情长期持续缓解，降低致残率和病死率，提高生活质量。

系统性红斑狼疮药物治疗应根据病情的严重程度、器官受累情况制订个体化的治疗方案。据系统性红斑狼疮疾病活动性指数2000评分表（SLE DAI-2000）（如表1-1-4所示），本案例患者存在血管炎8分+肌炎4分+蛋白尿4分+脱发2分+胸膜炎2分+低补体2分+抗ds-DNA抗体阳性2分+发热1分+血小板减少1分+白细胞减少1分，共计27分，属重度活动。需注意的是，本案例患者的肝功能异常、淀粉酶升高、腹泻均不属于该评分表的范畴。

1. 一般治疗

（1）患者出现淀粉酶、脂肪酶的升高，应暂禁饮食，不同于急性胰腺炎的处理，不需进行胃肠减压，应关注腹部症状和体征的变化。

（2）使用糖皮质激素及免疫抑制剂应与患者及家属进行充分沟通，首先要让患者及家属充分认识疾病，知晓使用糖皮质激素的必要性以及使用过程中可能出现的副作用，这样有利于提高患者在治疗期间的依从性，做好自我监控，其间要监测血糖、血压，并进行钙剂、维生素D的补充。需要注意的是，紫外线可能诱发病情活动，系统性红斑狼疮患者需避免日晒。

（3）使用糖皮质激素和免疫抑制剂期间需预防感染，做到口卫生、手卫生、饮食卫生，女性患者更要注意外阴和泌尿道的卫生，预防感染。

（4）系统性红斑狼疮患者多为育龄期女性，因此治疗方案的拟定应该考虑患者有无生育要求，尽可能保留其生育功能。此外，方案的制订还应该进行系统性红斑狼疮患者受孕时机、孕期母亲和胎儿的风险等相关知识的宣教。

（5）患者血小板低，警惕出血风险，避免用力排便、跌倒等。

2. 治疗方案

据《系统性红斑狼疮疾病活动性指数2000评分表（SLE DAI-2000）》，尽管患者的肝功能异常、淀粉酶升高、腹泻并未计入评分表，但是本案例患者疾病活动仍属于重度。

（1）患者入院后进一步完善血常规、肝肾功能、淀粉酶、脂肪酶、肌酶谱、免疫球蛋白及补体、抗核抗体谱、抗ds-DNA抗体、抗磷脂抗体、ANCA相关抗体、胸腹盆CT、骨髓穿刺术等检查。

（2）嘱咐患者暂禁食。

（3）给予生长抑素持续泵入。

（4）甲泼尼龙500mg/d，连用3天冲击治疗，后序贯甲泼尼龙，80mg/d（按1～2mg/kg）。

（5）羟氯喹0.2g，2次/天。

（6）白细胞恢复正常后，给予静脉滴注环磷酰胺 600mg，1 次 /2 周。

（7）监测血常规、血糖、淀粉酶、脂肪酶、肌酸激酶、补体的变化。

（8）患者颜面皮疹比较重，可以配合使用外用药，如他克莫司软膏等，但激素类外用软膏不建议长期使用。

（9）效果不佳的情况下可以联合使用生物制剂，如泰它西普、贝利尤单抗、CD20 单抗等，与患者及家属交流沟通，使患者及家属全面了解系统性红斑狼疮，在治疗方面有更多的选择。

3. 转诊及社区随访

系统性红斑狼疮患者应进行规律随访，对疾病活动期的患者，每月随访 1 次并进行疾病活动评分；对疾病稳定期的患者，每 3 ~ 6 个月随访 1 次并进行疾病活动评分。如果出现疾病复发，按疾病活动处理，随访时需要对患者进行以下方面的评估：

（1）疾病活动度：评估患者症状、体征、血尿常规、24 小时尿蛋白定量、肝肾功能、补体及抗 ds-DNA 抗体等，根据患者受累器官的不同，选择合适的检查手段进行脏器的评估，如肺受累，一般 3 个月评估 1 次，根据病情恢复情况，逐渐延长评估时间；若出现新发症状，应进行相应检查，以明确是否为原发病系统性红斑狼疮所致。

（2）药物毒性：糖皮质激素和免疫抑制剂长期使用应警惕相关的药物不良反应，通过症状、体征和实验室检查进行监测（常用免疫抑制剂的副作用如表 1-1-5 所示）。

（3）肝功能损害：在治疗前后检测肝功能的变化，如转氨酶升高超过正常上限 2.5 ~ 3.0 倍，应转上级医院进行诊治。

（4）应监测血压、血糖，并常规补充钙剂及维生素 D，长期使用糖皮质激素的患者应警惕股骨头坏死。观察病情变化，如出现活动后大腿根酸困、休息后好转，尽早行髋关节核磁检查。如出现股骨头坏死，应转诊至上级医院。

五、要点与讨论

1. 诊断

目前系统性红斑狼疮采用的分类标准有 1997 年美国风湿病学会标准、2012 年系统性红斑狼疮国际协作组标准及 2019 年美国风湿病学会与欧洲抗风湿病联盟标准。需提醒的是，分类标准是为把临床研究中的病例同质化而制订的统一标准。系统性红斑狼疮异质性很强，临床表现多样，需结合补体、自身抗体做出正确的诊断。对于不能符合以上分类标准的患者，也需结合临床表现、辅助检查等做出综合判断，对于不典型的患者，还需密切随诊。

2. 诊断上常见误区

（1）基层医生要学会识别系统性红斑狼疮的典型皮疹。对于临床上原因不明的反复发热，多发和反复发作的关节痛和关节炎，持续性或反复发作的胸膜炎、心包炎，不能用其他原因解释的皮疹，持续不明原因的蛋白尿，血小板减少，溶血性贫血，原因不明的肝炎，反复自然流产，深静脉血栓形成等，应想到有无系统性红斑狼疮的可能。尤其出现多系统损害的患者，要考虑有无系统性红斑狼疮的可能，及时转诊上级医院，进一步完善自身抗体的检查以明确诊断。

（2）系统性红斑狼疮需要长期治疗，糖皮质激素、免疫抑制剂具有各自不同的副作用，基层医生应掌握药物常见的不良反应，及时判断不良反应的严重程度，及时转诊。

（3）切记不能突然停用糖皮质激素，如果出现严重副作用需及时转诊至上级医院，由专科医生进一步诊治。

六、思考题

1. 系统性红斑狼疮的诊断要点有哪些？

2. 糖皮质激素常见的不良反应有哪些，如何早期识别？

七、科普小常识

1. 系统性红斑狼疮会遗传吗？

系统性红斑狼疮不是遗传病，不会遗传，但系统性红斑狼疮具有家族聚集倾向。有资料表明，系统性红斑狼疮患者第一代亲属中患系统性红斑狼疮者是无系统性红斑狼疮病人家庭的 8 倍，单卵双胎患系统性红斑狼疮者是异卵双胎的 5 ~ 10 倍。临床上也有系统性红斑狼疮患者家族中患其他结缔组织病的亲属。

2. 系统性红斑狼疮患者能结婚、生育吗？

系统性红斑狼疮患者在疾病控制稳定后可以正常生活、工作，是可以结婚的。系统性红斑狼疮患者何时能够受孕，需要咨询风湿免疫科专科医生。大多数系统性红斑狼疮患者在疾病控制后，可以安全地妊娠生育，一般需要满足以下条件：无重要脏器损害、病情稳定半年以上，细胞毒免疫抑制剂（环磷酰胺、甲氨蝶呤等）停药半年，激素仅用小剂量维持时方可受孕。

3. 系统性红斑狼疮患者受孕后能停药吗？

系统性红斑狼疮患者受孕后，是不能随便停药的。系统性红斑狼疮患者在整个受孕期，疾病都有复发的可能，并且胎儿发生死胎、流产、先兆子痫的发生率显著高于正常人群，

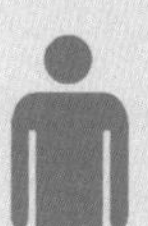

因此需密切监测母体及胎儿。目前系统性红斑狼疮的治疗药物，在孕期可以服用的药物包括泼尼松、环孢素、他克莫司、羟氯喹、硫唑嘌呤等，需要根据患者的具体情况选用，孕期应在产科和风湿免疫科密切随访，如病情活动，应根据具体情况决定是否终止妊娠。

4. 系统性红斑狼疮患者生活上应注意哪些细节?

（1）注意休息，避免过度劳累；补充钙剂、多种维生素（尤其维生素 D）；注意监测血糖、血压；适当锻炼；劳逸结合，保持情绪稳定。

（2）戒烟、戒酒。

（3）预防感染，可进行必要的疫苗接种。

（4）按医嘱及时随访、随诊。系统性红斑狼疮患者不可随意增减药量或擅自停药。

5. 系统性红斑狼疮患者接种疫苗应注意什么?

系统性红斑狼疮患者接种疫苗应遵循的原则：尽可能在疾病稳定期接种；应接种灭活疫苗；推荐系统性红斑狼疮患者接种流感疫苗、肺炎链球菌疫苗；推荐系统性红斑狼疮患者接种人乳头瘤疫苗；对于高风险系统性红斑狼疮患者接种甲型肝炎、乙型肝炎、带状疱疹疫苗。

附：诊断系统性红斑狼疮采用的各种分类标准

表 1-1-1　1997 年美国风湿病学会《系统性红斑狼疮分类标准》

1. 颊部红斑：固定红斑，扁平或隆起，在两颧突出部位
2. 盘状红斑：片状高起于皮肤的红斑，黏附有角质脱屑和毛囊栓；陈旧病变可发生萎缩性瘢痕
3. 光过敏：对日光有明显的反应，引起皮疹
4. 口腔溃疡：经医生证实口腔及鼻咽部溃疡，一般为无痛性
5. 关节炎：非侵蚀性关节炎，≥ 2 个外周关节，压痛、肿胀或积液
6. 浆膜炎：胸膜炎或心包炎
7. 肾脏病变：尿蛋白 >0.5g/24h，或 +++，或红细胞、血红蛋白、颗粒或混合管型
8. 神经系统病变：癫痫发作或精神病
9. 血液系统异常：溶血性贫血、白细胞减少、淋巴细胞减少、血小板减少
10. 免疫异常：抗 ds-DNA 抗体阳性，或抗 Sm 抗体阳性，或抗磷脂抗体阳性
11. 抗核抗体：在任何时候和未用药物诱发“药物性狼疮”的情况下，抗核抗体滴度异常

说明：上述 11 条标准中满足 4 条以上可诊断为系统性红斑狼疮。

本案例患者符合第 1、第 6、第 7、第 9、第 10、第 11 条，满足 4 条以上，可诊断为系统性红斑狼疮。

表 1-1-2　2012 年系统性红斑狼疮国际协作组《系统性红斑狼疮分类标准》

临床标准	免疫学标准
1. 急性或亚急性皮肤型狼疮 2. 慢性皮肤型狼疮 3. 口鼻部溃疡 4. 脱发 5. 关节炎 6. 浆膜炎：胸膜炎或心包炎 7. 肾脏病变：尿蛋白 >0.5g/24h，或有红细胞管型 8. 神经病变：癫痫、精神病、多发性单神经炎、脊髓炎、外周或脑神经病变、急性精神错乱状态 9. 溶血性贫血 10. 至少 1 次白细胞减少（$<4\times10^9/L$）或淋巴细胞减少（$<1\times10^9/L$） 11. 至少 1 次血小板减少（$<100\times10^9/L$）	1.ANA 阳性 2. 抗 ds-DNA 抗体阳性（ELISA 方法需 2 次阳性） 3. 抗 Sm 抗体阳性 4. 抗磷脂抗体阳性：狼疮抗凝物阳性，或梅毒血清学试验假阳性，或中高水平阳性的抗心磷脂抗体，或 β2GP1 阳性 5. 补体降低：C3、C4 或 CH50 6. 直接抗人球蛋白试验（Coombs）阳性

说明：满足上述 4 项标准，包括至少一项临床标准和 1 项免疫学标准，或肾活检证实狼疮肾炎，同时 ANA 抗体阳性或抗 ds-DNA 抗体阳性。

本病例患者满足临床标准第 1、第 4、第 6、第 7、第 10、第 11 条加免疫学标准第 1、第 2、第 3、第 5 条，可诊断为系统性红斑狼疮。

表 1-1-3　2019 年美国风湿病学会与欧洲抗风湿病联盟《系统性红斑狼疮分类标准》

临床领域	定义	权重
全身状态	发热 >38.3℃	2
血液系统	白细胞减少症 $<4\times10^9/L$	3
	血小板减少症 $<100\times10^9/L$	4
	溶血性贫血	4
神经系统	谵妄	2
	精神异常	3
	癫痫	5
皮肤黏膜	非瘢痕性秃发	2
	口腔溃疡	2
	亚急性皮肤狼疮或盘状狼疮	4
	急性皮肤狼疮	6

续表

临床领域	定义	权重
浆膜	胸腔积液或心包积液	5
	急性心包炎	6
肌肉骨骼	关节受累	6
肾脏	尿蛋白 >0.5g/24h	4
	肾脏病理 WHO Ⅱ或Ⅴ型狼疮肾炎	8
	肾脏病理 WHO Ⅲ或Ⅴ型狼疮肾炎	10
免疫学	抗磷脂抗体：抗心磷脂抗体 / β 2GP1/ 狼疮抗凝物一项及以上阳性	2
	补体：C3 或 C4 下降	3
	C3 和 C4 下降	4
	抗 ds-DNA 抗体或抗 Sm 抗体阳性	6

入围标准：抗核抗体（ANA）滴度≥ 1 ∶ 80（Hep 细胞或等效实验）。①如果不符合，不考虑系统性红斑狼疮分类；②如果符合，进一步参照附加标准。

附加标准说明：如果该标准可以被其他比系统性红斑狼疮更符合的疾病解释，不计分；标准至少出现 1 次就足够；系统性红斑狼疮分类标准要求至少包含 1 条临床分类标准以及总分≥ 10 分可诊断；所有标准不需要同时发生；在每一个定义的维度，只计算最高分。

表 1-1-4　系统性红斑狼疮疾病活动性指数 2000 评分表（SLE DAI-2000）

权重	描述项	定义
8	新发癫痫	典型表现即可
8	精神病	与器质性脑病不能同时存在
8	器质性脑病	持续时间 < 半年，快速起病，临床症状波动。意识模糊、注意力下降伴以下至少两项：感知障碍、语言不连贯、失眠或嗜睡、精神活动增加 / 减少
8	视觉障碍	视网膜及眼睛改变（细胞样小体、视网膜出血、严重脉络膜渗出或出血、视神经炎）
8	脑神经病变	包括脑神经受累引起的眩晕（除外视神经炎）
8	狼疮性头痛	持续 >24 小时，可以是偏头痛，但对麻醉镇痛药无效

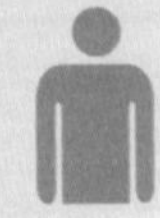

续表

权重	描述项	定义
8	新发脑血管意外	可以是 TIA（一过性脑缺血发作），但必须颈动脉、椎动脉超声正常，且血压控制好
8	血管炎	溃疡、坏疽、指端痛性结节、甲周梗死、裂隙样出血、活检及血管造影提示血管炎 网状青斑不计分，结节红斑及血小板正常的紫癜可计分
4	关节炎	≥ 2 个关节疼痛 + 炎性症状
4	肌炎	近端肌痛、肌无力 + 肌酸激酶（CK）升高或肌电图异常或肌活检异常
4	管型尿	血红蛋白管型或红细胞管型，不包括颗粒管型、透明管型、蜡样管型
4	血尿	红细胞 >5 个 /HP，在完全不存在蛋白尿时，除非病理仅限于系膜，否则血尿与狼疮肾无关
4	蛋白尿	尿蛋白 >0.5g/24h
4	白细胞尿	白细胞 >5 个 /HP，在完全不存在蛋白尿时，除非病理仅限于间质，否则脓尿与狼疮肾无关
2	皮疹	瘢痕性盘状狼疮不计分，短暂性脸颊潮红不计分，如同时满足“血管炎”评分，不计分
2	脱发	新出现的颞部头发变少、头皮部位整体性斑秃、狼疮发，持续时间少于 6 个月
2	黏膜溃疡	口、鼻无痛性溃疡，无明显溃疡的红斑，不评分
2	胸膜炎	胸膜性胸痛 >12 小时，需影像学支持
2	心包炎	需影像学支持
2	低补体血症	C3，C4 下降，除外先天性低 C4
2	抗 ds-DNA 抗体	阳性
1	发热	体温 >38℃，如难以分辨，有其他系统性红斑狼疮活动迹象，可计分
1	血小板下降	$<100\times10^9/L$
1	白细胞下降	$<3.0\times10^9/L$，除外药物因素

说明：疾病活动度依据上表进行评分，分数≤4分，基本不活动；5 ~ 9分，轻度活动；10 ~ 14分，中度活动；≥ 15 分，重度活动。虽然上表评分是目前最为广泛使用的疾病活动度评分，但仍有一定的局限性，对于系统性红斑狼疮的评估应当综合判断，不拘泥于活动性评分量表。

表 1-1-5　常用免疫抑制剂的副作用

免疫抑制剂名称	副作用
环磷酰胺（CTX）	胃肠道反应、脱发、骨髓抑制、性腺抑制、出血性膀胱炎、远期致癌性、感染、致畸
吗替麦考酚酯（MMF）	胃肠道反应、骨髓抑制、感染、致畸
环孢素（CsA）	胃肠道反应、多毛、牙龈增生、高血压、高血钾、肝肾功能损伤、高尿酸血症
他克莫司（Tac）	胃肠道反应、高血压、高血钾、肝肾功能损伤、高尿酸血症
甲氨蝶呤（MTX）	胃肠道反应、口腔黏膜糜烂、骨髓抑制、肝功能受损、脱发，偶见肺纤维化
来氟米特（LEF）	肝损害、皮疹、腹泻、白细胞减少、脱发、致畸、高血压
羟氯喹（HCQ）	眼底病变、胃肠道反应、神经系统症状
雷公藤多甙	性腺抑制、胃肠道反应、骨髓抑制、肝肾功能损害、皮疹
硫唑嘌呤（AZA）	骨髓抑制、胃肠道反应、肝损害

（编者　刘晓萍 / 审校　张改连）

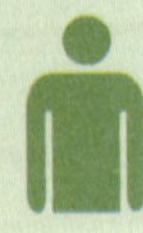

第二节　类风湿关节炎（案例2）

核心提示

❖掌握类风湿关节炎的诊断要点。

❖正确使用药物治疗类风湿关节炎。

❖学会为类风湿关节炎患者调整用药。

一、病历资料

1. 病史

左××，女，65岁，主因“多关节肿痛伴晨僵3年，加重1个月”入院。

患者3年前无明显诱因出现对称性多关节肿痛，累及双手近端指间关节、掌指关节、双腕关节、双肘关节、双肩关节，伴晨僵，持续时间大于1小时，逐渐出现双上肢上举及双手握拳困难，病程中无口干、眼干，否认腰背痛、银屑样皮疹。患者自行口服中成药、非甾体抗炎药、来氟米特（10mg，1次/天）1年余。上述症状时好时坏，出现双手关节变形。1个月前，因关节肿痛加重，影响走路而入院。患者否认高血压、糖尿病、冠心病病史，否认肝炎、结核病病史，否认手术史、外伤史，否认食物、药物过敏史。患者生于阳泉，未婚未育，现居于原籍，无有害及放射物接触史。目前患者从事自由职业，无烟、酒、药物等嗜好，无冶游史。

2. 体格检查

体温36.3℃，脉搏90次/分，呼吸19次/分，血压114/68mmHg，身高158cm，体重62kg。一般情况可，皮肤、黏膜未见异常；双肺呼吸音清，未闻及干、湿啰音；心率90次/分，心律整齐，心脏各瓣膜听诊区未闻及病理性杂音；腹软，无压痛、反跳痛，肝、

脾肋缘下未触及；脊柱呈生理性弯曲，胸廓活动度正常；双下肢无水肿；双手掌指关节、近端指间关节肿胀及压痛（+），双腕关节肿胀（+），压痛（-），腕关节强直，伸曲受限，双肘关节屈曲畸形，伸直受限；双肩关节上举受限，双膝关节可触及骨摩擦感。

3. 实验室检查和辅助检查

双手X线片：双手及双腕骨质改变，类风湿关节炎可能，部分掌指关节及指间关节半脱位。

4. 初步诊断

类风湿关节炎。

二、诊治经过

患者为老年女性，主因"多关节肿痛伴晨僵3年，加重1个月"入院。患者3年前无明显诱因出现对称性多关节肿胀疼痛，伴晨僵，活动受限。实验室检查显示：抗角蛋白抗体（AKA）、抗核周因子抗体（APF）阳性，类风湿因子 > 300IU/mL，血沉65mm/h，C-反应蛋白22.4mg/L。双手X线片提示：双手及双腕骨质改变，部分掌指关节、近端指间关节半脱位，可见骨质破坏、虫蚀样改变，双腕关节彩超可见滑膜增厚，最厚处5.5mm。初步考虑：类风湿关节炎。具体治疗见本节相关内容。

三、案例分析

1. 病史特点

（1）老年女性，病史3年，呈慢性病程。

（2）对称性多关节肿痛，以小关节受累为主，伴晨僵，持续时间大于1小时，活动受限。

（3）双手掌指关节、近端指间关节肿胀及压痛（+），双腕关节肿胀（+），压痛（-），腕关节强直，伸曲受限，双肘关节屈曲畸形，伸直受限，双肩关节上举受限。

（4）AKA、APF、抗CCP抗体、类风湿因子均阳性。

（5）影像学检查：双手及双腕骨质改变，部分掌指关节、近端指间关节半脱位，可见骨质破坏、虫蚀样改变。双腕关节彩超可见滑膜增厚。

2. 诊断和诊断依据

（1）诊断：类风湿关节炎。

（2）诊断依据：患者为中老年女性，病程3年，表现为对称性多关节肿痛，受累关节大于3个，以手小关节受累为主；多种类风湿关节炎相关抗体阳性，如AKA、

APF、抗 CCP 抗体、类风湿因子均阳性；关节彩超可见滑膜增厚，双手 X 线片可见骨质破坏。符合 1987 年美国风湿病学会（ACR）的类风湿关节炎分类标准，类风湿关节炎诊断明确。

类风湿关节炎的诊断主要依靠临床表现、实验室检查及影像学检查。典型病例按 1987 年美国风湿病学会的类风湿关节炎分类标准（如表 1-2-1 所示）诊断并不困难，但对于不典型及早期类风湿关节炎容易误诊或漏诊。对于这些患者，除类风湿因子和抗 CCP 抗体等检查外，还应进行 MRI 及超声检查，以利于早期诊断。对可疑类风湿关节炎患者要定期复查和随访。

表 1-2-1　1987 年美国风湿病学会修订的《类风湿关节炎分类标准》

晨僵至少 1 小时（≥ 6 周）
3 个或 3 个以上的关节受累（≥ 6 周）
手关节（腕、掌指或近端指间关节）受累（≥ 6 周）
对称性关节炎（≥ 6 周）
有类风湿皮下结节
X 线片改变
血清类风湿因子阳性

说明：以上 7 条中≥ 4 条并排除其他关节炎可以确诊类风湿关节炎。

3. 鉴别诊断

类风湿关节炎患者中老年女性多见，应与骨关节炎、痛风性关节炎、反应性关节炎、银屑病关节炎和其他结缔组织病（系统性红斑狼疮、干燥综合征、硬皮病等）所致的关节症状相鉴别。

（1）骨关节炎。骨关节炎为退行性骨关节病，发病年龄多在 40 岁以上，主要累及膝、脊柱等负重关节，活动时关节症状加重，可有关节肿胀、积液。手指骨关节炎患者在远端指间关节可出现赫伯登结节和近端指关节布夏尔结节，常被误诊为类风湿关节炎，大多数患者血沉正常，类风湿因子阴性或低滴度阳性。X 线片可见关节间隙狭窄、关节边缘呈唇样增生或骨赘形成可资鉴别。

（2）痛风。慢性痛风性关节炎有时与类风湿关节炎相似，痛风性关节炎多见于中老年男性，常呈反复发作，好发部位为单侧第一跖趾关节，也可侵犯膝、踝、肘、腕及手关节，急性发作时通常血尿酸水平增高，慢性痛风性关节炎可在关节和耳廓等部位出现痛风石，关节 B 超、双源 CT 结果可作为鉴别诊断的依据。

（3）银屑病关节炎。银屑病关节炎以手指或足趾远端关节受累为主，也可出现关节畸形，但类风湿因子阴性，且伴有银屑病的皮肤或指甲病变。

（4）强直性脊柱炎。强直性脊柱炎主要侵犯脊柱，但外周关节也可受累，特别是以膝、踝、髋关节为首发症状者，需与类风湿关节炎相鉴别。强直性脊柱炎有以下特点：①青年男性多见；②主要侵犯骶髂关节及脊柱，外周关节受累多以下肢不对称关节受累为主，常有肌腱端炎；③ 90% ~ 95% 患者人类白细胞抗原 HLA-B27 阳性；④类风湿因子阴性；⑤ X 线片上骶髂关节及脊柱的改变有助于鉴别诊断。

（5）结缔组织病相关的关节炎。干燥综合征、系统性红斑狼疮均可有关节症状，且部分患者类风湿因子阳性，但它们都有相应的特征性临床表现和自身抗体。

（6）其他。对不典型的以单个或少关节起病的类风湿关节炎应与感染性关节炎（包括结核感染）、反应性关节炎和风湿热相鉴别。

四、处理方案及基本原则

目前类风湿关节炎尚不能根治，最佳的治疗方案需要临床医生与患者之间协商制订，应按照早期、达标、个体化治疗原则，密切监测病情，减少致残。治疗的主要目标是达到临床缓解或低疾病活动度。

治疗措施包括一般性治疗、药物治疗、外科手术治疗等，其中以药物治疗最为重要。

1. 一般治疗

包括患者教育、休息、急性期关节制动、恢复期关节功能锻炼、物理疗法等。卧床休息适合急性期、伴发热以及脏器受累的患者。

2. 针对本案例患者的相关诊治

（1）患者入院后进一步完善血常规、肝肾功能、炎症指标、自身抗体、肺 CT、腹部彩超、关节彩超、X 线、结核、传染病等相关检查。

（2）嘱咐患者进行适当的功能锻炼。

（3）给予免疫抑制剂重组人Ⅱ型肿瘤坏死因子受体 - 抗体融合蛋白（25mg，皮下注射，每周 2 次）。

（4）药物治疗：治疗类风湿关节炎的常用药物分为五大类，即非甾体类抗炎药

（NSAIDs）、传统的改善病情抗风湿药（csDMARDs）、生物制剂 DMARDs、糖皮质激素（GC）及植物制剂 DMARDs 等。

1）NSAIDs：具有镇痛抗炎作用，是缓解关节炎症状的常用药，但控制病情方面作用有限，应与 DMARDs 联合使用。选择药物需注意胃肠道相关不良反应，避免两种或两种以上 NSAIDs 同时服用。选择性环氧化酶（COX-2）抑制剂可以减少胃肠道不良反应，但这类药物可增加心血管不良事件的发生，因而应谨慎选择药物，结合患者具体情况，以个体化为原则。给予本案例患者非甾类抗炎药，如甲氨蝶呤，每周 10mg。

2）csDMARDs：该类药物较 NSAIDs 发挥作用慢，需 1 ~ 6 个月，不具备明显的镇痛和抗炎作用，但可延缓和控制病情进展。类风湿关节炎一经确诊，都应早期使用抗风湿药（DMARDs），药物的选择和应用方案依据病人病情活动性、严重性和进展而定，视病情可单用也可采用两种及以上 DMARDs 联合使用。各种 DMARDs 有其不同的作用机制及不良反应，在应用时需谨慎监测。本案例患者使用甲氨蝶呤（每周 10mg），需定期复查血常规、肝功能、肺 CT 等。

3）生物制剂 DMARDs：是近 30 年来类风湿关节炎治疗的革命性进展，其治疗靶点主要针对细胞因子和细胞表面分子。肿瘤坏死因子抑制剂是首次获批治疗类风湿关节炎的靶向药物。用药前应排查结核，除外活动性结核感染和肿瘤。本案例患者为高疾病活动期，曾使用 NSAIDs、慢作用抗风湿药物来氟米特治疗，疗效不佳，属于难治性类风湿关节炎患者，应加用生物制剂 DMARDs。

4）GC：GC 有强大的抗炎作用，能迅速缓解关节肿痛症状和全身炎症，原则是小剂量、短疗程使用。有关节外表现，如伴有心、肺、眼和神经系统等器官受累，特别是继发血管炎的类风湿关节炎患者，可予中等及大剂量 GC 治疗。

5）植物制剂 DMARDs：已有多种治疗类风湿关节炎的植物制剂 DMARDs，如雷公藤多苷、白芍总苷、青藤碱等，对缓解关节症状有较好作用，长期控制病情的作用尚待进一步研究证实。

3. 转诊及社区随访

类风湿关节炎治疗期间，应每 4 周复查血常规、肝肾功能 1 次。临床症状缓解后可拉长复诊间隔时间，建议在专科医生指导下进行治疗。基层医生应密切关注并监测相关药物不良反应，出现严重药物不良反应或并发症时应及时转诊。

（1）感染：感染期间停止使用生物治疗，积极进行抗感染治疗。

（2）肿瘤：发现肿瘤时停用生物制剂治疗。

（3）有关节外表现，如伴有心、肺、眼和神经系统等器官受累，建议转诊风湿免

疫专科。

（4）患者使用甲氨蝶呤治疗，需要监测血细胞的变化，警惕骨髓抑制；观察有无消化道反应。

（5）患者使用生物制剂时，需警惕结核、乙肝感染或复发，并定期进行相关项目检测。

（6）基层医生须熟悉常见的 DMARDs 相关不良反应。

1）甲氨蝶呤：类风湿关节炎治疗的首选用药，也是联合治疗的基本药物。本药抑制细胞内二氢叶酸还原酶，使嘌呤合成受抑制。每周 7.5 ~ 20mg，以口服为主，亦可静脉注射或肌内注射，需向病人着重强调每周 1 次的给药频率。通常 4 ~ 6 周起效，疗程至少半年。不良反应有肝损害、胃肠道反应、骨髓抑制和口炎等，用药前 3 个月每 4 ~ 6 周查血常规、肝肾功能，稳定后可每 3 个月监测 1 次，肾功能不全者需注意减量。

2）来氟米特：主要抑制合成嘧啶的二氢乳清酸脱氢酶，使活化淋巴细胞的生长受抑制。口服每天 10 ~ 20mg/d。主要不良反应有胃肠道反应、肝损伤、脱发、骨髓抑制和高血压等，有致畸风险，孕妇禁用。

3）抗疟药：包括羟氯喹和氯喹，前者应用较多，0.2 ~ 0.4g/d，分两次服用。肝、肾相关副作用较小，需常规监测。用药前和治疗期间需检查眼底，以监测该药可能导致的视网膜损害。

4）柳氮磺吡啶：剂量为 1 ~ 3g/d，分 2 ~ 3 次服用，由小剂量开始，可减少不良反应，对磺胺过敏者慎用。

5）其他 DMARDs：①金制剂和青霉胺，现很少使用；②硫唑嘌呤，抑制细胞核酸的合成和功能，每天剂量为 100mg，口服，病情稳定后可改为 50mg 维持，服药期间需监测血常规及肝、肾功能，需特别注意粒细胞减少症；③环孢素，每天剂量为 2.5~5mg/kg，口服，分 1~2 次。其突出的不良反应为血肌酐和血压上升，服药期间宜严密监测。

五、要点与讨论

类风湿关节炎诊断的流程是，首先确诊，其次明确有无关节外受累。

1. 诊断

目前采用的分类标准有 1987 年美国风湿病学会标准、2010 年美国风湿病学会与欧洲抗风湿病联盟标准。需提醒大家的是，分类标准是为把临床研究中的病例同质化而制订的统一标准，是不同于诊断标准的。类风湿关节炎异质性很强，临床表现多样，需结合自身抗体才能做出正确的诊断。对不符合以上分类标准的患者，需结合临床表现、辅

助检查等做出综合判断；对不典型的患者，需密切随诊。

2. 诊断上常见误区

基层医生要掌握类风湿关节炎的诊断要点。经常容易犯的错误是，见到关节痛就考虑类风湿关节炎，这样容易误诊。注意鉴别关节痛和关节炎，这一点非常重要。针对社区老年患者较多的特点，在治疗工作中，对于老年人出现的关节痛，要关注其有无关节肿痛，是否对称，是否活动受限，是否晨僵等特点。对于不容易诊断的患者，及时转诊上级医院，明确诊断及确定治疗方案后可在社区基层进行随访。

六、思考题

1. 类风湿关节炎的诊断要点有哪些？
2. 类风湿关节炎的关节外表现有哪些？

七、科普小常识

1. 类风湿关节炎会遗传吗？

流行病学调查显示，类风湿关节炎的发病与遗传因素密切相关。研究发现，人类白细胞抗原 HLA-DR4 单倍型与类风湿关节炎的发病相关；家系调查发现，类风湿关节炎现症者的一级亲属发生类风湿关节炎的概率为 11%；孪生子的调查结果显示，单卵双生子同时患类风湿关节炎的概率为 12%～30%，而双卵孪生子同患类风湿关节炎的概率只有 4%。

2. 类风湿关节炎能治愈吗？

类风湿关节炎是以关节受累为主的慢性自身免疫性疾病。很多患者除关节症状外，还可出现多脏器、多系统受累。类风湿关节炎的病因并不完全明确，目前的治疗方法无法达到治愈，但规律诊治，疾病可以达到完全缓解，并可减少脏器受累，预后良好。

（编者　崔潞萍 / 审校　张改连）

第三节　干燥综合征（案例3）

核心提示

❖认清干燥综合征的临床表现。

❖掌握干燥综合征的诊断要点。

❖学会规范治疗干燥综合征。

一、病历资料

1. 病史

患者王 ××，女，64 岁，主因“口干 4 年余”入院。

患者 4 年前无明显诱因出现口干，频繁饮水，进食干性食物需水送服，牙齿发黑，部分片状脱落，稍眼干，大便干燥，无皮疹，无反复腮腺肥大，无光过敏，无关节肿痛，无反复口腔溃疡，无脱发，无双手遇冷变白变紫，无大小便不适。为进一步诊治，患者就诊于山西省人民医院。患者否认高血压、糖尿病、冠心病病史，否认肝炎、结核病病史，否认手术史、外伤史，否认食物、药物过敏史。患者生于太原，现居于太原，无有害及放射物接触史，目前退休，无烟、酒、药物等嗜好，无冶游史。

2. 体格检查

体温 36.3℃，脉搏 82 次 / 分，呼吸 19 次 / 分，血压 122/64mmHg。一般情况可，舌面干燥，无唾液（如图 1-3-1 所示），猖獗性龋齿（如图 1-3-2 所示）；双肺呼吸音清，未闻及干、湿啰音；心律齐，心脏各瓣膜听诊区未闻及病理性杂音；腹软，无压痛、反跳痛，肝、脾肋缘下未触及；脊柱呈生理性弯曲，各关节无肿胀、压痛；双下肢无浮肿。

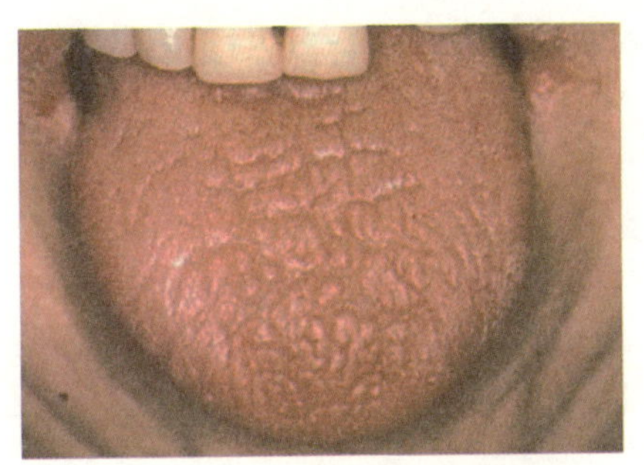

图 1-3-1 舌面干燥，无唾液

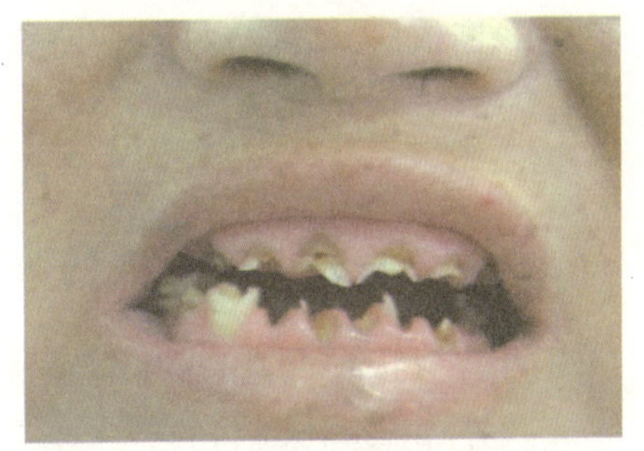

图 1-3-2 猖獗性龋齿

3. 实验室检查和辅助检查

唾液流率降低，抗核抗体阳性，抗干燥综合征相关抗原 A（SSA）抗体、抗干燥综合征相关抗原 B（SSB）抗体阳性。

4. 初步诊断

干燥综合征。

二、诊治经过

患者主因口干 4 年入院。患者 4 年前无明显诱因出现口干，进食干性食物需水送服，牙齿发黑，部分片状脱落，稍眼干，大便干燥。患者入院后实验室检查提示：血细胞分析、肝肾功能、电解质正常，尿液检查正常。唾液基础流率 0mL/min（减低），抗核抗体阳性 1∶320（颗粒型），抗 SSA 抗体、抗 SSB 抗体阳性，IgG 20.3g/L（升高），血沉 48mm/h。唇腺活检显示：送检唇腺组织腺泡间见淋巴细胞灶 > 50 个 /4mm^2。影像学检查提示：胸部 CT 未见明显异常。初步考虑：干燥综合征。具体治疗见本节相关内容。

三、案例分析

1. 病史特点

（1）中老年女性，以口干为主诉。

（2）口干，进食干性食物需水送服，牙齿发黑，部分片状脱落，稍眼干，大便干燥。

（3）实验室检查和辅助检查：唾液流率减低，抗核抗体阳性，抗 SSA 抗体阳性，抗 SSB 抗体阳性，IgG 升高，血沉增快、C- 反应蛋白增高。唇腺活检：腺泡轻度萎缩，腺泡间见淋巴细胞灶 >50 个 /4mm^2（4mm^2 组织内 >1 个淋巴细胞为阳性）。

2. 诊断和诊断依据

（1）诊断：干燥综合征。

（2）诊断依据：结合病史、辅助检查，本案例患者均符合以下诊断标准（如表1-3-1所示）。

表1-3-1 2002年《干燥综合征国际分类（诊断）标准》

Ⅰ口腔症状：3项中有1项或1项以上
每天感觉口干持续3个月以上
成年后腮腺反复或持续肿大
吞咽干性食物时需用水帮助
Ⅱ眼部症状：3项中有1项或1项以上
每天感到不能忍受的眼干持续3个月以上
有反复的砂子进眼或砂磨感觉
每天需用人工泪液3次或3次以上
Ⅲ眼部体征：下述检查任1项或1项以上阳性
Schirmer（滤纸）试验（+）
角膜染色（+）
Ⅳ组织学检查：下唇腺病理示淋巴细胞灶≥ $1/4mm^2$
Ⅴ唾液腺受损：下述检查任1项或1项以上阳性
唾液流率（+）
腮腺造影（+）
唾液腺同位素检查（+）
Ⅵ自身抗体：抗SSA抗体或抗SSB抗体（+）（双扩散法）

说明：

1. 原发性干燥综合征在无任何潜在疾病的情况下，符合下述任1条则可诊断：①符合上述4条或4条以上，但必须含有条目Ⅳ（组织学检查）和（或）条目Ⅳ（自身抗体）；②条目Ⅲ、Ⅳ、Ⅴ、Ⅵ 4条中任3条阳性。

2. 继发性干燥综合征患者有潜在的疾病（如任一结缔组织病），而符合Ⅰ和Ⅱ中任1条，同时符合条目Ⅲ、Ⅳ、Ⅴ中任2条。

3. 必须除外颈头面部放疗史、丙肝病毒感染、艾滋病、淋巴瘤、结节病、移植物抗宿主病、抗乙酰胆碱药的应用（如阿托品、莨菪碱、颠茄、溴丙胺太林等）。

3. 鉴别诊断

（1）系统性红斑狼疮。好发于青年女性，常伴发热、面部蝶形红斑、口腔溃疡、脱发、关节肿痛，血尿、蛋白尿常见；血清学检查有特征性的抗 ds-DNA 抗体、抗 Sm 抗体和低补体血症；出现明显口眼干症状、肾小管酸中毒者少见。

（2）类风湿关节炎。以对称性多关节肿痛、晨僵为突出特点，除类风湿因子阳性外，还会检测到特异性较高的抗 CCP 抗体，关节病变是进展性的，X 线检查能看到关节破坏，晚期可出现特征性的关节畸形；而 pSS 病人的关节症状远不如类风湿关节炎明显和严重；极少有关节破坏、畸形和功能受限。

（3）其他原因引起的口眼干。老年性腺体功能下降、糖尿病或药物所致，可通过病史来鉴别。

（4）丙型肝炎病毒感染。可以引起口干、眼干症状，一些病人会出现下肢紫癜和血清冷球蛋白，易与 pSS 混淆。但血清抗丙型肝炎抗体阳性、抗 SSA 及抗 SSB 抗体阴性可鉴别。

（5）IgG4 相关疾病。是一组以血清 IgG4 水平升高和组织中出现表达 IgG4 的浆细胞为特征的疾病，临床上表现为泪腺、腮腺肥大，还可出现自身免疫性胰腺炎、原发性硬化性胆管炎、腹膜后纤维化等。

四、处理方案及基本原则

1. 一般治疗

（1）对患者及其家属进行疾病知识的教育是整个治疗计划中不可缺少的一部分，有助于患者主动参与治疗并与医生合作。长期计划还应包括患者的社会心理和康复的需要。

（2）应停止吸烟、饮酒及避免服用引起口干的药物，保持口腔清洁，减少龋齿和口腔继发感染。替代品如人工泪液、人工唾液和凝胶等可减轻局部症状。M3 受体激动剂毛果芸香碱可用于改善口眼干症状。

2. 针对本案例患者的相关诊治

（1）患者入院后进一步完善血常规、尿常规、肝肾功能、电解质、炎症指标、抗核抗体谱、免疫球蛋白、唾液泪液流率测定、唇腺活检等相关检查。

（2）嘱咐患者注意口腔卫生。

（3）给予糖皮质激素泼尼松（15mg/d）、白芍总苷胶囊，对症治疗。

（4）监测血压、血糖变化，观察糖皮质激素的副作用，预防骨质疏松等。

（5）定期复查血常规、肝功能、肺 CT 等，酌情调整治疗方案。

3. 转诊及社区随访

干燥综合征治疗期间，患者应每 4 周复查血常规、肝肾功能 1 次。临床症状缓解后，患者可拉长复诊时间，建议在专科医生指导下进行治疗。基层医生应密切关注及监测药物不良反应，出现严重药物不良反应或并发症时应及时转诊。注意监测糖皮质激素的副作用，如高血压、糖尿病等。

五、要点与讨论

干燥综合征诊断的流程是，首先确认是否为干燥综合征，其次确认有无系统受累。

1. 分类诊断标准（如表 1-3-2、表 1-3-3 所示）

表 1-3-2　2012 年干燥综合征美国风湿病学会分类标准

1. 抗 SSA 抗体和（或）抗 SSB 抗体阳性，或类风湿因子（RF）阳性和抗核抗体≥ 1 ∶ 320
2. 唇腺活检显示，局灶性淋巴细胞性唾液腺炎，其灶性指数≥ 1 个淋巴细胞灶 /4mm^2
3. 干燥性角膜炎，眼染色评分≥ 3 分（假设该个体目前并不每天应用眼药水治疗青光眼和过去 5 年里没有做过角膜手术或眼睑整容手术）

说明：具有干燥综合征相关症状和体征患者如能满足以上三条标准至少两条，且除外颈、头面部放疗史、丙型肝炎病毒感染、获得性免疫缺陷病、结节病、淀粉样变性、移植物抗宿主病、IgG4 相关疾病，即可诊断为干燥综合征。

表 1-3-3　2016 年美国风湿病学会与欧洲抗风湿联盟诊断标准

条目	得分
唇腺病理示淋巴细胞灶≥ 1 个 /4mm^2	3
抗 SSA 抗体阳性	3
角膜染色：Ocular Staining Score 评分≥ 5 或 van Bijsterveld 评分≥ 4	1
Schirmer 试验≤ 5mm/5min	1
自然唾液流率≤ 0.1mL/min	1

说明：常规服用抗胆碱能药物的患者应充分停药后再进行上述 3、4、5 项评估口眼干燥的检查。上述项目得分≥ 4，诊断为原发性干燥综合征。

2. 诊断上常见误区

基层医生应该掌握干燥综合征的诊断要点。经常容易犯的错误是，忽略患者口干、牙齿片状脱落症状，出现口干予以中药对症治疗，出现牙齿片状脱落认为是骨质疏松予以补钙治疗。针对社区老年患者较多的特点，在治疗工作中，对于老年人出现的口干眼干，要关注其舌面干燥特点；对于不容易诊断的患者，及时转诊上级医院，明确诊断、确定治疗方案后，再在社区基层随访。

3. 干燥综合征合并肾小管酸中毒等脏器受累的用药

干燥综合征合并脏器受累，往往使用糖皮质激素、免疫抑制剂治疗。首先完善血常规检查，血压、血糖监测，及时发现糖皮质激素引起的副作用，以及免疫抑制剂引起的粒细胞减少。如患者合并肾小管酸中毒，完善电解质检查，及时发现低钾血症。

六、思考题

1. 干燥综合征的诊断要点有哪些?

2. 干燥综合征合并肾小管酸中毒如何纠正?

3. 糖皮质激素的常见不良反应有哪些?

七、科普小常识

1. 什么是干燥综合征?

干燥综合征是一种以侵犯泪腺、唾液腺等外分泌腺体、B 淋巴细胞异常增殖、组织淋巴细胞浸润为特征的弥漫性结缔组织病。临床上主要表现为干燥性角结膜炎和口腔干燥症，还可累及内脏器官。本病分为原发性和继发性两类，后者指继发于另一诊断明确的结缔组织病或其他疾病。

起病多隐匿，临床表现多样，主要与被破坏腺体的外分泌功能减退有关。

（1）局部表现：

1）口腔干燥症。唾液腺病变可引起下述症状：①口干：近 80% 的病人主诉口干，严重者需频频饮水，进食固体食物需以水送下。②猖獗性龋齿：牙齿逐渐变黑，继而小片脱落，最终只留残根，是干燥综合征的特征之一。③唾液腺炎：以腮腺受累最常见，约 50% 的患者有间歇性腮腺肿痛，累及单侧或双侧，可自行消退，持续肿大者应警惕恶性淋巴瘤的可能。少数患者有颌下腺、舌下腺肿大。④舌：表现为舌痛，舌面干裂、潮红，舌乳头萎缩，呈“镜面舌”样改变。

2）干燥性角结膜炎。因泪液分泌减少而出现眼干涩、异物感、磨砂感、少泪等症状，

部分病人可因泪腺肿大表现为眼睑肿胀，角膜干燥，严重者可致角膜溃疡，但穿孔失明者少见。

（2）系统表现：可出现全身症状，如乏力、低热等，约 2/3 的患者出现其他外分泌腺体和系统损害，如皮肤、肾脏、肺脏、肝脏、神经系统。

2.. 女性干燥综合征患者妊娠时应注意些什么？

干燥综合征患者体内多数存在抗 SSA、抗 SSB、抗核等抗体，而这些自身抗体一方面可能影响育龄期女性受孕、导致胚胎停育的概率增高，另一方面抗 SSA、抗 SSB 抗体在孕中期可以从孕妇体内通过胎盘到达胎儿体内，有可能影响胎儿心脏发育，有导致胎儿心脏传导阻滞或者出现新生儿狼疮的风险。因此女性干燥综合征患者妊娠时需要在医生指导下用药治疗，并且密切监测胎儿心脏发育情况、新生儿出生后的心脏功能等。

（编者　崔潞萍 / 审校　张改连）

第四节　系统性硬化症（案例4）

核心提示

- ❖掌握系统性硬化症的诊断要点。
- ❖掌握系统性硬化症出现肾危象时的急诊处理方法。
- ❖学会为系统性硬化症患者调整用药。

一、病历资料

1. 病史

岳××，女，75岁，主因“皮肤发紧、发硬，多关节痛2年”入院。

患者2年前无明显诱因出现皮肤紧硬，近端指间关节、双手掌指关节、腕关节、膝关节疼痛，活动受限，未予重视。近4个月双上肢前臂、面部及后颈处皮肤变厚、变硬，握拳受限，张口、伸舌困难，有口干，夜间出汗多，有雷诺现象，无发热，无牙齿脱落。3个月前患者就诊于晋中市×县人民医院，经中药治疗效果不佳。口服中药5周后患者出现过敏反应，自行停药。现患者为进一步诊治，入住我科。

患者自发病以来精神尚可，食欲一般，睡眠尚可，大小便正常，体重较前减少10kg。患者否认高血压、糖尿病、冠心病病史，否认肝炎、结核病病史，否认手术史、外伤史，否认食物、药物过敏史。患者生于阳泉，未婚未育，现居于原籍，无有害及放射物接触史。患者无烟、酒、药物等嗜好，无冶游史。

2. 体格检查

体温36.6℃，呼吸18次/分，脉搏66次/分。一般情况可，慢性病容；双肺听诊可闻及湿啰音；心率66次/分，心律齐，心脏各瓣膜听诊区未闻及病理性杂音；腹部平软，

肝、脾肋缘下未触及，肝、脾区叩痛阴性；近端指间指关节、双手掌指关节、腕关节、膝关节压痛阳性；四肢、面部及后颈处皮肤变厚、变硬（如图 1–4–1 所示）；前胸有椒盐征。

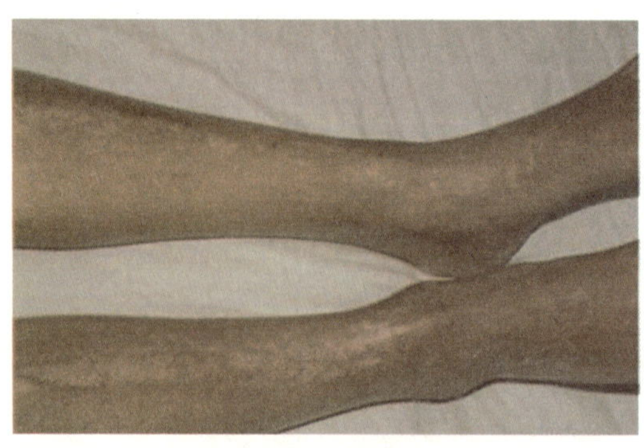

图 1–4–1　下肢皮肤

3. 实验室检查和辅助检查

血沉 75mm/h，抗链球菌溶血素 O（阴性），类风湿因子阴性，C– 反应蛋白 11.08mg/L。

4. 初步诊断

系统性硬化症、间质性肺炎。

三、诊治经过

结合患者的临床症状、辅助检查，我科初步诊断患者为系统性硬化症、间质性肺炎。

患者入院后的相关检查及结果如下：①血细胞分析、肝肾功能、电解质均正常；②抗核抗体谱示，抗核抗体 1∶1 000（HS）；③抗 Scl–70 抗体阳性，血沉 54mm/h，C– 反应蛋白 21mg/L；④胸部 CT 显示，近胸膜处可见网格状改变，双肺间质改变（如图 1–4–2 所示）；⑤肺功能检查显示，通气功能正常，流量容积（F–V）曲线正常，支气管舒张试验阴性；⑥储药罐法吸入沙丁胺醇气雾剂 400μg，20 分钟后第 1 秒用力呼气容积（FEV1）较舒张前改善 11%，FEV1 绝对值较舒张前增加 160mL；⑦用力肺活量（FVC）较舒张前改善 11%，FVC 绝对

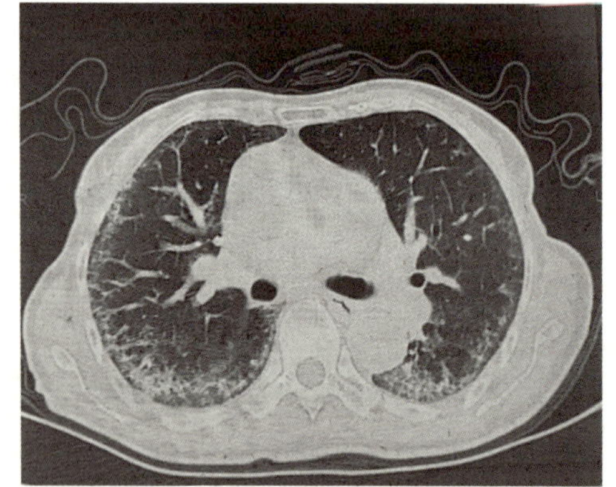

图 1–4–2　胸部 CT

值较舒张前增加 190mL，弥散功能（SB）重度减退；⑧肺容量测定，残气及肺总量降低，呼吸阻抗正常。

具体治疗见本节相关内容。

三、案例分析

1. 病史特点

（1）老年女性，慢性病史。

（2）皮肤发紧、发硬。

（3）体格检查：近端指间指关节、双手掌指关节、腕关节、膝关节压痛阳性，四肢、面部及后颈处皮肤变厚、变硬，前胸有椒盐征。

（4）实验室检查和辅助检查：抗核抗体、抗 Scl-70 抗体阳性，胸部高分辨 CT 可见肺间质改变。

2. 诊断和诊断依据

（1）诊断：系统性硬化症、间质性肺炎。

（2）诊断依据：①皮肤发硬、雷诺现象、椒盐征；②抗核抗体、抗 Scl-70 抗体阳性；③胸部高分辨 CT 可见肺间质改变。

3. 鉴别诊断

（1）局灶硬皮病。特点为皮肤界限清楚的斑片状（硬斑病）或条状（线状硬皮病）硬皮改变，主要见于四肢，累及皮肤和深部组织而无内脏和血清学改变。

（2）嗜酸性筋膜炎。多见于男性，往往在剧烈活动后发病。表现为四肢皮肤肿胀、紧绷，快速变硬，筋膜的炎症和纤维化引起皮肤“沟槽征”。皮肤可以捏起，不累及手指，无雷诺现象，无其他系统性病变。实验室检查显示，外周血嗜酸性粒细胞增加。

（3）其他。应与硬肿病、硬化性黏液性水肿、肾源性系统性硬化等疾病相鉴别。

四、处理方案及基本原则

系统性硬化症尚无特效治疗药物。早期治疗的目的是阻止新的皮肤和脏器受累，而晚期治疗的目的在于改善已有的症状。

1. 一般治疗

包括患者教育、双手保暖、关节功能锻炼（恢复期）、物理疗法等。

2. 针对本案例患者的相关诊治

（1）患者入院后进一步完善血常规、肝肾功能、炎症指标、免疫相关抗体筛查、

肺 CT、腹部彩超、心脏彩超肺动脉压测定等相关检查。

（2）吸氧、双手保暖。

（3）糖皮质激素 30mg/d、环磷酰胺 0.4g/d。

（4）系统性硬化症通常缓慢发展。局限型预后一般较好；弥漫型（尤其是年长者）由于肺、肾、心脏的损害容易导致死亡，故预后较差。在诊疗过程中应注意以下几点：

1）糖皮质激素：可减轻早期或急性期的皮肤水肿，但不能阻止皮肤纤维化。对炎性肌病、间质性肺疾病的炎症期有一定疗效。糖皮质激素与系统性硬化症肾危象的风险增加有关，应用糖皮质激素时需监测血压和肾功能。

2）免疫抑制剂：主要用于合并脏器受累者。包括环孢素、环磷酰胺、硫唑嘌呤、甲氨蝶呤、吗替麦考酚酯等。免疫抑制剂与糖皮质激素合用可提高疗效和减少糖皮质激素用量。

3）雷诺现象：需戒烟，手足保暖。钙通道阻滞剂是治疗雷诺现象的一线药物，严重雷诺现象者可考虑使用 5- 磷酸二酯酶抑制剂、氟西汀、前列环素类似物等。

4）指端溃疡：可使用前列环素类似物、5- 磷酸二酯酶抑制剂或内皮素受体拮抗剂以减少新发溃疡。

5）肺动脉高压：氧疗、利尿剂和强心剂以及抗凝。可考虑应用内皮素受体拮抗剂、5- 磷酸二酯酶抑制剂、前列环素类似物及利奥西呱等。

6）肺间质疾病：早期可用糖皮质激素以抑制局部免疫反应，已证实环磷酰胺对系统性硬化症合并间质性肺疾病有效。存在器官衰竭风险时可考虑干细胞移植。

7）硬皮病肾危象：尽早使用血管紧张素转换酶抑制剂（ACEI）治疗。肾衰竭可行血液透析或腹膜透析治疗。

8）胃肠道病变：反流性食管炎病人应少食多餐，餐后取立位或半卧位。质子泵抑制剂可用于治疗系统性硬化症相关的胃食管反流、预防食管溃疡及狭窄发生。促胃动力药物可以改善与系统性硬化症相关的胃肠动力失调症状。间断或定期使用抗生素可以治疗有症状的小肠细菌过度生长。营养不良者应积极补充蛋白质、维生素和微量元素。

3. 转诊及社区随访

系统性硬化症属罕见病，当合并脏器受累时建议在专科医生指导下进行治疗。基层医生应密切关注及监测药物不良反应，出现严重药物不良反应或并发症时应及时转诊。合并间质性肺疾病的患者需做好家庭氧疗，监测血氧饱和度等。

五、要点与讨论

1. 诊断

根据雷诺现象、皮肤表现、特异性内脏受累及特异性抗体等，可依据以下 2 个标准诊断。

（1）1980 年美国风湿病学会制订的系统性硬化症分类标准。

1）主要指标。近端皮肤硬化：对称性手指及掌指（或跖趾）关节近端皮肤增厚、紧硬，不易提起。类似皮肤改变可同时累及肢体、颜面、颈部和躯干。

2）次要指标。①指端硬化：硬皮改变仅限于手指。②指端凹陷性瘢痕或指垫变薄：由于缺血导致指尖有下陷区，或趾垫消失。③双肺底纤维化：标准立位胸片双下肺出现网状条索、结节、密度增加，亦可呈弥漫斑点状或蜂窝状，并已确定不是由原发于肺部疾病所致。

具备上述主要指标或≥ 2 个次要指标者，可诊断为系统性硬化症。

（2）2013 年美国风湿病学会与欧洲风湿病联盟制订的系统性硬化症分类标准。适用于任何可疑患有系统性硬化症者，但不适用于除手指外皮肤增厚或临床表现用硬皮病样病变解释更为合理的患者。患者总分≥ 9 分可诊断为系统性硬化症（如表 1-4-1 所示）。

表 1-4-1　2013 年美国风湿病学会与欧洲抗风湿病联盟制订的《系统性硬化症分类标准》

指标	子指标	权重分值
双手手指皮肤增厚并延伸至邻近的掌指关节近端（充分条件）		9
手指皮肤增厚	手指肿胀 指端硬化（离掌指关节较远，但离指间关节较近）	2 4
指尖病变	指尖溃疡 指尖点状瘢痕	2 3
毛细血管扩张		2
甲皱毛细血管异常		2
肺动脉高压和（或）间质性肺病（最高 2 分）	肺动脉高压 间质性肺病	2 2
雷诺现象		3
SSc 相关的自身抗体（最高 3 分）	抗着丝点抗体 抗 Scl-70 抗体 抗 RNA 聚合酶抗体	3 3 3

2. 诊断常见误区

基层医生应掌握系统性硬化症的临床表现。系统性硬化症属于不常见疾病，非专科医生极容易误诊、漏诊。

系统性硬化症起病隐匿，约 80% 的患者首发症状为雷诺现象，可先于系统性硬化症的其他表现（如关节炎、内脏受累）几个月甚至十余年（大部分 5 年内）出现。皮肤病变为系统性硬化症的标志性病变，呈对称性分布。一般先见于手指及面部，然后向躯干蔓延。

系统性硬化症的典型皮肤病变一般经过 3 个时期：

（1）肿胀期：皮肤病变呈非可凹性肿胀，有些病人可有皮肤红斑、皮肤瘙痒，手指肿胀像香肠一样，活动不灵活，手背肿胀，逐渐波及前臂。

（2）硬化期：皮肤逐渐变厚、发硬，手指像被皮革裹住，皮肤不易被提起，不能握紧拳头。面部皮肤受损造成正常面纹消失，使面容刻板、鼻尖变小、鼻翼萎缩变软，嘴唇变薄、内收，口周有皱褶，张口度变小，称“面具脸”。“面具脸”是系统性硬化症的特征性表现之一。

（3）萎缩期：系统性硬化症 5 ~ 10 年后进入萎缩期。皮肤萎缩，变得光滑且薄，紧紧贴在皮下的骨面上，关节屈曲挛缩不能伸直，还可出现皮肤溃疡，不易愈合。受累皮肤如前额、前胸和后背等处可有色素沉着或色素脱失相间，形成“椒盐征”，也可有毛细血管扩张，皮下组织钙化。指端由于缺血导致趾垫组织丧失，出现下陷、溃疡、瘢痕，指骨溶解、吸收，指骨变短。

六、思考题

1. 系统性硬化症的皮肤表现有哪些？

2. 系统性硬化症的 5 种亚型是什么？

七、科普小常识

1. 系统性硬化症的胃肠道表现有哪些？

约 70% 的系统性硬化症病人会出现消化道异常。食管受累最常见，表现为吞咽食物时有发噎感，以及胃灼热感、夜间胸骨后痛，这些均为食管下段功能失调、括约肌受损所致。胃和肠道可出现毛细血管扩张，引起消化道出血。胃黏膜下毛细血管扩张在内镜下呈宽条带，被称为“西瓜胃”。十二指肠与空肠、结肠均可受累，因全胃肠低动力症，使蠕动缓慢、肠道扩张，有利于细菌繁殖，导致吸收不良综合征。肛门括约肌受损可引

起大便失禁。

2. 系统性硬化症的日常护理要点有哪些?

（1）系统性硬化症患者尽可能食用软质食物，不吃带刺或带骨的食物，而且要细嚼慢咽，防止损伤消化道黏膜。

（2）系统性硬化症患者要养成经常张嘴大笑、做吞咽动作、收缩肛提肌的习惯，这些习惯性动作可有效预防口腔痉挛、面部痉挛、吞咽困难及便秘。

（3）系统性硬化症患者要防止皮肤损伤。患者洗浴后，要涂抹无刺激性的护肤品，避免抓伤皮肤。

（4）系统性硬化症患者应遵医嘱准确服药，不可随意增多或减少，还应观察药物治疗的效果和不良反应。

（5）系统性硬化症患者应保持身体放松，充分活动各个关节，避免肌肉酸胀、麻木等并发症发生。系统性硬化症病人在运动时要遵循“以能耐受为准，循序渐进”的原则。

（6）病情随访。系统性硬化症患者应遵医嘱，定期复查，若有病情进展，应及时就医，避免出现严重内脏损害。

（编者　崔路萍 / 审校　张改连）

第五节　特发性肌炎（案例5）

核心提示

- ❖认清特发性肌炎的临床表现。
- ❖掌握特发性肌炎的诊断要点。
- ❖学会治疗特发性肌炎脏器损害的方法。

一、病历资料

1. 病史

石 ××，女，61 岁，主因“双下肢无力 3 年余，加重半年”入院。

患者于 2020 年 9 月出现双下肢无力，行走时抬腿费力，走路不稳，无肢体麻木，无脚踩棉花感等不适，未予以重视。2021 年 1 月，上述症状加重，患者蹲下不能起立，走路不稳，摔倒 1 次，无发热、头痛、头晕、恶心、呕吐，无皮疹、关节肿痛等不适，就诊于当地医院。当地医院给予对症治疗（具体不详），效果欠佳。于 2021 年 3 月 8 日患者就诊于我科。我科诊断为免疫介导坏死性肌病，予以静脉输注甲泼尼龙每天 80mg，连用 5 天，之后减量为每天 40mg，连用 2 天；环磷酰胺 0.4g，1 次。患者经过治疗，肌痛、肌无力明显好转后出院。患者出院后口服泼尼松片 50mg（1 次 / 天）、吗替麦考酚酯分散片 0.5g（2 次 / 天），静脉输注环磷酰胺 0.4g（2 次 / 周），规律复诊，激素逐渐减量。2021 年 8 月，患者复查时，实验室检查显示，天冬氨酸氨基转移酶、乳酸脱氢酶、肌酸激酶、α－羟丁酸脱氢酶、酸肌酶同工酶、血沉、C- 反应蛋白无异常，无下肢乏力症状，于是患者自行停用所有药物。2023 年 10 月患者再次出现双下肢近端肌肉无力明显，上台阶困难，之后伴有双上肢抬举困难，提重物费力，伴吞咽食物略感无力，无胸憋、

气短、呼吸困难，无发热、皮疹、关节肿痛等不适。当地化验肌酸激酶、乳酸脱氢酶及肌红蛋白各项均高于正常。为进一步诊治，患者入住我科。

2010 年患者发现血压高，最高 160/100mmHg，口服依那普利。2020 年 1 月患者因高血脂服用阿托伐他汀。

2. 体格检查

体温 36.5℃，脉搏 82 次 / 分，呼吸 18 次 / 分，血压 132/84mmHg。正常面容；双肺呼吸音清，双肺听诊未闻及干、湿啰音；心率 82 次 / 分，心律齐，心脏各瓣膜听诊区未闻及病理性杂音；腹软，无压痛及反跳痛；脊柱生理弯曲存在，各棘突及椎旁肌肉压痛阴性；双侧“4”字试验阴性，双侧骶髂关节压痛阴性；双下肢近端肌力 3 级，双上肢近端肌力 4 级，四肢远端肌力、肌张力正常；各关节无肿痛、压痛，双下肢无水肿。

3. 实验室检查和辅助检查

2021 年 3 月，肌电图：右上、下肢肌源性损害，合并右下肢胫神经损害。

2021 年 3 月，胸 CT：右肺上叶及左肺下叶小结节，建议定期复查。右肺上叶钙化灶。右肺中叶内侧段小叶性肺不张。双肺下叶多发索条。左肺盘状肺不张可能。

2021 年 3 月，心脏彩超：心脏结构及功能未见明显异常。

2021 年 3 月，实验室检查：抗 3– 羟基 –3– 甲基戊二酰辅酶 A 还原酶抗体（抗 HMGCR 抗体）阳性；抗核抗体阴性、抗可提取性核抗原抗体（抗 ENA）谱阴性；白介素（IL）–6 检测 3.36pg/mL；IgA 3.77g/L、IgG 10g/L、IgM0.67g/L、补体 C3 1.21g/L、补体 C4 0.21g/L、C– 反应蛋白 < 3.11mg/L；免疫球蛋白 E（IgE）29.8ng/mL；血沉 6mm/h；丙氨酸氨基转移酶 182 IU/L、天冬氨酸氨基转移酶 73.72IU/L、乳酸脱氢酶 545.81IU/L、肌酸激酶 1 118.12IU/L、α – 羟丁酸脱氢酶 385.14IU/L；肌酸激酶同工酶 110ng/mL；白细胞计数 9.39×10^9/L、血红蛋白 135g/L、血小板计数 323×10^9/L；24 小时尿蛋白定量 0.17g。

2024 年 1 月，实验室检查结果：白细胞计数 9.37×10^9/L、血红蛋白 172g/L、血小板计数 269×10^9/L；丙氨酸氨基转移酶 182IU/L、天冬氨酸氨基转移酶 95IU/L、乳酸脱氢酶 8 291IU/L、肌酸激酶 3 991.8IU/L、α – 羟丁酸脱氢酶 1 500IU/L；肌酸激酶同工酶 231ng/ml；肌红蛋白 968ml/L。

4. 初步诊断

免疫介导坏死性肌病（IMNM，特发性肌炎的亚型）、高血压 2 级（高危）、双肺多发小结节、右肺上叶钙化灶、右肺中叶内侧段小叶性肺不张、左肺盘状肺不张可能。

二、诊治经过

患者主因“双下肢无力3年余，加重半年”入院。

查体：双下肢近端肌力3级，双上肢近端肌力4级，四肢远端肌力、肌张力正常。

患者入院前实验室检查项目及结果显示：丙氨酸氨基转移酶182IU/L、天冬氨酸氨基转移酶95IU/L、乳酸脱氢酶8 291IU/L、肌酸激酶3 991.8IU/L、α-羟丁酸脱氢酶1 500IU/L。

患者入院后的相关检查项目及结果如下：

1. 血常规

白细胞计数5.80×10^9/L、红细胞计数4.93×10^{12}/L、血红蛋白137g/L、血小板计数311×10^9/L。

2. 血生化

丙氨酸氨基转移酶133.92IU/L、天冬氨酸氨基转移酶88.93IU/L、乳酸脱氢酶599.99IU/L、肌酸激酶2 270.97IU/L、肌酸激酶同工酶144.30IU/L、α-羟丁酸脱氢酶383.68IU/L。

3. 炎性指标

C-反应蛋白< 3.11mg/L、血沉6mm/h、免疫球蛋白补体阴性。

4. 其他实验室检查

肌红蛋白645.3ng/mL、高敏肌钙蛋白-I 3.4pg/mL、B型钠尿肽26pg/mL；尿蛋白、尿潜血阴性、便潜血阴性；抗HMGCR抗体阳性；抗核抗体阳性（+）、致密颗粒型1∶320；抗可提取性核抗原抗体（抗ENAs）阴性；类风湿因子、血管炎ANCA、抗磷脂抗体（APLs）、抗α-胞衬蛋白抗体、抗线粒体抗体（AMA）、抗平滑肌抗（ASMA）、抗线粒体抗体M2（AMA-M2）均阴性；铁蛋白、甲状腺功能、便常规阴性。

5. 影像检查

心脏彩超：心脏结构及功能未见明显异常。腹部彩超：未见明显异常。胸部CT：双肺上叶多发微结节，炎性可能，较前新见；右肺中叶内侧段小叶性肺不张；双肺下叶多发索条；右肺上叶钙化灶；左肺盘状肺不张可能；主动脉及冠脉走行区多发钙化；纵隔淋巴结增大。双下肢大腿段核磁：右侧大腿股直肌、左大腿阔筋膜张肌内见斑片状影，轮廓模糊。

具体治疗见本节相关内容。

三、案例分析

1. 病史特点

（1）老年女性，以“双下肢无力 3 年余，加重半年”为主诉。

（2）口服他汀类药物出现四肢近端肌痛、肌无力。

（3）自身抗体：抗 HMGCR 抗体阳性。

（4）实验室检查结果：天冬氨酸氨基转移酶、肌酸激酶、肌酸激酶－同工酶、乳酸脱氢酶、α－羟丁酸脱氢酶、肌红蛋白升高。

（5）肌肉核磁：肌肉内可见异常信号影。肌电图可见肌源性损害。

（6）诊断免疫介导坏死性肌病，糖皮质激素及免疫抑制剂治疗有效，停药后复发。

2. 诊断和诊断依据

（1）诊断：免疫介导坏死性肌病。

（2）诊断依据：①四肢近端肌痛、肌无力；②肌红蛋白、肌酸激酶等肌酶升高为主；③肌肉核磁阳性，肌电图显示肌源性损害；④抗 HMGCR 抗体阳性。

3. 鉴别诊断

（1）横纹肌溶解症，俗称肌肉溶解：通常由于肌肉受到大力撞击、长时间压迫，或是过度使用之后导致。另有少数情况，像血管阻塞导致肌肉缺氧，以及特殊体质的患者服用某些药物，也可能引发横纹肌溶解症。这种疾病发病率为 1/10 000，可能发生在任何年龄、性别和人种身上。临床表现：通常发生急性肌疼痛、肌肉痉挛、肌肉水肿，触诊肌肉有“注水感”，全身表现可有恶心、呕吐和酱油色尿。约 1/3 的病例发生急性肾功能衰竭。肌酸激酶值会高达数千，甚至上万；乳酸脱氢酶和丙氨酸氨基转移酶水平非特异性升高，伴有血、尿肌红蛋白升高，尿分析存在“血液”，但显微镜下不见红细胞。出现高钾血症、高尿酸血症和高磷血症。

（2）代谢性肌病：糖原、脂肪酸、线粒体代谢障碍引起的一组肌肉病，临床表现以急性复发性运动后极度疲劳、持续性肌无力、肌肉疼痛、肌痉挛为特征，病因为基因缺陷导致糖原、脂肪酸、线粒体等在肌细胞内贮积。根据代谢物质的不同，临床上将代谢性肌病称为糖原贮积病、脂质沉积性肌病、线粒体肌病或线粒体脑肌病。亦有部分代谢性肌病是钾离子代谢障碍所引起的周期性麻痹。代谢性肌病有两个显著特征：①分型多。每一亚型均涉及一个基因、一种酶，每一亚型的数量较多，临床表现相似，遗传异质性强。②某些亚型经治疗可产生显著效果。不能行走、生活不能自理者经短时间治疗，可以行走、生活基本自理。

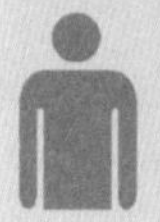

（3）免疫介导坏死性肌病：肌细胞坏死并不是免疫介导坏死性肌病特异性的改变，

各种肌肉受损的疾病也可能存在坏死肌纤维。在特发性肌炎的其他亚型，如皮肌炎（DM）、抗合成酶综合征（ASS）、与肌炎并存的重叠综合征中，也可见到肌细胞坏死，但皮肌炎的特征性皮疹，抗合成酶综合征和重叠综合征常伴的肌肉外器官受累，和他们的所特有的自身抗体有助于鉴别免疫介导坏死性肌病与特发性肌炎的其他亚型。

四、处理方案及基本原则

1. 处理方案

控制改善肌痛、肌无力症状，防止减药或停药后病情复发。目前所有的治疗均是基于经验性治疗和来自回顾性、观察性的研究结果或专家共识。

（1）糖皮质激素：一般初始剂量为醋酸泼尼松 1mg/（kg·d）或等效剂量的其他糖皮质激素，最大剂量一般不超过醋酸泼尼松 80mg/d。伴有吞咽障碍和（或）行走困难的严重特发性肌炎，先静脉注射，然后改为口服。对严重病例可初始应用甲基强的松龙 0.5 ~ 1g/d，连用 3 天，冲击治疗。

（2）免疫抑制剂：甲氨蝶呤是最常用的二线药物，应在免疫介导坏死性肌病初始治疗时或开始治疗的 1 个月内应用，用量为每周 0.3mg/kg。其他常用的免疫抑制剂包括硫唑嘌呤、吗替麦考酚酯和环孢霉素 A 等，可帮助减少糖皮质激素的用量。

（3）静脉免疫球蛋白注射（IVIG）：对于抗信号识别颗粒抗体（抗 SRP 抗体）阳性和抗 HMGCR 抗体阳性免疫介导坏死性肌病患者，如果在治疗后 6 个月内未观察到足够的反应，静脉注射免疫球蛋白治疗，IVIG 用法为每月 2g/kg，3 ~ 5 天用完，应用不少于 3 个月。

（4）靶向治疗：回顾性研究显示，利妥昔单抗可替代甲氨蝶呤治疗难治性的抗 SRP 阳性的免疫介导坏死性肌病，但利妥昔单抗对抗 HMGCR 抗体阳性免疫介导坏死性肌病未显示出显著的疗效。

（5）其他治疗：除药物治疗外，所有的免疫介导坏死性肌病患者均可通过物理治疗来恢复肌力。物理治疗对于预防肌肉损伤很重要。药物治疗可以控制疾病活动，阻止肌肉损伤进展，但对肌肉功能的修复没有直接影响，而物理治疗对疾病活动没有负面影响，可以改善肌肉功能。

在与他汀类药物暴露相关的抗 HMGCR 抗体阳性的免疫介导坏死性肌病患者中，再使用他汀类药物可能使疾病复发，对需要降脂治疗的患者，可使用他汀类药物的安全替代品来降低患者的胆固醇水平。

2. 针对本案例患者的相关诊治

（1）避免服用他汀类药物，或者选择他汀类药物的安全替代品。物理治疗避免肌肉萎缩及加强四肢肌肉的功能锻炼。在使用糖皮质激素过程中监测血压、血脂、血糖。

（2）糖皮质激素：泼尼松 50mg，口服，1 次 / 天。

（3）免疫抑制剂治疗，如甲氨蝶呤、吗替麦酚酯等。

（4）补充钙剂 + 活性维生素 D 胶丸。

3. 转诊及社区随访

包括免疫介导坏死性肌病在内的不同亚型的特发性肌炎需要特别注意以下几点：

（1）转诊：如果您怀疑患者患有特发性肌炎，需完善相关多种专科化验和检查，应尽快将患者转诊至专科做进一步诊断和治疗。转诊时应尽可能详细地提供患者的病史、症状和体征，以便接诊医院能够更好地了解患者的病情。

（2）社区随访：对于已经确诊的特发性肌炎患者，社区医疗团队应督促患者按时服用糖皮质激素及免疫抑制剂，做好血压、血糖、血脂监控和管理工作。指导患者完成包括四肢骨骼肌、呼吸肌或吞咽肌在内的康复锻炼工作，并记录患者的生命体征和实验室检查结果。

（3）健康教育：特发性肌炎是一种慢性疾病，因不同患者肌肉损害和萎缩程度不同，即使在积极治疗的情况下肌肉恢复时间也较长，需要长期治疗和管理。督促患者按时服药、定期复查，避免患者不规律减量或停药，导致原发病复发或重要脏器受累。同时以单位时间 1 ~ 2 年复诊，完善肿瘤筛查评估。

（4）药物治疗：特发性肌炎的治疗通常需要使用糖皮质激素及免疫抑制剂等药物。社区医疗团队应与患者的主治医生密切合作，正确评估药物治疗作用及毒副作用，确保患者按时服药，并注意观察药物的不良反应。

（5）心理支持：关注患者的心理状况，提供必要的心理支持和疏导，帮助患者保持积极的心态，增强治疗信心。

五、要点与讨论

1. 临床表现

（1）四肢近端对称性肌无力，肌酸激酶升高，同时伴天冬氨酸氨基转移酶、肌酸激酶同工酶（CK–MB）、乳酸脱氢酶、α – 羟丁酸脱氢酶、肌红蛋白升高。

（2）肌电图呈肌源性损害；双下肢肌肉核磁显示，肌肉斑片影，轮廓不清。

（3）抗 HMGCR 抗体阳性。

（4）病理特征为大量的肌细胞坏死，极少的炎症浸润或无炎症浸润。

2. 诊断标准

包括临床和病理标准。临床表现为四肢近端对称性肌无力，肌酸激酶升高和肌电图呈肌源性损害；病理特征为大量的肌细胞坏死，极少的炎症浸润或无炎症浸润。符合所有上述临床和病理特征可诊断免疫介导坏死性肌病。2017 年欧洲神经肌肉中心对免疫介导坏死性肌病的诊断标准进行了修订，该标准包括临床、血清和病理标准，临床标准与 2004 年的标准相同，血清标准包括抗 SRP 抗体和抗 HMGCR 抗体阳性，病理标准见上述辅助检查的肌肉病理部分。需要注意的是，对抗 SRP 抗体或抗 HMGCR 抗体阳性的患者不一定需要肌活检来诊断免疫介导坏死性肌病，但对血清阴性的免疫介导坏死性肌病患者则必须用肌活检来确诊。

2. 诊断上常见误区

发现患者临床表现为肌痛、肌无力，往往不能忽视。需要根据肌电图、肌肉核磁、心肌酶谱及不同的自身抗体类型，明确是否诊断特发性肌炎，为哪种类型的特发性肌炎。

六、思考题

1. 特发性肌炎的亚型有哪几类？

2. 抗 HMGCR 阳性患者服用他汀类药物有无患免疫介导坏死性肌病风险？

七、科普小常识

1. 什么是特发性肌炎？

特发性肌炎是一组罕见的、以肌肉炎症和多种肌外表现为特征的异质性自身免疫性疾病，通常为慢性或亚急性发作。

2. 特发性肌炎简单来说就是肌肉发炎了，肌肉为什么会发炎呢？

因为免疫系统紊乱后产生了很多“坏”抗体。这些抗体会攻击我们自身的肌肉，导致肌肉出现炎症反应或坏死。同时，这些抗体也可以攻击皮肤和肺，导致皮炎和间质性肺炎。因此，特发性肌炎是一种累及全身多个器官的自身免疫性疾病。

（编者　王洁 / 审校　张改连）

第六节　混合性结缔组织病（案例6）

核心提示

❖认清混合性结缔组织病的临床表现。

❖掌握混合性结缔组织病的诊断要点。

❖学会治疗混合性结缔组织病的方法。

一、病历资料

1. 病史

郭××，女，48岁，主因“口眼干7年，双手关节肿痛，遇冷变色，伴活动后气短2年”入院。

2011年患者出现无明显诱因的口干，进干食需饮水送服，眼干，泪少，伴有脱发，光过敏，未予以重视。2015年患者无明显诱因出现间断干咳，夜间好发，伴胸憋，活动后气促，无胸痛，无低热、盗汗，无咯血，活动耐力逐渐下降，稍活动喘息明显，偶伴心悸，伴全身乏力，可平卧，无夜间憋醒。2016年患者双手手指僵硬肿胀，累及双手近端指间关节、掌指关节，遇冷时双手手指变白变紫，牙齿片状脱落。同年12月，患者因间断干咳伴活动后气促，间断发热，被收住我科治疗。实验室检查显示，抗核抗体阳性，颗粒型，滴度1∶1 000，抗U1-snRNP抗体阳性；胸部CT显示，双肺间质性改变。诊断：混合结缔组织病、间质性肺炎。静点甲泼尼龙40mg，1次/天，连用7天；静点环磷酰胺600mg，1次。患者双手关节肿痛及咳嗽、活动后气短略好转出院。患者出院后口服泼尼松40mg，每天1次，后逐渐减量至10mg，1次/天；环磷酰胺600mg，1次/月。2017年4月患者复诊，抗核抗体1∶1 280，抗U1-snRNP抗体（+++），血沉33mm/h。肺CT显示：

双肺间质改变，纵隔、肺门、腋窝多发淋巴结。肺功能显示：弥散功能降低。调整环磷酰胺剂量至50mg，隔日1次，口服。患者服用4天，出现胸憋、气紧，咽部不适，咳嗽、咳黄痰，痰较易咳出伴双下肢无力，上楼梯、台阶困难。2017年5月患者再次到我科住院。

既往史：糖尿病6年多，最高血糖16mmol/L，口服阿卡波糖（50mg，3次/天）、二甲双胍（0.5g，3次/天）降糖，平素血糖控制尚可。否认肝炎、结核病病史，否认高血压、冠心病病史。有药物过敏史，对环丙沙星过敏。否认食物过敏史。

2. 体格检查

体温37.5℃，脉搏97次/分，呼吸22次/分，血压123/97mmHg。慢性病容，神清，喘息貌；双手绷紧后手指皮肤苍白变为青紫；全身浅表淋巴结未触及肿大；双肺呼吸音清，双肺可闻及湿啰音；心率97次/分，心律齐，心脏各瓣膜听诊区未闻及明显病理性杂音；腹软，无压痛及反跳痛；脊柱呈生理弯曲，双下肢肌力5级；双手近端指间第2、第3、第4关节及掌指第2、第3关节轻度肿胀，轻压痛，关节活动受限；双下肢未见水肿。

3. 实验室检查和辅助检查

胸部CT：双肺间质改变，纵隔、肺门、腋窝多发淋巴结肿大，右侧胸膜局部增厚。

肺功能检查：通气功能正常；弥散功能降低。

4. 初步诊断

混合性结缔组织病、间质性肺炎；2型糖尿病。

二、诊治经过

患者主因“口眼干7年，双手关节肿痛遇冷变色，伴活动后气短2年”入院。

双手绷紧后手指皮肤苍白，颜色变为青紫、潮红。双肺可闻及湿啰音。双手近端指间第2、第3、第4关节及掌指第2、第3关节轻度肿胀，轻压痛。胸部CT检查提示：双肺间质性肺炎，纵隔、肺门、腋窝多发淋巴结肿大。肺功能检查提示：弥散功能减低。

患者入院后的相关检查项目及结果如下：

1. 实验室检查

白细胞计数 3.2×10^9/L、中性粒细胞计数 2.19×10^9/L、中性粒细胞百分比67.6%、红细胞 4.19×10^{12}L、血红蛋白120g/L、血小板计数 283×10^9/L；天冬氨酸氨基转移酶17.46IU/L、丙氨酸氨基转移酶10.591U/L、碱性磷酸酶54.371U/L、谷氨酰转肽酶39.011U/L、血肌酐73.29 μmol/L、尿素氮3.85mmol/L、白蛋白30.43g/L、钾4.31mmol/L、血沉60mm/h、C-反应蛋白24.51mg/L、IgM 1.14g/L、IgG 16.2g/L、IgA 3.67g/L、补体C3 0.95g/L、补体

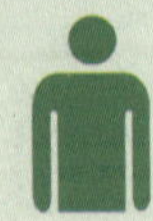

C4 0.2g/L；抗核抗体阳性，颗粒型，滴度 1∶1 000；抗 U1-snRNP 抗体阳性、抗 nRNP/Sm 抗体阳性、抗 Sm 抗体阴性、抗 ds-DNA 抗体阴性；血管炎 ANCA、抗平滑肌抗体、抗线粒体抗体阴性。

2. 呼吸道病原体检测

单纯疱疹病毒 1 抗体阳性，风疹病毒抗体阳性，巨细胞病毒抗体阳性。肺炎支原体 IgM 阳性；痰培养及咽拭子阴性。

3. 血气分析（脱氧状态下）

pH7.392，$PO_2$63.0mmHg，$PCO_2$37.1mmHg，SO_2%89.9%，HCO_3^-AB 22.1mmol/L。

4. 胸部 CT

双肺间质性肺炎（如图 1-6-1 所示）。

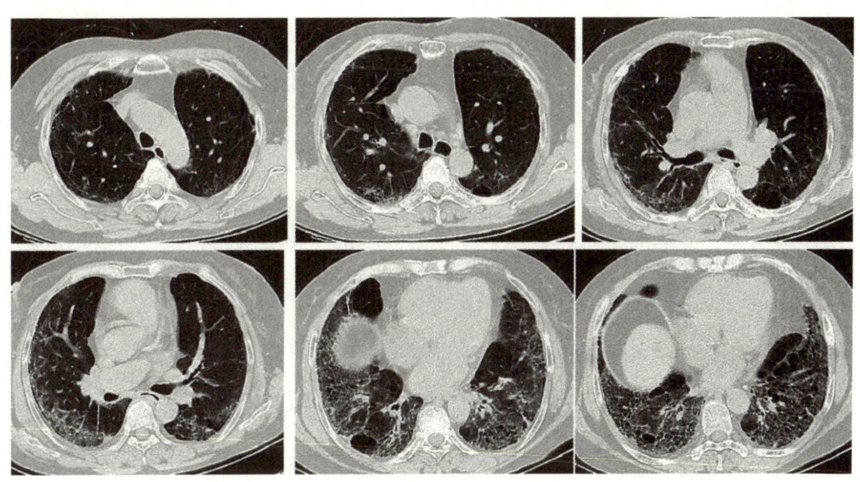

图 1-6-1 胸部 CT

5. 关节超声

双手近端指间关节（PIP）第 2、第 3、第 4 滑膜增厚，滑膜区未见积液及血管翳形成；双手掌指关节（MCP）第 2、第 3 滑膜增厚，滑膜区未见积液及血管翳形成。

三、案例分析

1. 病史特点

（1）中年女性，主因“口眼干 7 年，双手肿痛，遇冷变色，伴活动后气短 2 年”入院。

（2）口干，进干食需饮水送服，牙齿片状脱落，眼干，泪少，伴有脱发，光过敏。

（3）双手手指遇冷变白变紫，双手关节滑膜炎。

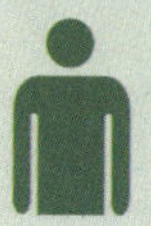

（4）抗核抗体 1∶1 280，抗 U1-snRNP 抗体（+++）；抗 nRNP/Sm 抗体阳性，抗 Sm 抗体阴性。

（5）胸部 CT 提示，双肺间质性肺炎。

（6）糖皮质激素及免疫抑制剂治疗有效。

2. 诊断和诊断依据

（1）诊断：混合性结缔组织病、间质性肺炎；2 型糖尿病。

（2）诊断依据：临床表现为口干，眼干，牙齿片状脱落，手关节肿胀（滑膜炎），双手雷诺现象，脱发，光过敏。抗核抗体 1∶1 280，抗 U1-snRNP 抗体（+++）；抗 nRNP/Sm 抗体阳性，抗 Sm 抗体阴性。胸部 CT 提示，双肺间质性肺炎。

3. 鉴别诊断

（1）典型的特定结缔组织病：混合性结缔组织病患者存在高滴度斑点型抗核抗体和抗 U1-snRNP 抗体，并有雷诺现象、关节炎或肌炎，手肿胀，且又不能诊断为某一明确的结缔组织病，应与典型的特定结缔组织病相鉴别。

（2）未分化结缔组织病（UCTD）：指患者出现某些结缔组织病相关的症状和体征，尤其是雷诺现象、关节痛、肌痛、食管功能失调，同时有自身免疫病的血清学证据，如抗核抗体阳性（2 次不同时间检测抗核抗体≥ 1∶80），但不符合任一确定结缔组织病的分类标准。未分化结缔组织病的排除标准：①临床排除标准。蝶形红斑、亚急性皮肤红斑狼疮、盘状狼疮、皮肤硬化、向阳性皮疹、Gottron 丘疹、侵蚀性关节炎。②实验室排除标准。抗 ds-DNA 抗体、抗 Sm 抗体、抗核糖体 P 蛋白抗体、抗 Scl70 抗体、抗着丝点抗体、抗干燥综合征 B 抗体、抗 Jo-1 抗体、抗 Mi-2 抗体等出现一种或以上阳性。前瞻性研究发现，仅 30% 的未分化结缔组织病患者在 3 ~ 5 年会进展为某种确定的结缔组织病。若未分化结缔组织病患者在出现症状 12 个月内未进展为某一确定结缔组织病，大多 10 年后仍保持未分化状态，即稳定期未分化结缔组织病可能是结缔组织病分类中一种独立的疾病。

（3）混合性结缔组织病还应与系统性硬化症、重叠综合征、肌炎重叠综合征等相鉴别。

四、处理方案及基本原则

混合性结缔组织病的治疗目标为控制症状，并以临床表现和器官受累为指导。治疗推荐基于系统性红斑狼疮、类风湿关节炎、多肌炎和皮肌炎、系统性硬化症的传统治疗方法。

1. 雷诺现象的对症处理

雷诺现象的对应处理方法包括避免使用咖啡因、吸烟、低温和受伤，口服钙通道阻滞剂（CCB）（如降低外周阻力的硝苯地平）、静脉注射前列腺素和局部使用硝酸甘油也有一定疗效。

2. 糖皮质激素和甲氨蝶呤的使用原则

关节炎和关节痛患者通常对非甾体抗炎药（NSAIDs）和羟氯喹有反应。对于难治性滑膜炎患者，可使用糖皮质激素和甲氨蝶呤。胸膜炎、心包炎、肌炎、心肌炎和无菌性脑膜炎患者通常对糖皮质激素有反应。甲氨蝶呤、环孢素、硫唑嘌呤和霉酚酸酯通常作为二线药物使用。

3. 其他药物的使用

前列腺素、内皮素受体拮抗剂、磷酸二酯酶 –5 抑制剂、糖皮质激素和环磷酰胺的免疫抑制剂都可考虑。

4. 胃食管反流病的治疗方法

包括质子泵抑制剂（PPIs）、改变生活方式和饮食，如抬高床头和避免饮食诱因。对于每天两次 PPIs 治疗失败的患者，可选择促动力药和胃底折叠术。对于食管动力不足患者，需选用促动力药。吸收不良的患者应进行无乳糖饮食，中链甘油三酯应替代长链脂肪酸。

5. 严重患者的药物使用

肺纤维化病变对激素和免疫抑制剂不敏感，但严重患者亦可用环磷酰胺治疗。

对激素治疗无效的血小板减少、难治性肌炎或溶血性贫血患者，可考虑静脉注射丙种球蛋白（IVIG）和（或）利妥昔单抗治疗。

6. 针对本案例患者的相关诊治

（1）注意休息，避免劳累，持续吸氧，监测血压、血糖。

（2）患者肺部受累，近期出现胸憋、气紧，咳嗽、咳黄痰，痰较易咳出，伴双下肢无力，上楼梯、台阶困难等活动耐力下降。需要完善胸部高分辨 CT、心脏彩超测肺动脉压力；观察是否存在肺部感染。

（3）经验性抗感染治疗，酌情调整糖皮质激素剂量。

（4）暂缓免疫抑制剂治疗。

（5）双手出现雷诺现象，注意保暖，对症改善循环。

7. 转诊及社区随访

（1）转诊：如果您怀疑患者患有混合性结缔组织病，诊断困难，患者可能还合并

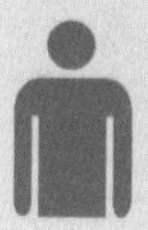

有间质性肺炎、肺动脉高压、心肌炎、血细胞减少（血小板减少、溶血性贫血），应尽快将患者转诊至专业医院做进一步诊断和治疗。

（2）社区随访：对于已经确诊的混合性结缔组织病患者，基层医生应定期进行随访，监测患者的病情变化、新发的并发症及重要脏器功能指标。

1）健康教育：按临床表现制订个体化的健康指导，双手雷诺现象、指端硬化的患者应注意保暖改善指端循环；关节炎、双手水肿的患者应适度进行关节功能位锻炼；间质性肺病、肺动脉高压的患者需要长期氧疗，吸氧时间 >10 小时 / 天，维持血氧饱和度高于 93%。

2）药物治疗：基层医生应与患者的主治医生密切合作，确保患者按时服药，并注意观察药物的不良反应。

3）心理支持：基层医生应关注患者的心理状况，提供必要的心理支持和疏导，帮助患者保持积极的心态，增强治疗信心。

五、要点与讨论

1. 临床表现

患者可表现出系统性红斑狼疮、系统性硬化症、多肌炎和皮肌炎、类风湿关节炎等的临床症状，这些症状可同时亦可相继出现，不同的患者临床表现亦不尽相同。

（1）发热：不明原因发热可能是混合性结缔组织病最显著的临床表现和首发症状。

（2）关节：关节疼痛和僵硬几乎是所有混合性结缔组织病患者的早期症状之一。60% 的患者最终发展成典型的关节炎。常伴有与类风湿关节炎相似的关节畸形，放射学检查缺乏严重的骨侵蚀性病变，呈 Jaccoud 关节表现，部分患者亦可见关节边缘侵蚀和关节破坏。50% ~ 70% 的患者类风湿因子阳性。

（3）皮肤黏膜：雷诺现象是混合性结缔组织病最常见和最早期的表现之一，常伴手指肿胀或全手肿胀。有些患者表现为狼疮样皮疹，尤其是面颊红斑和盘状红斑。黏膜损害包括颊黏膜溃疡、复合性口生殖器溃疡、青斑血管炎、皮下结节和鼻中隔穿孔。

（4）肌肉病变：肌痛是混合性结缔组织病常见的症状，但大多数患者无明确的肌无力、肌电图异常或肌酶的改变。

（5）心脏：心脏全层均可受累。20% 的混合性结缔组织病患者出现心电图异常，最常见的是右心室肥厚、右心房扩大和心室传导阻滞。10% ~ 30% 的患者出现心包炎，是心脏受累最常见的临床表现，少见心包填塞。心肌受累日益受到重视，一些患者的心肌受累是继发于肺动脉高压，而肺动脉高压在早期阶段常无症状。肺动脉高压的发生与

系统性硬化症样甲襞毛细血管改变、抗内皮细胞抗体、抗心磷脂抗体和抗 U1-snRNP 抗体相关。

（6）肺：75% 的混合性结缔组织病患者有肺部受累，早期大多数患者无症状。30% ~ 50% 的患者可发生以干咳、活动后呼吸困难、胸痛为早期表现的间质性肺病。胸部高分辨率 CT 是诊断间质性肺病最敏感的检查方法。未经治疗的间质性肺病患者 25% 在 4 年后可发展为严重的肺间质纤维化。肺动脉高压是混合性结缔组织病最严重的肺部并发症。

（7）肾：25% 的混合性结缔组织病患者有肾脏损害。高滴度抗 U1-snRNP 抗体对弥漫性肾小球肾炎的进展有相对保护作用。弥漫性增殖性肾小球肾炎或肾实质、间质病变在混合性结缔组织病中罕见，通常为膜性肾小球肾炎。有类似于系统性硬化症肾危象的表现。

（8）消化系统：胃肠道受累约见于 60% ~ 80% 的混合性结缔组织病患者。表现为上消化道运动异常，食管上段和下段括约肌压力降低，食管远端 2/3 蠕动减弱，进食后发噎和吞咽困难，并可有腹腔出血、胆道出血、十二指肠出血、巨结肠症、胰腺炎、腹腔积液、蛋白丢失性肠病、原发性胆汁性胆管炎、自身免疫性肝炎、吸收不良综合征等。混合性结缔组织病的腹痛可能是由于肠蠕动减退、浆膜炎、肠系膜血管炎、结肠穿孔或胰腺炎等所致。

（9）神经系统：中枢神经系统病变并不是混合性结缔组织病显著的临床特征。最常见的是三叉神经病变。头痛是常见症状，通常来自血管源性疾病，与典型的偏头痛类似。部分患者出现脑膜刺激征，脑脊液检查显示无菌性脑膜炎。

（10）血管：雷诺现象几乎是所有混合性结缔组织病患者的一个早期临床特征。中小血管内膜轻度增生和中层肥厚是混合性结缔组织病特征性的血管病变，亦是并发肺动脉高压和肾危象的特征性病理改变。研究证实，抗内皮细胞和抗心磷脂抗体与混合性结缔组织病发生内皮功能障碍及动脉粥样硬化有关。

（11）血液系统：75% 的混合性结缔组织病患者有贫血。60% 的患者直接抗人球蛋白（Coombs）试验呈阳性，但溶血性贫血并不常见。75% 的患者可有以淋巴细胞系为主的白细胞减少，并与疾病活动有关。血小板减少、血栓性血小板减少性紫癜、红细胞发育不全相对少见。低补体血症可见于部分病例。50% 的患者类风湿因子阳性，特别是同时伴抗 RA33 抗体阳性者，常与严重的关节炎相关。

2. 诊断标准：

（1）Alarcon-Segovia 标准：①血清学标准：抗 U1-snRNP 抗体滴度 ≥ 1 ∶ 1 600。②临床标准：手肿胀、滑膜炎、肌炎、雷诺现象、肢端硬化。

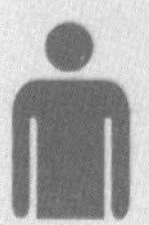

若血清学标准伴有3条或3条以上的临床标准（其中必须包括滑膜炎或肌炎），则可诊断为混合性结缔组织病。

（2）Kahn标准：①血清学标准：高滴度抗U1-snRNP抗体，斑点型，抗核抗体滴度≥1∶1 200。②临床标准：手肿胀；滑膜炎；肌炎；雷诺现象。

若血清学标准伴有雷诺现象及3条临床标准中的至少2条，则可诊断为混合性结缔组织病。

3. 诊断上常见误区

混合性结缔组织病表现有系统性红斑狼疮、系统性硬化症、多肌炎和皮肌炎、干燥综合征或类风湿关节炎的临床症状，这些症状可同时亦可相继出现，不同患者的临床表现均不相同。诊断时不仅需要与各种结缔组织病相鉴别，还需要与未分化结缔组织病、系统性硬化症重叠综合征、肌炎重叠综合征等相鉴别。

六、思考题

1. 与混合性结缔组织病相关的抗体有哪些？
2. 混合性结缔组织病受累的重要脏器有哪些？

七、科普小常识

1. 什么是未分化结缔组织病？

未分化结缔组织病是指具有某些结缔组织病的临床表现，但又不符合任何一种特定疾病诊断标准的结缔组织病（如类风湿关节炎、系统性红斑狼疮等）。但还有一些结缔组织病患者具有临床上特定类型结缔组织病的常见症状，但不存在与这些疾病相关的特异性抗体，亦不符合诊断标准。临床症状可能是某一独特疾病的早期表现，随着疾病的进展可以演变成某一确定的结缔组织病，或维持这些症状很长时间不变，或治疗后症状减轻、好转或消失。总之，临床上诊断不明的结缔组织病都被称为未分化结缔组织病。

2. 什么是混合性结缔组织病？

同时或不同时具有系统性红斑狼疮、多发性肌炎、硬皮病、类风湿性关节炎等疾病的混合表现，血中有高滴度效价的斑点型抗核抗体（ANA）和高滴度U1-snRNP抗体的疾病，称为混合性结缔组织病。临床上可表现为雷诺现象、双手肿胀、多关节痛或关节炎、肢端硬化、肌炎、食管运动功能障碍、肺动脉高压等，血清中有高滴度的抗核抗体和抗U1核糖核蛋白（U1RNP）抗体阳性。

（编者　王洁 / 审校　张改连）

第七节　抗磷脂综合征（案例 7）

核心提示

❖认清抗磷脂综合征的临床表现。

❖掌握抗磷脂综合征的诊断要点。

❖学会治疗抗磷脂综合征的方法。

一、病历资料

1. 病史

薛 ×，女，35 岁，主因“血小板减低十余年，不良妊娠 2 次”入院。

患者十余年前出现皮肤瘀点、瘀斑，偶有牙龈出血，无鼻衄。当时实验室检查发现血小板减低，波动于（0 ~ 300）$\times 10^9$/L，口服泼尼松，30mg/d，规律减量至 2.5mg/d，治疗 2 年，未明确诊断。4 年前患者结婚。2 年前（2020 年 4 月）患者受孕 25 周出现血压升高，予降压治疗，仍出现胚胎停止发育，行引产术。4 个月前（2022 年 2 月）患者受孕 20 周，再次出现血压升高，口服阿司匹林、降压药物等治疗，之后出现羊水减少，胚胎停止发育，再次行引产术。术后患者血压恢复正常。实验室检查显示：抗磷脂抗体阳性、抗β2- 糖蛋白抗体 IgA 28.7CU、抗β2- 糖蛋白抗体 IgG 4 958.6CU、抗β2- 糖蛋白抗体 IgM 5.4CU、抗心磷脂抗体 ACA-IgA 30CU、抗心磷脂抗体 ACA－IgG 849.5CU、抗心磷脂抗体 ACA-IgM 5.0CU。为进一步诊治，患者入院治疗。

病程中患者无光过敏，无关节肿痛，无明显口眼干，无反复口腔溃疡，无双手遇冷变色，无动静脉血栓史，无双眼充血发红、视力下降。个人史、家族史无特殊。

2. 体格检查

双上臂点状充血性斑丘疹，散在分布；双肺呼吸音清，未闻及干、湿啰音；心律齐，心脏各瓣膜听诊区未闻及病理性杂音；腹软，无压痛、反跳痛，肝、脾肋缘下未触及；四肢肌力及肌张力正常；神经系统检查（-）；脊柱及外周关节（-）。

3. 实验室检查和辅助检查

2022 年 6 月 23 日实验室检查显示：抗磷脂抗体阳性、抗 β2- 糖蛋白抗体 IgA 28.7CU、抗 β2- 糖蛋白抗体 IgG 4 958.6CU、抗 β2- 糖蛋白抗体 IgM 5.4CU、抗心磷脂抗体 ACA-IgA 30CU、抗心磷脂抗体 ACA-IgG 849.5CU、抗心磷脂抗体 ACA-IgM 5.0CU。

4. 初步诊断

抗磷脂综合征。

二、诊治经过

患者主因“血小板减低十余年，不良妊娠 2 次”入院。

患者反复皮肤、黏膜出血十余年，既往多次化验血小板低，妊娠 2 次均因妊高症引产，化验抗磷脂抗体、抗 β2- 糖蛋白抗体均为阳性，初步考虑抗磷脂综合征。

患者入院后的相关检查项目及结果如下：

血常规：白细胞计数 7.40×10^9/L，中性粒细胞 57.6%，红细胞计数 4.28×10^{12}/L，血红蛋白 126g/L，血小板计数 250×10^9/L

凝血系列：凝血酶原时间 11.9s，活动度 98%，活化部分凝血活酶时间 52.0s，凝血酶时间 15.9s，纤维蛋白原 1.91g/L，D -二聚体 56ng/mL

自身抗体：抗核抗体阳性，荧光类型 H，滴度 1∶100；抗蛋白酶 3 抗体（PR3）阴性，抗髓过氧化物酶（MPO）阴性，抗肾小球基底膜抗体（GBM）阴性，抗中性粒细胞胞浆抗体 - 核周型（C-ANCA）阴性，抗中性粒细胞胞浆抗体 - 胞浆型（p-ANCA）阴性，血小板抗体阴性。

血沉 3mm/h，C -反应蛋白 < 3.30mg/L。

免疫球蛋白：IgA 1.71g/L、IgG 10.80g/L、IgM 0.49g/L、补体 C3 0.710g/L、补体 C4 0.120g/L。

肺 CT：右肺上中叶及双肺下叶索条。左肺下叶小结节，建议定期复查。

心脏彩超：心脏结构及功能未见明显异常。

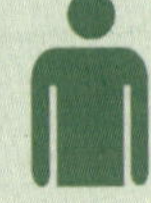

血管彩超：双上肢动脉及深静脉、双下肢动脉及深静脉、双侧颈动脉及颈静脉均未

见明显异常。

具体治疗见本节相关内容。

三、案例分析

1. 病史特点

（1）年轻女性，病史十年，慢性经过。

（2）反复皮肤、黏膜出血十余年，不良妊娠2次，均出现妊高症，胚胎停止发育。

（3）体格检查：双上臂有瘀点、瘀斑。

（4）既往多次血小板减低，（0 ~ 300）× 10^9/L，多种抗磷脂抗体及其亚型均为阳性。

2. 诊断和诊断依据

（1）诊断：抗磷脂综合征。

（2）诊断依据：①反复皮肤、黏膜出血，血小板减低，（0 ~ 300）× 10^9/L。②在妊娠34周以前，因重度先兆子痫或严重胎盘功能不全所致两次形态正常的胚胎停止发育，引产。③抗磷脂抗体、抗β2- 糖蛋白抗体阳性。

3. 鉴别诊断

抗磷脂综合征是一种以反复的不良妊娠、血小板减少、血栓形成等为主要表现，同时检测出抗磷脂抗体谱阳性的一类综合征。诊断抗磷脂综合征时，需要与其他可能引起类似症状的疾病进行鉴别。

（1）静脉血栓：原因不明的静脉血栓是抗磷脂综合征最常见的症状。然而，肿瘤、口服避孕药、肾病综合征、血小板增多症、抗凝血酶Ⅲ缺乏、蛋白C缺乏、蛋白S缺乏、异常纤维蛋白原血症、红细胞增多症、阵发性睡眠性血红蛋白尿及尿高胱氨酸血症等疾病也可能出现血栓形成。诊断时，应详细询问患者的病史并进行必要的检查，以排除这些疾病。

（2）反复流产：抗磷脂综合征的另一常见症状是反复流产。然而，流产是妇产科常见的疾病之一，许多其他因素如子宫异常、其他系统性疾病、慢性感染及遗传因素等也可能导致流产。

四、处理方案及基本原则

1. 一般治疗

抗磷脂综合征的治疗目的主要包括预防血栓和避免妊娠失败。治疗应做到个体化，根据患者的临床表现、病情严重程度和对治疗药物的反应等制订恰当的治疗方案。除了

药物治疗外，还应包括加强患者教育、改善依从性以及生活方式调整。

（1）小剂量阿司匹林和低分子肝素是抗磷脂综合征治疗的基石。

（2）对于非典型抗磷脂综合征（抗体种类不典型，抗体低滴度，抗体检测间隔时间不足 12 周，反复流产次数不足 3 次等），应根据个体化风险评估结果单独使用小剂量阿司匹林（LDA）或联合使用低分子肝素（LMWH）。

（3）对于常规治疗失败者，最常见的治疗方案是将 LWMH 增加到治疗剂量，在妊娠前开始使用 LDA 和羟氯喹的基础上，妊娠期可考虑加用小剂量泼尼松（孕早期 ≤ 10mg/d）或同等剂量的其他糖皮质激素。

（4）分娩后应当继续使用抗凝药物预防血栓形成。

2. 针对本案例患者的相关诊治

（1）抗磷脂综合征分为原发性抗磷脂综合征和继发性抗磷脂综合征，已继发于系统性红斑狼疮等免疫性疾病，完善自身抗体检查，判断是否合并自身免疫疾病。

（2）抗磷脂综合征容易出现反复血管性血栓事件，完善血管超声检查，判断是否合并有血栓性疾病。

（3）甲泼尼龙 24mg，口服，1 次 / 天。

（4）硫酸羟氯喹片 0.2g，口服，2 次 / 天。

（5）低分子肝素钙 4 000IU，皮下注射，1 次 /12 小时。

3. 转诊及社区随访

依据《抗磷脂综合征诊疗规范》①，患者出现如下情况时需要疑诊抗磷脂综合征（抗磷脂综合征的诊断标准如表 1-7-1 所示），并尽早完善抗磷脂抗体检测，转上级医院进一步检查治疗：

（1）不明原因的血栓事件。

（2）反复发作的血栓事件。

（3）肠系膜、肝静脉、肾静脉、颅内静脉窦血栓等非常见部位的血栓事件。

（4）患者 <50 岁，有卒中、心血管事件史。

（5）难以解释的神经系统症状：舞蹈症、横贯性脊髓炎、早期血管性痴呆。

（6）系统性红斑狼疮及其他结缔组织病合并血栓事件者。

（7）难以解释的血小板减少症、自身免疫性溶血性贫血。

① 赵久良，沈海丽，柴克霞，等．抗磷脂综合征诊疗规范 [J]. 中华内科杂志，2022，61（9）：1000-1007. DOI：10.3760/cma.j.cn112138-20211222-00907.

（8）反复流产或伴有早产的妊娠并发症。

（9）网状青斑或者与其他血栓事件相关的皮肤表现。

（10）实验室检查意外发现活化部分凝血酶时间（APTT）延长、梅毒血清检测假阳性。

表 1-7-1　2006 年悉尼修订的《抗磷脂综合征分类标准》

临床标准
血栓形成：任何器官、组织发生的 1 次或 1 次以上动、静脉或小血管血栓形成（浅表静脉血栓不做诊断指标），必须有客观证据（如影像学、组织病理学等），组织病理学如有血栓形成，必须是血栓部位的血管壁无血管炎表现
病理妊娠： 1 次或多次无法解释的形态学正常的胎龄 ≥ 10 周胎儿死亡，必须经超声检查或对胎儿进行直接体检以表明胎儿形态学正常 在妊娠 34 周以前，因重度子痫或重度先兆子痫或严重胎盘功能不全所致 1 次或多次形态正常的新生儿早产 连续 3 次或 3 次以上无法解释的胎龄 < 10 周的自然流产，需除外母亲生殖系统解剖异常、或激素水平异常，或因母亲或父亲染色体异常等因素所致
实验室标准
血浆中狼疮抗凝物阳性：依照国际血栓与止血学会（ISTH）狼疮抗凝物、磷脂依赖型抗体学术委员会制订的“指南”进行检测
采用标准化的酶联免疫吸附法（ELISA）检测血清或者血浆中抗心磷脂抗体：IgG 型、IgM 型中高效价阳性抗体（IgG 型和 IgM 型分别大于 40GPL 或 MPL，或大于健康人效价分布的第 99 百分点）
采用标准化的酶联免疫吸附法（ELISA）检测血清或者血浆抗 β2- 糖蛋白 I 抗体：IgG 型、IgM 型阳性（效价大于健康人效价分布的第 99 百分点）

说明：上述检测均要求间隔 12 周以上，至少 2 次阳性，如果抗磷脂抗体结果阳性与临床表现之间间隔 <12 周，或者间隔超过 5 年，则不能诊断。

五、要点与讨论

1. 临床表现

（1）血栓事件：发生一个或多个其他原因无法解释的静脉、动脉血栓，尤其是年轻患者。静脉血栓较动脉栓塞更常见，最常见的部位为下肢深静脉血栓，亦可累及肾、肝、锁骨下、视网膜、上腔和下腔静脉，以及颅内静脉窦等；动脉栓塞最常见的部位为颅内

血管，亦可累及冠状动脉、肾动脉、肠系膜下动脉等。

（2）病理妊娠：除外血栓事件，抗磷脂综合征的另一特征是妊娠并发症。其中包括妊娠10周后死胎、重度子痫前期或胎盘功能不全所致的早产，或者胚胎丢失（<妊娠10周）。

（3）其他临床表现：包括网状青斑、浅表性静脉炎、血小板减少症、抗磷脂抗体（aPLs）相关肾脏病变、心脏瓣膜病变（瓣膜赘生物、瓣膜增厚和瓣膜反流等）、溶血性贫血、舞蹈症、认知功能障碍和横贯性脊髓炎等。其中血小板减少是抗磷脂综合征患者常见的临床表现之一，发生率为20%~53%，通常系统性红斑狼疮继发抗磷脂综合征较原发性抗磷脂综合征更易发生血小板减少。

2. 胎盘功能不全的定义

胎盘功能不全的特征：

（1）异常或不稳定的胎儿监护试验，如非应激试验阴性，提示有胎儿低氧血症。

（2）异常的多普勒血流速度波形分析提示胎儿低氧血症，如脐动脉无舒张末期血流。

（3）羊水过少，如羊水指数≤5cm。

（4）出生体质量在同胎龄体质量的第10个百分位数以下。

3. 诊断上常见误区

抗磷脂综合征是一种自身免疫性疾病，临床表现异质性大。以下是一些常见的误区：

（1）仅依靠抗心磷脂抗体的检测：抗心磷脂抗体的检测是诊断抗磷脂综合征的重要指标，但它不是唯一的指标。有些患者抗体检测呈阴性，但仍可能患有抗磷脂综合征。因此，需要结合临床表现和其他实验室检查结果进行综合判断。

（2）忽略抗磷脂综合征的非典型表现：抗磷脂综合征的临床表现多样，除了典型的表现，如反复动静脉血栓形成、习惯性流产等，还有许多非典型表现，如网状青斑、血小板减少等。这些非典型表现可能被忽略，导致误诊或漏诊。

（3）忽视抗磷脂综合征的并发症：抗磷脂综合征可以引起多种并发症，如肾脏疾病、神经系统疾病等。有些医生可能只关注抗磷脂综合征的典型表现，而忽视并发症，导致患者长期得不到及时有效的治疗。

因此，在诊断抗磷脂综合征时，应综合考虑患者的临床表现、实验室检查和其他辅助检查手段，对于不容易诊断的抗磷脂综合征患者，及时转诊上级医院，明确诊断和确定治疗方案后再在社区基层随访。

六、思考题

1. 抗磷脂综合征的临床表现有哪些?

2. 抗磷脂综合征的实验室检查标准有哪些?

3. 抗磷脂综合征的治疗方法有哪些?

4. 在哪些情况下抗磷脂综合征患者需要转诊?

七、科普小常识

1. 什么是抗磷脂综合征?

抗磷脂综合征是一种自身免疫性疾病，其特点是体内产生抗磷脂抗体的持续阳性。这些抗体可以引起血管内血栓形成、血小板减少、与妊娠相关的并发症。

2. 抗磷脂综合征的症状有哪些?

抗磷脂综合征的症状包括动脉或静脉血栓形成、血小板减少、反复流产、早产和胎儿死亡等。此外，患者还可能出现网状青斑、关节痛、神经症状和腹痛等症状。

3. 抗磷脂综合征的预后如何?

抗磷脂综合征的预后因个体差异而异。一般来说，大多数患者的病情可以得到控制，但需要长期观察和治疗。一些患者可能会出现反复的血栓形成和流产等并发症，但及时治疗可以缓解症状并预防并发症的发生。

（编者　李　瑞 / 审校　张改连）

第八节　成人斯蒂尔病（案例8）

核心提示

❖认清成人斯蒂尔病的临床表现。

❖掌握成人斯蒂尔病的诊断与鉴别诊断方法。

❖学会成人斯蒂尔病的治疗方法。

一、病历资料

1. 病史

魏××，女，34岁，主因“间断皮疹1年半，发热伴全身痛11个月”于2022年4月20日入院。

2020年10月患者无明显诱因出现皮疹，皮疹分布于双下肢及腰背部，略高于皮面，压之褪色，略感瘙痒，就诊于×县人民医院，被诊断为“神经性皮炎”，经过抗过敏治疗，患者症状得到了缓解。2021年5月患者出现发热，热峰39℃，伴畏寒、寒战，伴咽痛，伴全身疼痛，伴全身皮疹，分布于躯干及四肢，略高于皮面，压之褪色，就诊于×县人民医院，给予“头孢类药物”。患者治疗后效果欠佳，转院至×市人民医院感染科，给予“头孢类药物”抗感染治疗，效果欠佳，体温仍高，患者自行出院。患者出院后服用中药治疗，体温降至正常，皮疹仍未消退。后就诊于×县人民医院，被诊断为“荨麻疹性血管炎”，服用泼尼松片10～15mg/d，2～3次/天。治疗后皮疹消退，约20天后停用泼尼松片。2021年11月患者再次出现皮疹，分布范围及性质同前，无发热、咽痛、关节痛，就诊于山西省×中医院，给予中药及抗过敏治疗20天，效果欠佳，后自行服用泼尼松片5mg，1次/天，约10天后皮疹消退，自行停药。2022年4月初患

者再次出现发热，体温波动于37.6～37.8℃，伴寒战、全身疼痛，伴皮疹分布于四肢，压之褪色，无明显瘙痒，伴咽痛、恶心、呕吐，呕吐物为胃内容物，自服尼美舒利片，体温可下降。×县人民医院，考虑成人斯蒂尔病。为进一步诊治，患者入住我科。病程中患者精神、睡眠一般，大小便如常，近半年体重无明显变化。

患者既往体质健康，否认高血压、糖尿病、肾脏病、冠心病、脑血管意外病史，否认手术史、外伤史、输血史，否认肝炎、结核病病史，预防接种史不详，否认食物、药物过敏史，家族史无特殊记载。

2. 体格检查

查体合作；双前臂伸侧散在皮疹；咽红，扁桃体Ⅰ度肿大；双肺呼吸音清，双肺听诊未闻及干、湿啰音；心率92次/分，心律齐，心脏及瓣膜听诊区未闻及病理性杂音；腹部平软，肝、脾肋缘下未触及，肝、脾区叩痛阴性；脊柱生理弯曲存在，各棘突及椎旁肌肉压痛阴性，双侧“4“字试验阴性，双侧骶髂关节压痛阴性；关节无肿胀，无活动受限；双膝关节无骨擦音、骨擦感；四肢肌力正常，双下肢无浮肿。

3. 初步诊断

发热、皮疹、咽痛原因待查；结缔组织病、成人斯蒂尔病、感染性疾病。

二、诊治经过

患者主因“间断皮疹1年半，发热伴全身痛11个月”入院。患者有发热、皮疹、全身疼痛。初步考虑结缔组织病、成人斯蒂尔病、感染性疾病。

患者入院后相关检查项目及结果如下：

常规实验室检查：血常规，白细胞计数13.30×10^9/L、中性粒细胞计数12.30×10^9/L、血红蛋白108g/L、血小板计数234×10^9/L；尿常规，葡萄糖阴性（-）、蛋白质（+）、亚硝酸盐阴性（-）、白细胞（+-）、红细胞11/μL、白细胞33/μL；便常规，未见异常；肝肾功能，丙氨酸氨基转移酶84.72IU/L、天冬氨酸氨基转移酶101.63IU/L、总蛋白66.58g/L、白蛋白33.21g/L、谷氨酰转肽酶156.76IU/L、碱性磷酸酶167.04IU/L、尿素2.01mmol/L、乳酸脱氢酶500.34IU/L、α-羟丁酸脱氢酶231.81IU/L；凝血功能，凝血酶原时间13.9s、活化部分凝血活酶时间29.7s、纤维蛋白原5.88g/L、D-二聚体1003ng/mL；铁2.62μmo1/L；抗链球菌溶血素96.800IU/mL；甲状腺功能五项、肾功能、电解质、传染病系列、肿瘤标志物、肥达氏试验等未见异常；C-反应蛋白103.84mg/L、血沉72mm/h、铁蛋白2 520.0ng/mL、降钙素原0.158ng/mL；IgA 3.200g/L、IgG 11.500g/L、IgM 1.030g/L、补体C3 1.590g/L、补体C4 0.360g/L；血管炎五项、类风湿四项、抗核

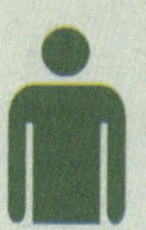

抗体谱、抗心磷脂抗体组合、淋巴细胞亚群分析等未见异常。

心电图：窦性心动过速，大致正常心电图。

胸腹部 CT：①胸部扫描未见明显异常；②甲状腺双侧叶多发小结节，建议结合超声检查；③脾大；④盆腔少量积液。

心脏彩超：心脏结构及功能未见明显异常。腹部彩超：脾大，肝、胆、胰、双肾及门脉未见明显异常。淋巴结彩超：双颈部多发淋巴结肿大（反应性），耳前、耳后、双锁骨区、双腋下、腹膜后、双侧腹股沟区淋巴结均未见明显异常。

淋巴结活检结果：淋巴结结构尚存在，见少许淋巴滤泡，副皮质区明显增生伴多种细胞浸润，见浆细胞、少许免疫母细胞及高内皮静脉增生，形态和免疫组化目前诊断肿瘤证据不足。

骨髓细胞学检查：骨髓增生活跃，个别粒红细胞呈巨变，粒红比值高，血片示核左移。

具体治疗见本节相关内容。

三、案例分析

1. 病史特点

（1）年轻女性。

（2）主要表现为间断皮疹，发热，最高体温 39℃，伴全身痛。

（3）病程中有咽痛、淋巴结肿大、脾大，白细胞计数 13.30×10^9/L，中性粒细胞计数 12.30×10^9/L，肝功能异常，类风湿因子和抗核抗体阴性。

（4）抗感染治疗效果差，非甾体类抗炎药及糖皮质激素有效。

2. 诊断和诊断依据

（1）诊断：成人斯蒂尔病。

（2）诊断依据：本案例患者相关检查无感染、肿瘤及其他风湿性疾病的依据。主要标准符合：①发热 > 39℃，并持续 1 周以上；②荨麻疹样皮疹；③白细胞计数≥ 10×10^9/L，且中性粒细胞 >80%。次要标准包括①咽痛；②淋巴结肿大、脾大；③肝功能异常；④类风湿因子和抗核抗体阴性。

3. 鉴别诊断

成人斯蒂尔病又称为成人 Still 病（AOSD）是一种排除性诊断，需除外感染性疾病（尤其是败血症）、其他风湿免疫病（尤其是系统性红斑狼疮）、恶性肿瘤（尤其是淋巴瘤）。

成人斯蒂尔病需与以下疾病相鉴别：

（1）败血症。败血症常有原发感染灶，中毒症状重，病程非一过性或间歇性，血培养、骨髓培养有病原菌，抗生素有效，而成人斯蒂尔病无上述特征，且对糖皮质激素有效。

（2）系统性红斑狼疮。系统性红斑狼疮的主要症状酷似成人斯蒂尔病，如常有发热、皮肤斑疹、关节疼痛、肌痛、肝脾肿大及淋巴结肿大、心包炎、蛋白尿等。系统性红斑狼疮外周血常规表现为全血细胞减少，特别是白细胞、血小板减少，自身抗体阳性；而成人斯蒂尔白细胞、血小板往往升高，自身抗体阴性。

（3）风湿热。风湿热可出现环状红斑或皮下结节，关节游走性红肿痛，发热，抗“O”增高，多心脏受累且严重，并常遗留瓣膜病变，特征性的舞蹈症等。

（4）淋巴瘤。淋巴瘤的皮疹为浸润性斑丘疹、结节、斑块和溃疡，进行性淋巴结肿大，皮肤、淋巴结活检可区分。

四、处理方案及基本原则

1. 一般治疗

成人斯蒂尔病的治疗目前主要为经验性建议。轻症患者可以单独使用非甾体抗炎药，而对于疗效不佳的患者可以考虑采用激素联合改善病情抗风湿药。甲氨蝶呤是成人斯蒂尔病患者中使用最多的改善病情抗风湿药。甲氨蝶呤每周 1 次，每次 7.5 ~ 15mg，可减少激素依赖性成人斯蒂尔病患者的激素用量。环孢素 A 每天 3 ~ 5mg/kg，口服，维持剂量每天 2 ~ 3mg/kg，对合并肝功能异常和（或）发生噬血细胞综合征的成人斯蒂尔病患者，环孢素 A 更有利于早期控制症状。成人斯蒂尔病患者常伴有肿瘤坏死因子 –α（TNF–α）、白介素 –1、白介素 –6、白介素 –18 等炎性因子水平升高，这些炎性因子参与了疾病的发生和发展。针对白介素 –1、白介素 –6、肿瘤坏死因子 –α 及潜在的白介素 –18 细胞因子的抑制剂可有效控制炎症反应，改善成人斯蒂尔病的症状。常用的肿瘤坏死因子抑制剂包括依那西普、英夫利西单抗和阿达木单抗。白介素 –6 抑制剂有托珠单抗可用于难治性成人斯蒂尔病的治疗，有效控制发热、皮疹、关节疼痛等临床症状。目前有 3 种白介素 –1 拮抗剂：阿那白滞素、卡纳单抗和利纳西普。

2. 针对本案例患者的相关诊治

（1）患者入院后进一步完善病原学、自身抗体、肿瘤等相关检查。

（2）甲泼尼龙片 20mg，1 次 / 天；甲氨蝶呤 10mg，每周 1 次；洛索洛芬钠分散片 60mg，3 次 / 天。

（3）双环醇保肝等对症支持治疗。

3. 转诊及社区随访

在患者出现反复高热伴有皮疹、关节痛 / 关节炎、咽痛等全身不适时，常规抗感染治疗无效时要注意，这可能是成人斯蒂尔病。对于不容易诊断的患者，及时转诊上级医院，明确诊断并确定治疗方案后再在社区基层随访。疾病治疗的过程中也必须时时刻刻留意有无感染、肿瘤等信息的遗漏，由于成人斯蒂尔病的治疗以免疫抑制为主，若将感染误诊为成人斯蒂尔病，就会造成治疗方向的南辕北辙，带来严重的后果。即使诊断无误，随着大量免疫抑制药物的使用，也可能带来感染或其他并发症，所以药物的剂量、疗程等都必须随着疾病进程及时调整，这对临床医生来说是一个巨大的挑战。作为基层医生应及时判断疾病的发展状况，调整药物治疗方案。在患者出现体温突然升高、肝功能损害、黄疸以及血小板减少的情况时，临床医生要警惕噬血细胞综合征，这是成人斯蒂尔病恶化的表现之一，可能会危及生命，应及时转诊。

五、要点与讨论

1. 临床表现

（1）长期反复发热，多为高热，且每天有 1 个高峰期，没有明显的中毒症状，退热后一般情况良好。

（2）反复出现与发热有关的一过性、多形性皮疹，典型表现为热退疹退。

（3）关节炎或关节痛，可能伴有肌肉酸痛，其严重程度与体温高峰一致。

（4）咽痛，通常随发热出现，退热后缓解。

（5）可出现肝门淋巴结肿大以及肺、心、肾、浆膜等多器官和组织的损害。

（6）白细胞及中性粒细胞显著增高，血沉、C- 反应蛋白增高，肝功能异常，抗核抗体和类风湿因子阴性，血及骨髓培养阴性。

（7）对于多种抗生素治疗无效，但对激素反应良好。

（8）在诊断时需排除其他可能的疾病，如特殊感染（如结核病）、慢性活动性肝炎、自身免疫性疾病（如系统性红斑狼疮、皮肌炎、系统性血管炎等）以及恶性肿瘤（如淋巴瘤）等。

2. 诊断标准

成人斯蒂尔病无特异性诊断方法，目前最常用的诊断标准是 Yamaguchi 标准，这个标准应用的前提需要排除感染、肿瘤及其他风湿性疾病。

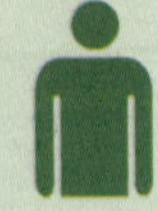

主要标准：①发热≥ 39℃并持续 1 周以上；②关节痛持续 2 周以上；③典型皮疹；④白细胞计数≥ 10×10^9/L，且中性粒细胞 >80%。

次要标准：①咽炎或咽痛；②淋巴结和（或）脾肿大；③肝功能异常；④类风湿因子和抗核抗体阴性。

排除标准：①感染性疾病（尤其是败血症和EB病毒感染）；②恶性肿瘤（尤其是淋巴瘤）；③其他风湿性疾病（尤其是系统性血管炎）。

诊断：确定排除标准后，符合上述5条标准或以上（其中至少2条是主要标准）即可诊断为成人斯蒂尔病。

3. 诊断上常见误区

临床上成人斯蒂尔病被误诊的情况主要有：

（1）误诊为感染性疾病：由于成人斯蒂尔病常常出现发热、皮疹、关节疼痛等类似感染的症状，因此容易被误诊为感染性疾病，如败血症、结核等。

（2）误诊为风湿免疫性疾病：成人斯蒂尔病也常常出现关节肿胀、肌肉疼痛等症状，与风湿免疫性疾病相似，因此容易误诊为风湿热、系统性红斑狼疮等。

（3）误诊为肿瘤性疾病：由于成人斯蒂尔病的症状与某些肿瘤性疾病相似，如发热、消瘦、淋巴结肿大等，因此容易被误诊为肿瘤性疾病，如淋巴瘤等。

（4）忽视长期病史：成人斯蒂尔病的症状往往持续时间较长，患者可能多次就诊，而医生可能只关注当前症状，忽视了患者长期病史，导致误诊。

（5）过度诊断：由于对成人斯蒂尔病的认识不足，一些医生可能过度诊断该病，将其他疾病误认为是成人斯蒂尔病。

六、思考题

1. 成人斯蒂尔病的临床表现有哪些？如何诊断？

2. 成人斯蒂尔病应与哪些疾病相鉴别？

3. 成人斯蒂尔病患者在什么情况下需要转诊治疗？

七、科普小常识

1. 若患者病情较长，应警惕疾病的转化

如果患者经过治疗后依然反复发作，病程超过2年，药物无法减量或者停药。患者应及时来风湿免疫科就诊，筛查有无转变为其他的疾病。成人斯蒂尔病的诊断是一个排除性诊断，在病情的发展中，成人斯蒂尔病有可能转变为其他的结缔组织疾病或肿瘤。

（编者　李瑞／审校　张改连）

第二章
脊柱关节病

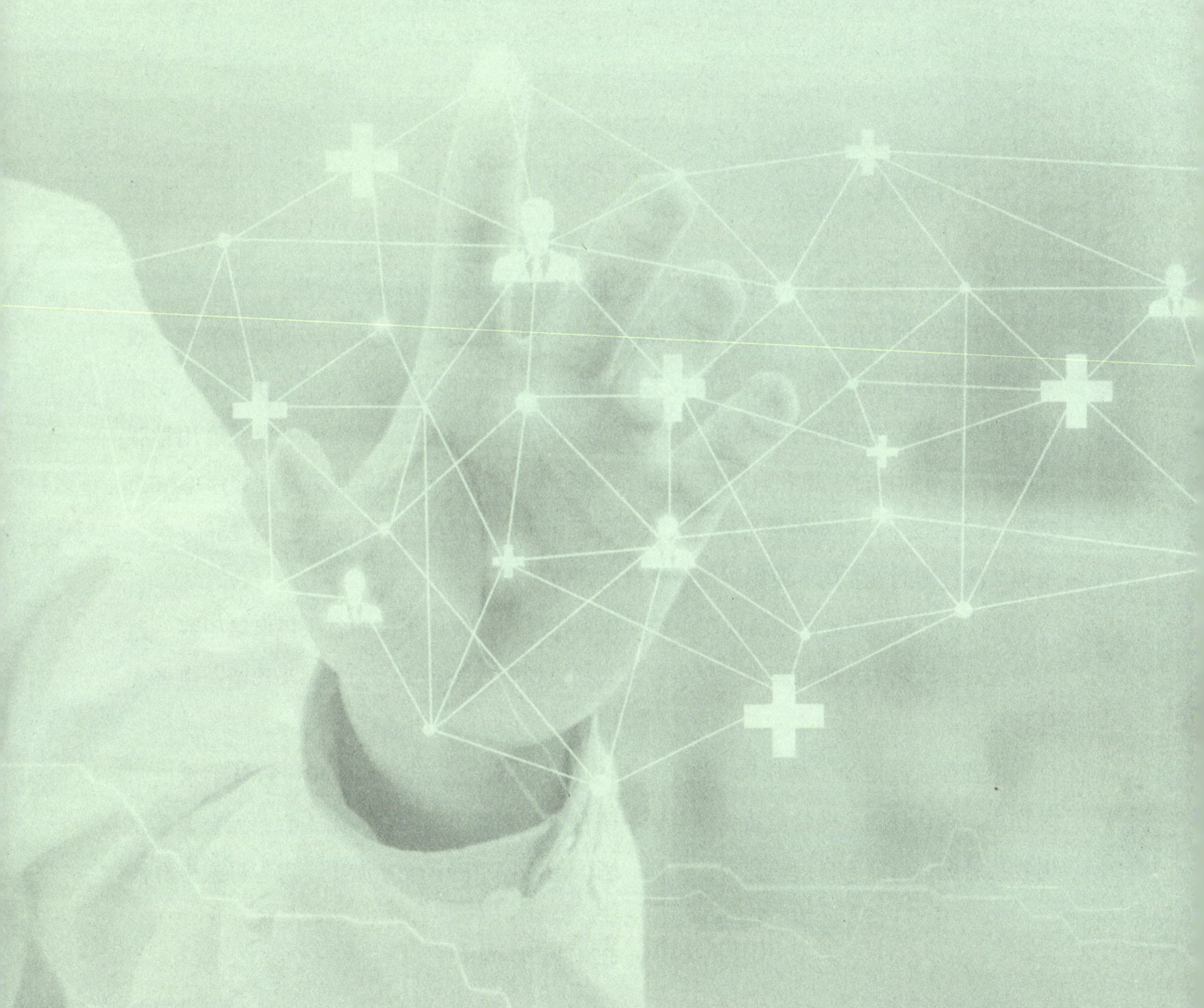

第一节　强直性脊柱炎（案例9）

核心提示

❖认清强直性脊柱炎的临床表现。

❖掌握强直性脊柱炎的诊断要点。

❖学会规范处理强直性脊柱炎合并葡萄膜炎的方法。

一、病历资料

1. 病史

郝××，女，21岁，主因“腰骶部疼痛4年，左眼红肿1周”入院。

患者4年前无明显诱因出现腰骶部疼痛，活动后可缓解，之后1年间断腰骶部、双大腿根部疼痛，无皮疹，无足跟痛，无银屑病，无大小便不适。患者就诊于我科，完善相关检查后诊断为强直性脊柱炎。给予柳氮磺吡啶片（1.0g，3次/天）及注射用骨肽（50mg）等对症治疗，患者病情好转后出院。患者出院后继续服用柳氮磺吡啶片（1.0g，2次/天），皮下注射益赛普（重组人二型肿瘤坏死因子受体-抗体融合蛋白，25mg/次，每周2次，即周一、周五使用），患者自觉好转后自行停药。

1周前患者无明显诱因出现左眼红肿伴视物模糊，就诊于山西省人民医院眼科，完善检查后，诊断为左眼虹膜炎。医生考虑与强直性脊柱炎有关。为进一步诊治，患者入住我科。

患者否认高血压、糖尿病、冠心病病史，否认肝炎、结核病病史，否认手术史、外伤史，否认食物、药物过敏史。患者生于吕梁，现居于太原；未婚未育；无有害及放射物接触史；目前为自由职业者；无烟、酒、药物等嗜好；无冶游史。患者母亲患有强直性脊柱炎。

2. 体格检查

体温 36.3℃，脉搏 90 次 / 分，呼吸 19 次 / 分，血压 134/68mmHg，身高 162cm，体重 58kg。一般情况尚可；左眼睑轻度肿胀，压痛（+），左眼结膜充血；双肺呼吸音清，未闻及干、湿啰音；心率 90 次 / 分，心律齐，心脏各瓣膜听诊区未闻及病理性杂音；腹软，无压痛、反跳痛，肝、脾肋缘下未触及；各关节无肿胀、压痛；脊柱呈生理性弯曲，胸廓活动度正常，双侧“4”字试验阴性，弯腰指地距 20cm，枕墙距 3cm；双下肢无浮肿。

3. 实验室检查和辅助检查

骶髂关节 CT 检查显示：双侧髂关节髂骨面皮质密度增高，局部毛糙，呈锯齿状改变，关节间隙未见明显狭窄。

4. 初步诊断

强直性脊柱炎、左眼急性虹膜炎。

四、诊治经过

患者主因“腰骶部疼痛 4 年，左眼红肿 1 周”入院。患者腰骶部、双大腿根部疼痛，左眼红肿伴视物模糊，左眼睑轻度肿胀，压痛（+），左眼结膜充血。弯腰指地距 20cm，枕墙距 3cm。骶髂关节 CT 示：双侧髂关节髂骨面皮质密度增高，局部毛糙，呈锯齿状改变。初步考虑强直性脊柱炎、左眼急性虹膜炎。

患者入院后的相关检查项目及结果如下：

1. 血常规

白细胞计数 10.1×10^9/L，血红蛋白 122g/L，血小板计数 264×10^9/L。

2. 血生化

丙氨酸氨基转移酶 10.69IU/L，天冬氨酸氨基转移酶 15.12IU/L，尿素氮 4.93mmo1/L，血肌酐 55.46 μmo1/L。

3. 炎性指标

血沉 22mm/h、C- 反应蛋白 6.79mg/L。

4. 专科抗体

抗角蛋白抗体测定阴性、抗环瓜氨酸肽抗体测定阴性、类风湿因子（IgA–RF）测定阴性、类风湿因子（IgG–RF）测定阴性、类风湿因子（IgM–RF）测定阴性、抗核抗体谱阴性，p–ANCA 阴性、c–ANCA 阴性。

5. 传染病筛查

乙肝五项、丙肝抗体、梅毒特异性抗体、HIV 抗体均阴性。结核菌素试验（PPD）阴性。

6. 骶髂关节 CT

双侧骶髂关节炎。

具体治疗见本节相关内容。

三、案例分析

1. 病史特点

（1）青年女性，21 岁，以“腰骶部疼痛 4 年，左眼红肿 1 周”为主诉。

（2）腰骶部疼痛，活动后可缓解。

（3）体格检查：左眼睑轻度肿胀，压痛（+），左眼结膜充血；弯腰指地距 20cm，枕墙距 3cm。

（4）实验室检查和辅助检查：炎症指标高；双侧髂关节 CT 提示，髂骨皮质密度增高，局部毛糙，呈锯齿状改变。

（5）患者曾被明确诊断为强直性脊柱炎，使用重组人二型肿瘤坏死因子受体-抗体融合蛋白治疗有效。

2. 诊断和诊断依据

（1）诊断：强直性脊柱炎、左眼急性虹膜炎。

（2）诊断依据：①腰痛 4 年，腰骶部疼痛，活动后可缓解，左眼红肿 1 周，眼科明确诊断左眼虹膜炎；②弯腰指地距 20cm，脊柱前屈受限；②双侧髂关节 CT 显示，髂骨皮质密度增高，局部毛糙，呈锯齿状改变。

3. 鉴别诊断

患者主要表现为腰骶部疼痛，需与腰椎间盘突出、感染性骶髂关节炎等相鉴别。

（1）椎间盘突出：椎间盘突出是引起腰背痛的常见原因之一。椎间盘突出限于脊柱，无疲劳感、消瘦、发热等全身表现，常为急性发病，多只局限于腰部疼痛。活动后加重，休息缓解，站立时常有侧曲。触诊在脊柱骨突有 1 ~ 2 个触痛扳机点。所有实验室检查均正常。强直性脊柱炎与椎间盘突出可通过 CT、MRI 或椎管造影检查得到明确鉴别。

（2）感染性骶髂关节炎：感染性骶髂关节炎并不多见，病原菌可为一般的化脓菌，也可为特殊的结核菌，常由血行播散、临近病灶的直接扩散途径感染。感染性骶髂关节炎急性期表现为全身中毒症状及骶髂关节处疼痛；慢性骶髂关节感染起病隐匿，病

程迁延，易误诊为脊柱关节炎。局部疼痛于休息时减轻，活动后加重。病变常呈单侧受累，X 线或 CT 表现为显著骨侵蚀、死骨及脓肿形成，后两种表现不会见于强直性脊柱炎。另外，MRI 上不仅有骶髂关节骨髓水肿表现，常可有关节周围软组织受累。

（3）弥漫性特发性骨肥厚（DISH）：弥漫性特发性骨肥厚多见于 50 岁以上男性，主要表现为脊椎痛、僵硬感以及逐渐加重的脊柱活动受限，可伴有脊柱外受累，如远端指骨肥大、指骨和掌骨密度增高、外周附着点明显钙化等。弥漫性特发性骨肥厚的临床表现和脊柱附着点的 X 线片所见与强直性脊柱炎类似，但弥漫性特发性骨肥厚晨僵感不明显，炎性指标通常正常，人类白细胞抗原（HLA-B27）多为阴性。X 线片可见的韧带钙化常累及颈椎和低位胸椎，典型表现为至少连续 4 节椎体前外侧的蜡滴样钙化与骨化，而骶髂关节和关节突关节通常无侵蚀和关节间隙变窄。

（4）髂骨致密性骨炎：髂骨致密性骨炎多见于中青年女性，尤其是有多次受孕、分娩史或从事长期站立职业的女性。主要表现为慢性腰骶部疼痛，劳累后加重，有自限性。临床检查除腰部肌肉紧张外无其他异常。髂骨致密性骨炎的诊断主要依靠前后位 X 线片，典型表现为在髂骨沿骶髂关节之中下 2/3 部位有明显的骨硬化区，呈三角形者尖端向上，密度均匀，不侵犯骶髂关节面，无关节狭窄或糜烂，界限清楚，骶骨侧骨质及关节间隙正常。

四、处理方案及基本原则

1. 一般治疗

（1）对患者及其家属进行疾病知识的教育是整个治疗计划中不可缺少的一部分，有助于患者主动参与治疗并与医生合作。长期计划还应包含患者心理康复的内容。

（2）功能锻炼。

（3）对疼痛或炎性关节或软组织给予必要的物理因子治疗。

2. 针对本案例患者的相关诊治

（1）患者入院后进一步完善血常规、肝肾功能、炎症指标、传染病筛查、结核菌素试验（PPD）、肺 CT、腹部彩超、骶髂关节 CT 等相关检查。

（2）嘱咐患者功能锻炼。

（3）给予非甾体抗炎药消炎镇痛，对症治疗。

（4）针对左眼急性虹膜炎，按眼科建议局部使用眼药水治疗。

（5）除外感染、肿瘤后给予单抗类生物制剂，如阿达木单抗。

（6）定期复查血常规、肝功能、肺 CT 等。

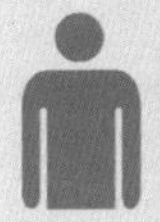

3. 转诊及社区随访

强直性脊柱炎治疗期间，应每4周复查血常规、肝肾功能1次。临床症状缓解后可拉长复诊时间，建议在专科医生指导下进行治疗。基层医生应密切关注及监测药物不良反应，出现严重药物不良反应或并发症时应及时转诊。

（1）感染：感染期间应停止使用阿达木单抗，积极进行抗感染治疗。

（2）肿瘤：发现肿瘤时停用生物制剂。

（3）合并虹膜炎时应第一时间转诊。

（4）合并心脏受累时，应第一时间转诊。

五、要点与讨论

强直性脊柱炎诊断的流程为，首先确认有无强直性脊柱炎，其次确认有无关节外受累。

1. 诊断标准

1984年修订的强直性脊柱炎纽约标准：①下腰背痛持续至少3个月，疼痛随活动改善，但休息不减轻；②腰椎在前后和侧屈方向活动受限；③胸廓扩展范围小于同年龄和性别的正常值；④双侧骶髂关节炎Ⅱ～Ⅳ级，或单侧骶髂关节炎Ⅲ～Ⅳ级。如患者具备④并分别附加①～③条中的任何1条可确诊为强直性脊柱炎。

2. 诊断上常见误区

基层医生应掌握强直性脊柱炎的诊断要点，经常容易犯错的是腰痛就考虑腰椎间盘突出症，这样容易遗漏脊柱关节病，这一点非常重要。因为真正的腰椎间盘突出和强直性脊柱炎治疗的原则、方法完全不同，腰椎间盘突出是不需要用生物制剂的。针对社区老年患者较多的特点，在治疗工作中，对于老年人出现的腰痛，要关注其腰痛的特点。对于不容易诊断的脊柱关节病患者，及时转诊上级医院，明确诊断、确定治疗方案后再在社区基层随访。

3. 强直性脊柱炎用药前检查肺CT、PPD非常重要

首先要及时发现有无结核、乙肝等感染或存在肿瘤性疾病，在除外感染或肿瘤后方可使用生物制剂治疗。

六、思考题

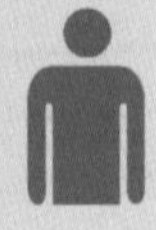

1. 强直性脊柱炎的诊断要点有哪些？

2. 强直性脊柱炎目前常用的治疗方案有哪些，治疗原理是什么？

3. 生物制剂常见的不良反应有哪些?

4. 哪些情况下强直性脊柱炎患者需要转诊?

七、科普小常识

1. 强直性脊柱炎会遗传吗?

流行病学调查提示，遗传在强直性脊柱炎发病中有重要作用。强直性脊柱炎的发病和人类白细胞抗原（HLA–B27）密切相关，并有明显家族聚集倾向。健康人群的 HLA–B27 阳性率因种族和地区不同而差别很大，如欧洲的白种人为 4% ~ 13%，我国为 6% ~ 8%，而我国强直性脊柱炎患者的 HLA–B27 阳性率高达 90%。

2. 强直性脊柱炎患者生活上应注意哪些细节?

（1）患者站立时应尽量保持挺胸、收腹和双眼平视前方的姿势。坐位时也应保持胸部直立。应睡稍硬的床垫，多取仰卧位，避免促进屈曲畸形的体位。枕头要矮，一旦出现胸或颈椎受累应停用枕头。

（2）合理安排和坚持体育锻炼。推荐每天进行关节活动度训练和牵拉练习，每周进行 3 次中等强度有氧训练，每次进行 30 分钟；每周至少 2 次进行全身大肌肉群的肌肉力量训练，以取得和维持良好的身体功能。

（3）对疼痛部位的炎性关节或软组织给予必要的物理因子治疗。

（4）戒烟。吸烟是导致功能预后不良的危险因素之一。

（编者　高聪辉 / 审校　刘晓萍）

第二节　银屑病关节炎（案例 10）

核心提示

❖认清银屑病关节炎的临床表现。

❖掌握银屑病关节炎的诊断要点。

❖学会使用药物治疗银屑病关节炎。

一、病历资料

1. 病史

范 ××，男，55 岁，主因“皮疹 18 年，腰背痛 8 年，多关节肿痛半年”入院。

患者于18年前无明显诱因出现全身多处皮疹，累及头皮、腰腹部、双侧大腿根及四肢，皮疹呈鳞屑样，伴瘙痒，就诊于当地医院。当地医院考虑银屑病，予中药口服、外用药物等治疗后，皮疹有所减轻。8 年前患者出现腰背部疼痛，与休息、活动无明显相关，行腰部牵引治疗，效果欠佳，症状间断发作，未诊治。半年前患者皮疹加重，累及腹部、双侧大腿根部及外生殖器，并出现多关节肿痛，累及双踝、双手、双腕关节等，伴晨僵，左手握拳略受限，病程中有口干，无眼干及牙齿片状脱落，无肌痛、肌无力、脱发、光过敏、发热、腹痛及腹泻等。

患者 1996 年因胆结石在 × 县人民医院进行胆囊切除手术，否认高血压、糖尿病、肾脏病、冠心病、脑血管意外病史，无传染病病史，否认食物、药物过敏史。

2. 体格检查

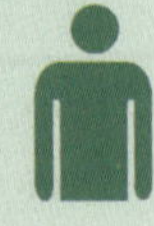

头皮可见散在白色鳞屑样皮损；双侧季肋区、双侧腹股沟区可见 5cm × 5cm 大小鳞屑样皮疹（如图 2-2-1 所示）；双手指甲可见点状凹陷；心、肺、腹未见异常；脊柱呈

正常生理弯曲，腰椎棘突压痛（+）；左腕关节、右手第一掌指关节肿胀，压痛（-）；双踝关节肿胀，压痛（+）（如图 2-2-2 所示）；四肢肌力正常，肌张力正常；双下肢无水肿。

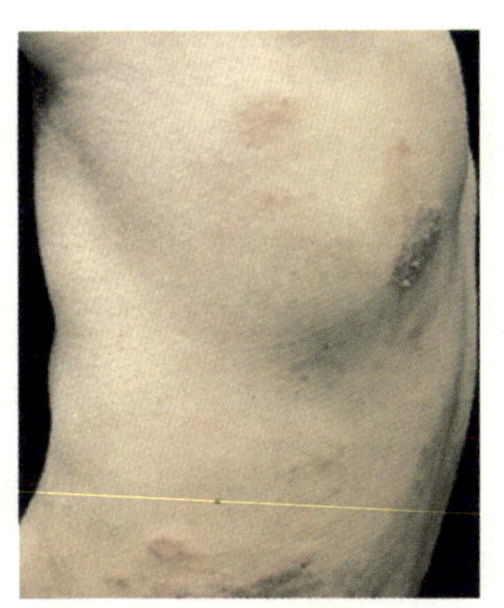
图 2-2-1　季肋区皮疹

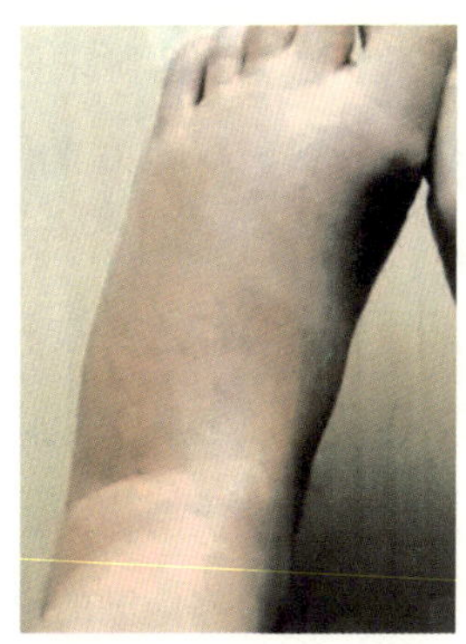
图 2-2-2　踝关节肿胀

3. 实验室检查和辅助检查

尿酸：487.31 μmol/L。

腰椎核磁：腰椎退行性变，腰 3 ~腰 5 椎间盘膨出。

4. 初步诊断

银屑病关节炎、高尿酸血症、腰椎间盘膨出。

二、诊治经过

患者主因“皮疹 18 年，腰背痛 8 年，多关节肿痛半年”入院。患者有典型银屑病皮损，并伴有腰背痛及多关节肿痛，我科初步考虑银屑病关节炎。

患者入院后的相关检查项目及结果如下：

1. 血生化

丙氨酸氨基转移酶 27.581U/L、天冬氨酸氨基转移酶 18.73U/L、白蛋白 37.17g/L、间接胆红素 15.441 μmol/L。

2. 免疫指标

IgA 4.9g/L、IgG 17.7g/L、IgM0.72g/L；抗角蛋白抗体测定阴性、抗环瓜氨酸肽抗体测定阴性、类风湿因子（IgA-RF）测定阴性、类风湿因子（IgG-RF）测定阴性、类风湿因子（IgM-RF）测定阴性、抗核抗体谱、血管炎五项阴性。

3. 炎性指标

血沉 22mm/h、C- 反应蛋白 10.3mg/L。

4. 影像学检查

腹部彩超显示：脂肪肝，肝多发囊肿，副脾，右肾结石，胆囊切除术后，肝内胆管未见明显扩张，胰、左肾及门脉未见明显异常。关节彩超显示：双侧肩关节及肘关节骨皮质欠光滑，骨赘形成；双腕关节滑膜增厚，双腕关节骨皮质不光滑，双手近端指间关节 1–5 骨皮质不光滑，骨赘形成；双膝关节、踝关节及双足第一跖趾关节骨皮质不光滑，骨赘形成。四肢血管彩超显示：双上肢动静脉未见明显异常；双下肢动脉硬化伴左下肢股动脉稍高回声斑块，双下肢深静脉未见栓塞表现。淋巴结彩超显示：双侧颈血管旁见淋巴结，形态扁平，皮髓质结构清，双侧锁骨上未见明显肿块及形态饱满的淋巴结；双侧腋下未见明显肿块及形态饱满的淋巴结；双侧腹股沟区见淋巴结，形态扁平，皮髓质结构清晰。胸部 CT 显示：右肺中叶钙化灶；右肺中叶内侧段及左肺上叶舌段局限性肺不张。骶髂关节 CT 显示：双侧骶髂关节轻度退行性变。

三、案例分析

1. 病史特点

（1）中年男性，55 岁，以“皮疹 18 年，腰背痛 8 年，多关节肿痛半年”为主诉。

（2）反复发作的皮损，表现为寻常型银屑病，表面有丰富的银白色鳞屑，去除鳞屑后为发亮的薄膜，除去薄膜可见点状出血，同时出现多关节炎表现，累及双踝、双手、双腕关节等。

（3）体格检查：头皮、季肋区、腹股沟区等可见鳞屑样皮疹，指甲可见点状凹陷，双手关节及踝关节肿胀，压痛阳性，活动受限。

（4）实验室检查和辅助检查：类风湿关节炎相关抗体阴性，抗核抗体谱阴性，关节超声可见多个关节滑膜炎表现及骨赘形成。

2. 诊断和诊断依据

（1）诊断：银屑病关节炎。

（2）诊断依据：寻常型银屑病表现；类风湿因子阴性；指甲顶针样改变；指炎表现。

目前临床上对银屑病关节炎的诊断主要依据的是 2006 年 CASPAR 研究小组发表的《银屑病关节炎分类标准》（如表 2–2–1 所示）。

表 2-2-1　2006 年 CASPAR 研究小组发表的《银屑病关节炎分类标准》

条目	分类标准	得分
1	**现存银屑病、既往银屑病史或家族史**	
	现发银屑病：就诊时由风湿病医生或皮肤病医生诊断具有银屑病性皮肤或头皮病变	2
	既往银屑病史：由患者本人、医生（包括家庭医生、皮肤病医生或风湿病医生等其他可信任医疗中心的医生）证实	1
	家族史：其一级或二级亲属中曾患银屑病	1
2	**典型的银屑病指甲改变**	
	包括甲剥离、顶针样凹陷、过度角化等表现	1
3	**类风湿因子阴性**	
	除凝胶法外的其他方法检测，最好采用酶联免疫吸附试验或比浊法	
4	**现发指（趾）炎或既往指（趾）炎病史**	
	表现为全指（趾）肿胀	1
5	**影像学**	
	关节周围新骨形成，手足 X 线片可见关节周围异常骨化（非骨赘形成）	1

说明：≥ 3 分者可诊断为银屑病关节炎。

3. 鉴别诊断

银屑病关节炎可与类风湿关节炎、骨关节炎、痛风、假性痛风、系统性红斑狼疮等疾病引起的关节炎并存。若患者有银屑病皮疹、对称性关节炎和高滴度类风湿因子和（或）抗环瓜氨酸肽抗体阳性，则需要考虑银屑病与类风湿关节炎合并存在。若存在高滴度类风湿因子和（或）抗环瓜氨酸肽抗体阳性，也不能武断地排除银屑病关节炎。因此，患者若同时存在银屑病皮损与关节炎并不能理所当然地被诊断为银屑病关节炎。银屑病关节炎还需与强直性脊柱炎、反应性关节炎、白塞病相关关节炎、弥漫性特发性骨肥厚等相鉴别。

四、处理方案及基本原则

1. 一般治疗

银屑病关节炎的治疗药物主要包括非甾体抗炎药（NSAIDs）、改善病情抗风湿药（DMARDs），包括传统 DMARDs、生物制剂和小分子靶向药物）及糖皮质激素。

（1）NSAIDs：NSAIDs 是治疗银屑病关节炎的最常见药物，包括双氯芬酸、美洛昔康、布洛芬、塞来昔布等，并不能阻止疾病进展。

（2）DMARDs：

1）传统 DMARDs：传统 DMARDs 包括甲氨蝶呤、柳氮磺吡啶、来氟米特、环孢素等。在目前所有推荐意见中，甲氨蝶呤仍然被推荐为治疗外周型银屑病关节炎的首选药物。羟氯喹因为可能加重皮疹，一般不用于银屑病关节炎的治疗。

2）生物制剂：常用的生物制剂有肿瘤坏死因子－α 抑制剂、白细胞介素（IL）–17 抑制剂和 IL–23 抑制剂。

3）小分子靶向药物：包括磷酸二酯酶 4 抑制剂和 Janus 激酶（JAK）抑制剂。托法替布（Tofacitinib）是一种口服的 JAK 抑制剂，主要抑制 JAK3 和 JAK1，对 JAK2 有轻度抑制作用，已被批准用于治疗银屑病关节炎，对皮疹和关节炎均有效。

（3）糖皮质激素：局部注射糖皮质激素可作为银屑病关节炎的辅助疗法，但全身性应用糖皮质激素需谨慎，停用糖皮质激素后可能“反跳性”加重银屑病皮损及转化成红皮病型银屑病的风险。关节腔内注射糖皮质激素非常有效，特别是对于在充分系统治疗后仍有关节症状控制不佳的少关节炎型患者。

2. 针对本案例患者的相关诊治

（1）非甾体抗炎药物对症止痛治疗。

（2）甲氨蝶呤 12.5mg，每周 1 次，口服。

（3）建议使用生物制剂即肿瘤坏死因子－α 抑制剂或白细胞介素（IL）–17 抑制剂治疗。

3. 转诊及社区随访

（1）个体化治疗：银屑病关节炎是一种异质性疾病，其临床表现涉及许多方面，不同患者临床表现的差异性决定了治疗方案应该个体化。在为每个患者制订治疗方案时，应结合其具体的整体情况，评估每个治疗方案的有效性及潜在风险。

（2）药物毒性：非甾体抗炎药、免疫抑制剂、生物制剂等药物使用会导致一定的药物不良反应，通过症状、体征和实验室检查进行监测，需要对患者使用的药物的常见毒性、生物制剂继发感染等问题予以关注（常用免疫抑制剂的副作用如表 2–2–2 所示）。

表 2-2-2　常用免疫抑制剂的副作用

免疫抑制剂名称	副作用
环孢素	胃肠道反应、多毛、牙龈增生、高血压、高血钾、肝肾功能损伤、高尿酸血症
甲氨蝶呤	胃肠道反应、口腔黏膜糜烂、骨髓抑制、肝功能受损、脱发、偶见肺纤维化
来氟米特	肝损害、皮疹、腹泻、白细胞减少、脱发、致畸、高血压
羟氯喹	眼底病变、胃肠道反应、神经系统症状
雷公藤多甙	性腺抑制、胃肠道反应、骨髓抑制、肝肾功能损害、皮疹

五、要点与讨论

1. 银屑病关节炎的诊断标准

如前所述，目前临床上广泛应用的银屑病关节炎的诊断标准是 2006 年 CASPAR 研究小组发表的银屑病关节炎分类标准（如表 2-2-1 所示）。炎性关节病（包括关节、脊柱或附着点）并且总分≥ 3 分者可诊断为银屑病关节炎。

2. 诊断上常见误区

银屑病关节炎表现复杂，临床上容易与类风湿关节炎、骨关节炎等存在重叠，患者就诊科室复杂，转诊机制不明确，且患者与医生对疾病认识不足，银屑病关节炎缺乏特异性的诊断标志物，缺乏适当的银屑病关节炎筛查工具，诊断上要注意以下几点：

（1）银屑病患者出现关节肿痛、腰背痛、指（趾）炎等肌肉骨骼症状时需考虑银屑病关节炎。

（2）银屑病关节炎分类诊断推荐使用 2006 年 CASPAR 分类标准。部分患者皮损与关节病变不相符，应注意详细体检，询问家族史，并注意排查其他因素继发的关节炎。

（3）银屑病关节炎治疗前应对疾病进行分型、分级，并对疾病活动性进行评估，银屑病关节炎的多种伴发疾病可能影响药物的使用及疗效，系统评估对银屑病关节炎的治疗选择至关重要。

（4）银屑病关节炎的治疗目标是通过疾病活动度的定期评估及治疗方案调整，早期控制炎症，达到临床缓解或最低疾病活动度，预防结构损伤，提高患者生活质量。出现多关节炎、结构损伤、高血沉、高 C- 反应蛋白、指（趾）炎及指甲受累、多种药物

治疗效果差、人类白细胞抗原（HLA-B27）阳性等提示银屑病关节炎患者预后较差。

六、思考题

1. 银屑病关节炎的症状有哪些？

2. 银屑病关节炎的病因是什么？

3. 如何治疗银屑病关节炎？

七、科普小常识

1. 银屑病关节炎会遗传吗？

银屑病关节炎具有家族聚集的特点，是常染色体显性、多基因遗传病，目前已经确定几种与银屑病关节炎相关的组织相容性抗原，所以这种疾病有遗传给下一代的可能性。

2. 银屑病关节炎患者生活上应注意哪些细节？

（1）银屑病关节炎患者在心理上要树立战胜疾病的信心，良好的心态是治疗疾病强有力的武器。

（2）银屑病关节炎患者平常要注意皮肤护理，保持皮肤的清洁，及时清理脱落皮屑，内衣要选择宽松舒适的，最好选用棉制品，避免对皮肤产生不良刺激。

（3）有条件的银屑病关节炎患者可进行温泉浴、中药浴，水温应保持在 39 ~ 42℃，浸泡 30 分钟。

（4）银屑病关节炎患者应减少吸烟，保持体育锻炼。

（5）银屑病关节炎可以伴发多种疾病，糖尿病、痛风、高脂血症、高血压等疾病伴发率最高，积极防治这些疾病，有利于减少或减轻银屑病复发与加重。

（编者　聂婷婷 / 审校　刘晓萍）

第三节　炎性肠病性关节炎（案例 11）

核心提示

- ❖认清炎性肠病性关节炎的关节病变表现。
- ❖掌握炎性肠病性关节炎的诊断要点。
- ❖学会炎性肠病性关节炎的鉴别诊断方法。

一、病历资料

1. 病史

杜 ××，女，61 岁，主因“腰背痛 30 年，血便 4 年，髋关节疼痛 1 周”入院。

30 年前患者无明显诱因出现间断腰背部疼痛不适，弯腰不能，活动后可稍缓解，自行中药贴敷、针灸、刮痧等治疗后好转。10 年前患者出现间断颈椎酸困不适，未予重视。4 年前患者出现间断黏液血便，1 ~ 2 次 / 天，无脓液，无发热、腹痛，无恶心、呕吐等症状，就诊于山西省人民医院，行肠镜检查后被诊断为“溃疡性结肠炎（直肠型）、结肠多发息肉”，规律使用“美沙拉嗪肠溶片，美沙拉嗪栓剂纳肛”治疗。1 周前患者出现双髋关节疼痛，翻身及活动障碍，夜间疼痛影响睡眠，无口干、眼干、无光过敏，无牙齿片状脱落，无反复口腔溃疡等不适，就诊于山西省人民医院骨科。髋关节核磁显示：右髋关节大量积液，右髋关节周围软组织水肿。骨科给予“迈之灵片、右旋酮洛芬氨丁三醇片、金天格胶囊”治疗后，疼痛无缓解，故入住我科。自发病以来，患者精神差，睡眠欠佳，平素口服“安定、舍曲林”，小便未见异常，大便如上述。近 4 年体重下降 8kg。

2021 年 6 月患者于山西省人民医院被诊断为“冠心病、不稳定心绞痛”，曾规律口服“氯吡格雷、阿托伐他汀、尼可地尔、美托洛尔片”治疗，近期停用上述药物，口服“阿

托伐他汀钙片、芪苈强心胶囊”。1994 年患者因外伤行右侧膝关节半月板切除术，目前遗留重体力活动受限。患者否认输血史，否认肝炎、结核病病史，否认食物、药物过敏史。家族史无特殊记载。

2. 体格检查

体温 36.5℃，脉搏 74 次 / 分，呼吸 18 次 / 分，血压 123/97mmHg。神志清楚，精神正常；结膜无苍白，口唇及甲床色泽正常；巩膜无黄染；无蜘蛛痣及肝掌；全身浅表淋巴结未触及肿大；双肺呼吸音清，未闻及干、湿啰音；心律齐，心脏各瓣膜听诊区未闻及病理性杂音；腹软，全腹无压痛，无反跳痛；肝、脾肋缘下未触及；双下肢无浮肿；右髋关节压痛明显。

3. 实验室检查和辅助检查

髋关节核磁显示：右髋关节大量积液，右髋关节周围软组织水肿。

X 线影像检查显示：骨盆及右髋关节未见明显异常。

肠镜提示：溃疡性结肠炎（直肠型）。（回肠末段）小肠黏膜内见多量急慢性炎细胞浸润伴糜烂；（回盲部）小肠黏膜内见急慢性炎细胞浸润伴糜烂；（回盲瓣）肠黏膜内见急慢性炎细胞浸润伴糜烂；（升结肠、乙状结肠）结肠黏膜内见急慢性炎细胞浸润伴糜烂；（横结肠、降结肠）结肠黏膜内见急慢性炎细胞浸润伴糜烂，间质水肿；（直肠）符合肠溃疡。

4. 初步诊断

炎症性肠病性关节炎、溃疡性结肠炎、慢性非萎缩性胃炎、肠息肉切除术后、脂肪肝、冠状动脉粥样硬化性心脏病、不稳定型心绞痛。

二、诊治经过

患者主因“腰背痛 30 年，血便 4 年，髋关节疼痛 1 周”入院。

查体：右髋关节压痛明显。

患者入院前门诊髋关节核磁检查显示：右髋关节大量积液，右髋关节周围软组织水肿。肠镜检查提示：溃疡性结肠炎。

患者入院后的相关检查：白细胞计数 7.18×10^9/L、血红蛋白 115g/L、血小板计数 334×10^9/L、丙氨酸氨基转移酶 59.37IU/L、天冬氨酸氨基转移酶 45.55IU/L、白蛋白 34.81g/L、葡萄糖 5.27mmol/L、总胆红素 6.70 μmol/L、直接胆红素 1.51 μmol/L、间接胆红素 5.19 μmol/L、谷氨酰转肽酶 105.88IU/L、碱性磷酸酶 132.70IU/L、尿素 4.51mmol/L、血肌酐 42.8 μmol/L、总胆固醇 2.86mmol/L、甘油三酯 0.69mmol/L、高密度脂蛋白胆

固醇 1.00mmol/L、低密度脂蛋白胆固醇 1.57mmol/L、乳酸脱氢酶 180.18IU/L、肌酸激酶 44.58IU/L、血清肌酸激酶-MB 同工酶活性测定 10.87IU/L、α-羟丁酸脱氢酶 99.17IU/L、钾 3.73mmol/L、钠 142.56mmol/L、氯 107.30mmol/L、IgA2.020g/L、IgG10.700g/L、IgM 0.510g/L、IgE 267ng/ml、补体 C3 1.430g/L、补体 C4 0.310g/L、血沉 50mm/h、C-反应蛋白 38.30mg/L、白介素-612.6pg/ml、D-二聚体 329ng/ml、HLA-B27 阴性、抗线粒体抗体 M2 阴性、抗 α-胞衬蛋白抗体 0.23RU/ml、抗角蛋白抗体测定阴性、抗环瓜氨酸肽抗体测定阴性、抗核周因子抗体测定阴性、类风湿因子测定阴性、抗蛋白酶 3 抗体阴性、抗髓过氧化物酶抗体阴性、抗肾小球基底膜抗体（GBM）阴性、c-ANCA 阴性、p-ANCA 阴性、抗核抗体阴性（-）、滴度 < 1∶100。

骶髂关节 CT 显示：双侧髂关节退行性改变。

腹部超声显示：脂肪肝，胆、胰、脾、双肾及门脉未见明显异常。

心脏超声显示：二尖瓣反流（少量）。

药物治疗：给予阿达木单抗注射液。

三、案例分析

1. 病史特点

（1）老年女性，以“腰背痛、黏液血便、右髋关节疼痛”为主诉。

（2）近 4 年体重下降 8kg。

（3）体格检查：右髋关节压痛明显。

（4）实验室检查和辅助检查：髋关节核磁显示，右髋关节大量积液，右髋关节周围软组织水肿；肠镜检查提示，溃疡性结肠炎。

（5）自身抗体阴性。

2. 诊断和诊断依据

（1）诊断：炎性肠病性关节炎、溃疡性结肠炎。

（2）诊断依据：①炎性腰背痛；②反复黏液血便（溃疡性结肠炎）；③右髋关节疼痛（右髋关节大量积液，右髋关节周围软组织水肿）；④血沉 50mm/h，C-反应蛋白 38.30mg/L。

3. 鉴别诊断

（1）与以腹泻为主要表现的疾病相鉴别。

1）急性胃肠炎：通常有明确的诱因，发病呈急性，以恶心、呕吐为主要症状，伴有腹泻，大便多为水样，抗生素治疗有效。与炎性肠病性关节炎相比，急性胃肠炎的

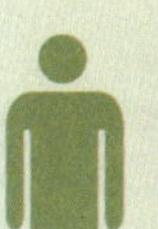

病程短，无关节症状。

2）细菌性痢疾：多在夏季出现，以腹痛、腹泻、脓血便为主要症状，大便可培养出致病菌，抗生素治疗有效。病程较短，有助于与炎性肠病性关节炎相鉴别。

（2）与以关节症状为主要表现的疾病相鉴别。

1）反应性关节炎：多有前驱感染史，以下肢为主的关节炎为主要表现，80% 患者 HLAB27 阳性，部分患者可以出现骶髂关节炎。在关节炎表现突出时，肠道、泌尿道症状多已消失。这些特点均有助于与溃疡性结肠炎和克罗恩病相鉴别。

2）贝赫切特病：多有突出的口腔溃疡、外阴溃疡并伴有葡萄膜炎、针刺脓疱疹、关节痛（炎）静脉炎等表现。贝赫切特病患者以消化道表现为突出症状，如腹痛、腹泻、血便。与溃疡性结肠炎和克罗恩病相比，贝赫切特病的口腔溃疡和外阴溃疡疼痛剧烈，而肠病性关节炎的溃疡疼痛较轻。最重要的区别是肠镜下的改变和病理的不同，贝赫切特病的本质是血管炎，溃疡性结肠炎表现为黏膜广泛的炎症，而克罗恩病是肉芽肿性改变。

3）强直性脊柱炎：这是一种主要影响脊柱和骶髂关节的慢性炎症性疾病。强直性脊柱炎患者通常会有人类白细胞抗原阳性，炎性肠病性关节炎患者中该基因阳性率较低。强直性脊柱炎多为年轻男性，以腰痛为突出表现，表现为夜间疼痛、休息疼痛、夜间翻身困难、晨起僵硬感、活动可缓解，部分患者可伴有外周关节表现，多以下肢为主，膝、髋受累最多，影像学有骶髂关节炎的改变。部分患者可有肠道表现，如间断腹痛或腹泻，多较轻微，但纤维肠镜检查肠道多为较轻的非特异性炎症改变最有助于鉴别。

四、处理方案及基本原则

炎性肠病性关节炎的一般治疗原则是控制炎症，消除肠道症状，保护关节功能。尽量选用既对肠道有好处，又对关节炎有帮助的药物。

1. 肠道病变的治疗

（1）抗胆碱能药物：如地芬诺酯（苯乙哌啶）、洛哌丁胺（易蒙停）、阿片酊或可待因有助于缓解腹痛、腹泻症状。

（2）柳氮磺吡啶：柳氮磺吡啶是一种既对肠道有好处，又对关节炎有帮助的药物，这在长期的临床治疗中已经得到了证实。柳氮磺吡啶可抑制核因子（NF-kB）的功能，因此能极好地影响促炎症因子的表达。针对肠道炎症的使用剂量为 3 ~ 6g/d，分 3 次服用，而用于关节炎的治疗剂量相对较小，2 ~ 3g/d，分 2 次服用。与之相似的药物有 5 -氨基水杨酸。

（3）糖皮质激素：对于中、重度炎性肠病患者为控制肠道病变时才全身使用。其中泼尼松最为常用，1 ~ 2mg/kg/d，病情控制后逐渐减量。

（4）免疫抑制药：为减少皮质激素的用量和控制病情，硫唑嘌呤和甲氨蝶呤被广泛应用，使用剂量为硫唑嘌呤 50 ~ 100mg/d；甲氨蝶呤 7.5 ~ 15mg/w。

2. 关节病变的治疗

（1）非甾体抗炎药：能够很好地控制关节疼痛，但因为它能抑制结肠中前列腺素的合成，所以会加重溃疡性结肠炎的症状。

（2）柳氮磺吡啶：柳氮磺吡啶是由水杨酸和磺胺吡啶组成的酸溶性偶氮化合物。口服后，偶氮键在肠道内被细菌还原分解，生成 5 –氨基水杨酸（5–ASA）和磺胺吡啶，释放的水杨酸配基吸收程度有限，已证实其有抗炎和氧自由基清除作用。柳氮磺胺吡啶及其代谢产物有抗炎和免疫调节作用，既能够控制肠道病变，又可以抑制关节炎的发展，是本组疾病首选药物。针对肠道炎症的使用剂量为 3 ~ 6g/d，分 3 次服用，而对于关节炎的治疗剂量相对较小，2 ~ 3g/d，分 2 次服用。

（3）抗疟药：羟氯喹每次 0.2g，2 次 / 天。

（4）小剂量皮质激素：用于关节内注射或口服治疗，使用糖皮质激素可以控制外周滑膜炎，但对于中轴关节受累无效。

（5）生物制剂：迄今为止，针对肿瘤坏死因子 –α 的生物学制剂已被证明是治疗炎性肠病性关节炎的最佳药物。目前临床上常用的抗肿瘤坏死因子 –α 单抗药物有英夫利昔单抗、阿达木单抗和赛妥珠单抗等。

3. 针对本案例患者的相关诊治

（1）注意休息，避免劳累，适度锻炼，保持均衡的饮食，摄入足够的蛋白质、维生素和矿物质。

（2）治疗用药：

阿达木单抗注射液 40mg，1 次 /2 周，皮下注射。

布拉氏酵母菌散剂 0.5g，2 次 / 天。

美沙拉嗪 2g，1 次 / 天。

美沙拉嗪灌肠液，灌肠，60mL，隔天 1 次（周一、三、五、日）。

美沙拉嗪栓 1 枚，纳肛，隔天 1 次（周二、四、六）。

4. 转诊及社区随访

炎性肠病性关节炎是一种少见的疾病，其特点是肠道炎症和关节炎症同时存在。如果怀疑患者患有炎性肠病性关节炎，应尽快将其转诊至专业医院进行进一步诊断和治疗。

对于已经确诊的炎性肠病性关节炎患者，随访时应关注患者的关节炎症和肠道炎症的发展情况，评估患者的疼痛、肿胀等症状。炎性肠病性关节炎是一种慢性疾病，需要长期治疗和管理，通常需要使用免疫抑制剂、抗炎药等药物。社区医疗团队应提醒患者按时服药，并注意观察药物的不良反应。

五、要点与讨论

1. 临床表现

（1）关节表现：炎性肠病性关节炎是指溃疡性结肠炎和克罗恩病引起关节炎的统称，可以累及中轴关节和外周关节。炎性肠病外周关节炎分为寡关节型（<5 个关节）和多关节型（>5 个关节）。寡关节型多为自限性关节炎，常在 6 周内缓解，多关节型多为持续性关节炎。外周关节最常累及关节依次是跖趾关节、近端趾间关节、膝和踝关节。表现为少数非对称性、一过性、游走性周围关节炎，以下肢关节受累为主。关节炎严重程度与肠道病变严重程度相关，并伴随炎性肠病治疗而消退，多数不遗留关节畸形。10%~20% 的炎性肠病患者有脊柱关节病变，可有症状或无症状，脊柱病变可发生在炎性肠病之前或之后，有研究显示以肠道症状为首发症状者占约 70%，少部分的患者是以腰背痛或下肢膝、踝关节炎起病，另有约 10% 的患者是肠道和关节同时发病。

（2）胃肠道病变：

1）克罗恩病：表现为腹痛、腹泻、腹部包块、肠梗阻及肠道瘘管等。患者的胃肠道症状有因痉挛、便秘、部分或完全性肠梗阻引起的脐周、腹左下 1/4 绞痛，并伴有腹泻、恶心、呕吐、发热、食欲不振和体重减轻。若溃疡病变穿孔至肠外组织或器官，可形成瘘管。

2）溃疡性结肠病：表现为腹痛、血便，大量黏液脓血便，里急后重。患者为下腹或腹左下 1/4 痉挛性疼痛，较轻，有疼痛–便意–便后缓解的规律。因炎症刺激使肠蠕动增加及肠腔水、钠吸收障碍，可产生脱水和电解质失衡的复发性黏液脓血性腹泻。

（3）皮肤黏膜、眼睛病变：包括口腔溃疡，坏疽性脓皮病和结节性红斑。与结肠病变的活动性有关，有时皮肤病变可在结肠炎症状之前出现。炎性肠病出现眼病表现的发生率为 1.9%~11.8%。最常见的眼部表现是巩膜外层炎、前葡萄膜炎、角膜炎和巩膜炎。

（4）全身性表现：包括发热、贫血、营养不良及血管炎（可表现为网状青斑、血栓性静脉炎和小腿溃疡）等。

2. 诊断标准

目前尚无统一的肠病性关节炎诊断标准。一般认为，只有在确诊溃疡性结肠炎或克罗恩病以后，才能根据其所伴有的骶髂关节炎或脊柱炎和（或）外周关节炎表现诊断肠

病性关节炎，并需要注意与强直性脊柱炎、反应性关节炎、未分化脊柱关节病和贝赫切特综合征（白塞病）等疾病相鉴别。

3. 诊断上常见误区

炎性肠病不属于十分常见的消化系统疾病，其临床症状和体征特异性较低，临床医生往往对其认识和识别不足；目前炎性肠病的诊断缺乏新标准，需要结合临床表现、实验室检查、影像学、内镜及病理组织学进行综合判断，需与多种消化系统疾病，如与肠结核、感染性肠炎、肠白塞病等相互鉴别，这些疾病在我国发病率较高，导致鉴别诊断困难。肠病性关节炎是脊柱关节炎和炎性肠病的共患病状态，其诊治需要风湿科和消化内科积极交流合作，患者病情轻重差异较大，经过规范治疗，可处于相对稳定状态。对于不容易诊断的肠病性关节炎患者，及时转诊上级医院，明确诊断确定治疗方案后再在社区基层随访。

六、思考题

1. 炎性肠病性关节炎的关节病变有哪些表现？

2. 除了关节病变，炎性肠病性关节炎还有哪些全身症状？

3. 哪些情况下炎性肠病性关节炎患者需要转诊？

七、科普小常识

1. 一旦患了炎性肠病性关节炎该怎么办？

积极治疗炎性肠病可缓解外周关节炎症状，同时患者应进行规律锻炼和戒烟，并考虑物理治疗，如关节活动度训练和牵拉练习。

柳氮磺吡啶治疗对肠道和外周关节均有效。非甾体抗炎药可诱发或加重炎性肠病，因此，应根据个体化原则决定是否应用。肿瘤坏死因子受体拮抗剂，如英夫利昔单抗对克罗恩病的外周关节炎和中轴关节炎均有治疗作用。糖皮质激素也可用于关节内注射，有良好的临床效果。

2. 炎性肠病性关节炎患者在治疗期间可以随时停药吗？

炎症性肠病是一类慢性疾病，需要坚持用药，与专科医生携手治疗。突然停药、过早停药以及随意减量药物均可能引起疾病的迅速发展和恶化，导致需要更长的时间去控制病情，产生更多的治疗费用。应遵从医嘱，定期复查。如出现不适、病症加重或药物不良反应时及时就诊，切莫自行停药。

（编者　李瑞／审校　刘晓萍）

第四节　SAPHO 综合征（案例 12）

核心提示

❖认清 SAPHO 综合征的临床表现。

❖掌握 SAPHO 综合征影像学特点。

❖学会 SAPHO 综合征的鉴别诊断方法。

一、病历资料

1. 病史

赵 ××，女，53 岁，主因“胸锁关节肿痛 5 年余，双手皮疹 1 个月余”入院。

患者 5 年前无明显诱因出现胸锁关节肿大、间断疼痛，对症治疗无好转。1 个月前患者双手出现散在皮疹，呈脓点、片状。无腰背痛，无足跟痛，无臀区疼痛。

患者否认银屑病病史，否认眼炎、反复口腔溃疡史，否认腹痛腹泻、尿频尿急尿痛等病史，否认脊柱关节炎家族史。

2. 体格检查

双肺呼吸音清，双肺听诊未闻及干、湿啰音；心率 104 次 / 分，心律齐，心脏各瓣膜听诊区未闻及病理性杂音；腹部平软，肝、脾肋缘下未触及，肝、脾区叩痛阴性；脊柱生理弯曲存在，各棘突及椎旁肌肉压痛阴性；双手可见散在皮疹；胸锁关节肿大；四肢肌力及肌张力正常，肌肉无压痛，双下肢无浮肿。

3. 实验室检查和辅助检查

无。

4. 初步诊断

SAPHO 综合征。

二、诊治经过

患者入院后的相关检查项目及结果如下：

实验室检查显示：血沉 18mm/h、C－反应蛋白 1.22mg/L、抗核抗体谱、类风湿相关抗体、血管炎五项均阴性。

骨扫描显示：双侧胸锁关节、第 4 腰椎、双侧膝关节骨质代谢增高，SAPHO 综合征不除外；全身其余诸骨显像未见明显异常（如图 2-4-1、图 2-4-2 所示）。

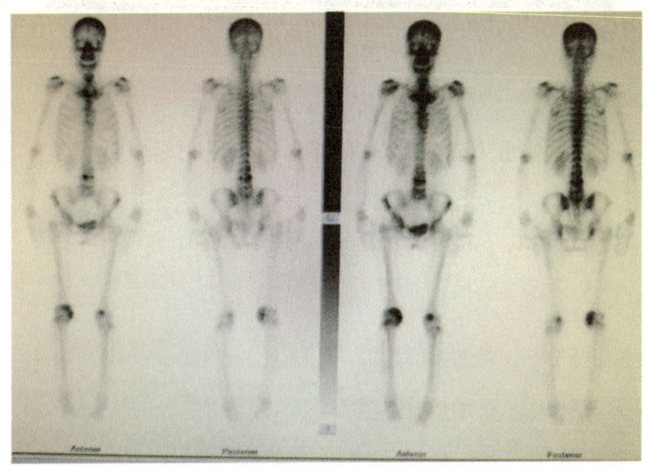

图 2-4-1 骨扫描

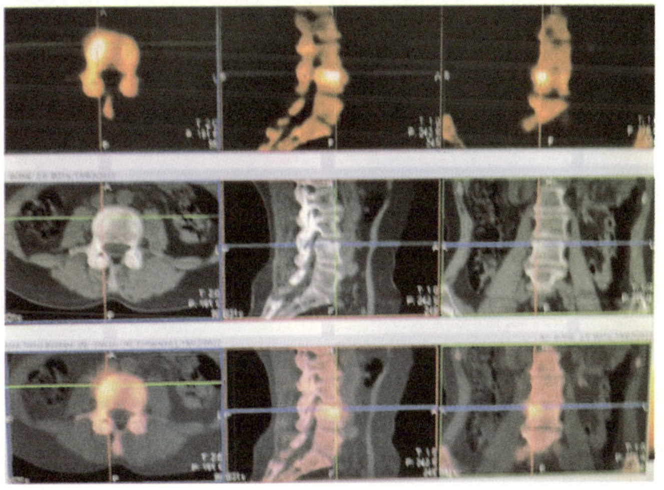

图 2-4-2 骨扫描

胸部 CT 显示：双侧胸锁关节周围软组织增厚，伴邻近锁骨胸骨端小囊变及密度增高，SAPHO 综合征不除外；左肺散在小结节，建议定期复查（如图 2-4-3 所示）。

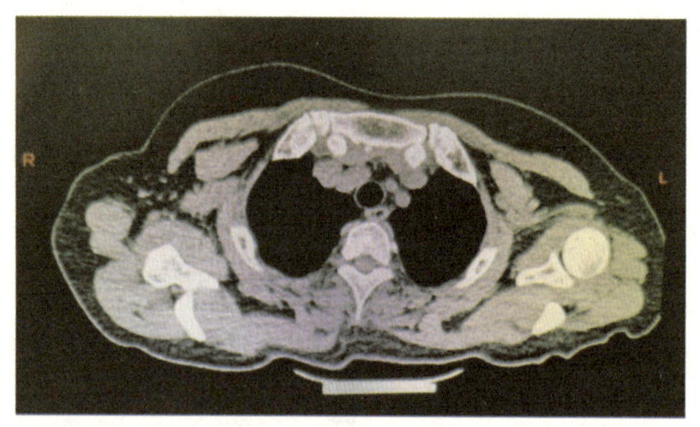

图 2-4-3　胸部 CT

心脏彩超显示：左室舒张功能减低；腹部彩超未见明显异常。

三、案例分析

1. 病史特点

（1）中年女性，53 岁，慢性病程。

（2）以胸锁关节肿大、双手皮疹为主诉。

（3）体格检查双手脓点状皮疹，胸锁关节肿大。

（4）骨扫描显示：双侧胸锁关节、第 4 腰椎、双侧膝关节骨质代谢增高。胸部 CT 显示：双侧胸锁关节周围软组织增厚，伴邻近锁骨胸骨端小囊变及密度增高。

2. 诊断和诊断依据

（1）诊断：SAPHO 综合征。

（2）诊断依据：

1）体格检查：①有胸锁关节肿大；②双手有脓点状皮疹。

2）影像学检查：①胸部 CT 显示，双侧胸锁关节周围软组织增厚，伴邻近锁骨胸骨端小囊变及密度增高，SAPHO 综合征不除外，请结合临床；②骨扫描显示，双侧胸锁关节、第 4 腰椎、双侧膝关节骨质代谢增高，SAPHO 综合征不除外。

3. 鉴别诊断

评估 SAPHO 综合征时，应考虑排除其他炎症性、感染性和肿瘤性病因。

（1）脊柱关节病。SAPHO 综合征的表现为骨炎和硬化，而非真正的关节炎。骶髂关节炎在 SAPHO 综合征中约 50% 为单侧性，而在脊柱关节病中通常为双侧性。骨髓炎在 SAPHO 综合征中常见而在脊柱关节病中不常见。

（2）银屑病关节炎。银屑病关节炎是一种与银屑病相关的关节炎症，其症状与 SAPHO 综合征相似，但银屑病关节炎通常伴随着皮肤上的银屑病病变。

（3）骨髓炎。早期 SAPHO 综合征难以与骨髓炎区分，因为两者均可出现局部骨痛、压痛、皮温升高和肿胀，并伴有发热。然而，骨髓炎不大可能为多灶性，受累骨进行培养可以鉴别无菌性骨炎与感染性病因。

（4）恶性肿瘤。应考虑骨骼恶性疾病，例如骨肉瘤和转移癌。骨肉瘤和 SAPHO 综合征均可能出现局部骨痛和周围肿胀，不伴全身症状。但骨肉瘤一般为单个骨病灶，往往累及长骨，具有独特的影像学特征，活检可以确诊。癌症骨转移也可引起骨痛。常见部位包括脊柱、骶骨、骨盆和股骨。诊断方式为识别癌症原发部位，且有影像学和／或骨活检结果支持。

三、处理方案及基本原则

由于 SAPHO 综合征较为罕见，尚未有统一治疗标准，多以临床经验为主，治疗的目的是缓解症状，包括骨痛和皮疹。

1. 非甾体抗炎药

是目前治疗的一线药物，能够较好地缓解骨关节症状。考虑到痤疮丙酸杆菌在疾病发病中的作用，也可予以抗生素，如阿奇霉素等。

2. 糖皮质激素

对于非甾体抗炎药效果欠佳的患者，可加用糖皮质激素，能够明显缓解症状，尤其是给予关节内注射时。

3. 改善病情的抗风湿药物

在难治性病例中，临床已经使用了改善病情的抗风湿药物，特别是甲氨蝶呤、柳氮磺胺吡啶或硫唑嘌呤，但疗效存在争议。

4. 生物制剂

近些年，临床研究者已经使用肿瘤坏死因子 -α 抑制剂治疗 SAPHO 综合征，结果显示，这些药物对骨、关节和皮肤表现有一定疗效。除此之外，白介素 -1 抑制剂、白介素 -6 抑制剂、靶向白介素 -23/ 白介素 -17 轴的新型生物制剂等也有相关报道。

5. 双膦酸盐

能够显著改善骨和骨关节炎受累，甚至在一部分患者中实现完全持续缓解，但对皮

肤病变改善不明显。

6. 其他

JAK 制剂等在临床应用中也有一定的效果等。

7. 针对本案例患者的相关诊治

美洛昔康 15mg/d；甲氨蝶呤 10mg，1 次 / 周。

建议生物制剂治疗。

8. 转诊及社区随访

当患者出现皮肤病损，典型表现为掌跖脓疱病和严重痤疮并伴有骨关节肿痛时要想到 SAPHO 综合征的可能。对于不容易诊断的 SAPHO 综合征患者，及时转诊上级医院，明确诊断、确定治疗方案后再在社区基层随访。

五、要点与讨论

1. 临床表现

SAPHO 综合征分别是 Synovitis（滑膜炎）、Acne（痤疮）、Pustulosis（脓疱病）、Hyperostosis（骨肥厚）、Osteomyelitis（骨髓炎）5 个单词首位英文字母的缩写。这是一种累及骨、关节和皮肤的罕见炎症性疾病。SAPHO 综合征核心内容是骨炎和骨髓炎造成的骨硬化，可以伴有皮肤表现。

骨和关节受累可影响多个部位，特别是前胸壁、其他部分的中轴骨（包括骶髂关节和脊柱）、下肢的中等关节及大关节：

（1）前胸壁：受累见于 65% ~ 90% 的患者，是 SAPHO 综合征的典型特征，一般累及胸肋关节、胸锁关节及肋锁韧带。周围软组织可能出现红肿。查体时可能发现患处有压痛。

（2）骶髂关节和脊柱：受累见于 32% ~ 52% 的患者，骶髂关节相对更常见。骶髂关节通常单侧受累，主要由骨炎引起，但也可能继发于滑膜炎。

（3）外周关节：受累概率不到 30%。髋关节、膝关节和踝关节的受累概率高于上肢关节。软组织肿胀明显，可压迫周围组织结构。

2. 影像学表现

（1）X 线、CT：影像学改变可能包括骨肥厚（骨膜、皮质和骨内膜增厚）、硬化性病变、骨质溶解、骨膜反应、附着点骨增生（有骨赘形成）。儿童和成人均可出现中轴受累，例如中轴型脊柱关节炎相关改变、骨炎、关节强直。中轴病变包括椎体角病变、非特异性脊椎椎间盘炎、骨破坏性病变、骨硬化性病变、椎旁骨化和骶髂关节炎。

椎旁骨化最常表现为非边缘型和不对称性韧带骨赘形成，但也可出现边缘型韧带骨赘。SAPHO 的骶髂关节炎通常累及单侧，在关节髂侧有硬化和骨肥厚，这与典型的脊柱关节炎不同。

（2）骨扫描：放射性核素骨扫描可显示多个受累部位的摄取增加。SAPHO 综合征累及胸锁关节时，骨扫描成像可见特征性的“牛头征”改变（示踪剂在双侧胸肋锁骨区浓聚）。

（3）MRI：可在疾病早期检测活动性炎症病变、骨髓炎（骨髓水肿），还可显示软组织情况。最常见的中轴骨骼 MRI 表现是反映附着点炎的椎体前角病变。

3. SAPHO 综合征的诊断标准

SAPHO 综合征主要是根据共存表现做出的临床诊断，同时也是一种排除性诊断，必须排除感染、恶性病变等原因，还应排除典型风湿性疾病。

2012 年 SAPHO 诊断标准①。2012 年 Nguyen MT 在 Semin Arthritis Rheum 中提出 4 点诊断标准：

（1）骨关节表现 + 聚合性痤疮和暴发性痤疮或化脓性汗腺炎；

（2）骨关节表现 + 掌跖脓疱病；

（3）伴或不伴皮肤损害的骨肥厚（上胸壁、肢端骨、脊柱）；

（4）伴或不伴皮肤损害的慢性多灶性复发性骨髓炎（中轴关节或外周关节）。

满足 4 个条件之一即可确诊。

4. 诊断上常见误区

SAPHO 综合征的病因和发病机制尚不清楚，临床表现异质性高，且尚未发现特异性的检查指标，为疾病的诊治带来巨大的挑战。由于 SAPHO 综合征发病率低，临床医生对疾病特点认识有限，极易造成误诊、漏诊。SAPHO 综合征是一类罕见的以皮肤和骨关节受累为特征的慢性无菌性炎症性病变。当患者出现皮肤病损，典型表现为掌跖脓疱病和严重痤疮并伴有骨关节肿痛时要想到 SAPHO 综合征的可能。对于不容易诊断的 SAPHO 综合征患者，及时转诊上级医院，明确诊断并确定治疗方案后再在社区基层随访。

①Nguyen MT， Borchers A， Selmi C， et al. The SAPHO syndrome.Semin Arthritis Rheum. 2012， 42（3）：254-265.

六、思考题

1. SAPHO 综合征的临床表现有哪些？

2. SAPHO 综合征需与哪些疾病相鉴别？

3. SAPHO 综合征的治疗方法有哪些？

4. 哪些情况下 SAPHO 综合征患者需要转诊？

七、科普小常识

1. SAPHO 综合征患者出现脓疱疮应该怎样护理？

（1）清洁皮肤。清洁皮肤时宜使用温水，避免使用过冷、过热的水刺激皮肤。

（2）宜穿宽松棉质内衣，以免衣物与脓疱疮处皮肤摩擦加重痒感。

（3）不使用含油脂的护肤品，以免刺激皮脂腺的分泌诱发痤疮或堵塞毛孔引起毛囊炎。

（4）患者应保持皮损部位的皮肤干燥、清洁，剪短指甲，以防抓破皮肤。患者不能随便挤压皮疹和痤疮的部位，防止感染。

（编者　李瑞 / 审校　刘晓萍）

第三章

血管炎

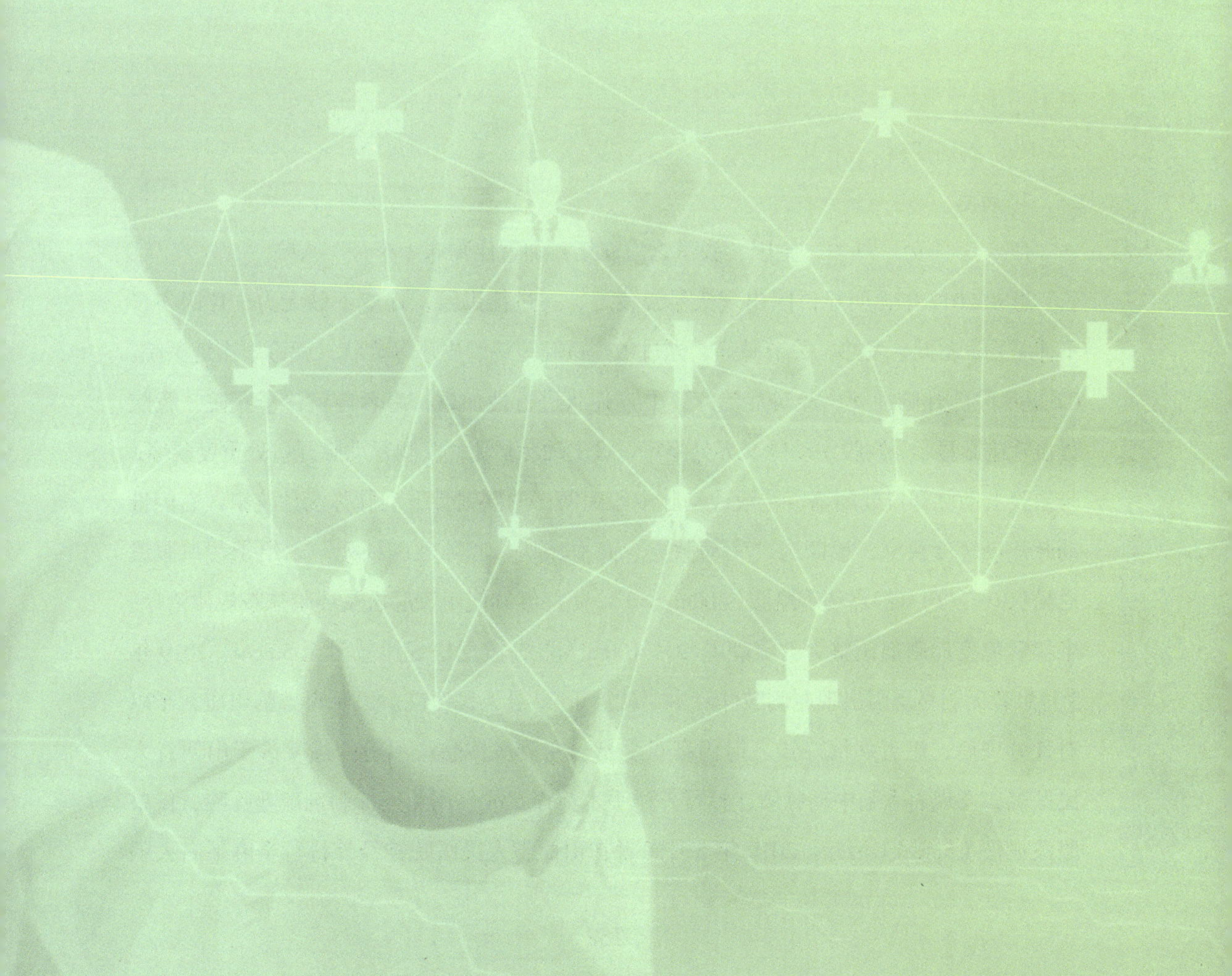

第一节　大动脉炎（案例13）

核心提示

❖认清大动脉炎的临床表现。

❖掌握大动脉炎的诊断要点。

❖学会使用糖皮质激素和免疫抑制剂治疗大动脉炎。

一、病历资料

1. 病史

张××，女，47岁，主因“头晕乏力9年，加重伴胸痛1个月”入院。

患者2012年无明显诱因出现头晕、疲乏、一过性黑矇，伴双下肢无力，伴眼干，不伴恶心、呕吐、发热、关节肿痛、光过敏、口腔溃疡、皮疹等症状，就诊于当地医院。CT提示腔隙性脑梗死，经对症治疗，上述症状进行性加重，患者遂就诊于我院。我院行血管造影显示，胸腹主动脉交界处缩窄，腹主动脉扩张；双侧肾动脉开口处重度狭窄；肠系膜上动脉开口处闭塞；左股浅动脉中段闭塞；两侧锁骨下动脉弥漫性狭窄；右侧椎动脉开口轻度狭窄，诊断为“大动脉炎、高血压病、腔隙性脑梗死”，给予“口服泼尼松（30mg/d）+静点环磷酰胺（400mg/w）”，院外继续使用泼尼松及环磷酰胺规律治疗。半年后免疫抑制剂调整为“硫唑嘌呤片100mg/d”，泼尼松规律减量至5mg/d。2019年3月患者无明显诱因出现左侧肢体麻木，就诊于×县人民医院。医院考虑脑出血，予以对症处理后，患者病情好转，但仍有双手指、左侧肢体憋胀不适，遂就诊于山西省人民医院，发现右大脑中动脉瘤，拟行外科手术治疗，故停用免疫抑制剂硫唑嘌呤，仅口服泼尼松（5mg/d）治疗。2019年5月患者在山西省人民医院神经外科行全麻下右大脑

中动脉瘤支架置入 + 动脉瘤介入栓塞术。2019 年 7 月患者出现头晕、乏力、心悸，伴上腹部、腰背部憋胀样不适症状，就诊于我科。我科给予“激素联合环磷酰胺”治疗，患者好转后出院。1 个月前患者因头晕乏力加重，伴胸背部疼痛、左手第 5 近端指间关节肿痛、视物不清入住我科。

患者高血压病 24 年，血压最高 180/100mmHg，口服“比索洛尔片”，血压控制欠佳。患者否认糖尿病、肾脏病、冠心病、脑血管意外病史，无传染病病史，否认食物、药物过敏史。

2. 体格检查

体温 36.7℃，脉搏 78 次 / 分，呼吸 20 次 / 分。血压：右上肢 153/100mmHg，左上肢 110/80mmHg。患者一般情况尚可，慢性病容；颈动脉区可闻及吹风样杂音，双侧桡动脉搏动减弱；双肺呼吸音清，双肺听诊未闻及干、湿啰音；心率 78 次 / 分，心律齐，心脏各瓣膜听诊区未闻及病理性杂音；腹部平软，肝、脾肋缘下未触及；脊柱生理弯曲存在，各棘突及椎旁肌肉压痛阴性；左手第 5 近端指间关节肿胀，压痛阳性，活动轻度受限；四肢肌力及肌张力正常，生理反射存在，病理反射未引出。

3. 实验室检查和辅助检查

（1）头颅核磁：双侧大脑半球多发腔隙性梗死及缺血改变；右侧脑室体旁、基底节区亚急性出血灶；右侧大脑中动脉瘤可能；轻度脑动脉硬化改变；双侧筛窦炎。

（2）胸主动脉、腹主动脉 CTA：双侧锁骨下动脉多发混合斑块，左侧管腔中重度狭窄，右侧管腔轻度狭窄；胸、腹主动脉及双侧髂动脉管壁多发混合斑块，管腔轻度狭窄；肠系膜上动脉起始部非钙化斑块，管腔重度狭窄，局限性闭塞。

（3）心脏彩超：左室舒张功能减低。

（4）血管介入：胸主动脉下端局限性重度狭窄；双侧肾动脉起始处局限性重度狭窄；右侧髂内动脉自起始处闭塞；右侧锁骨下动脉 – 椎动脉以远多发节段性重度狭窄；右侧椎动脉起始处局限性重度狭窄；左椎动脉 V1 ～ V3 段闭塞，可见缺血改变；左侧锁骨下动脉多发斑块伴管腔多发局限性重度狭窄；右侧大脑中动脉 M2 上行支起始处重度狭窄；右侧大脑中动脉 M2 上行支动脉瘤。

4. 初步诊断

大动脉炎（广泛型）、高血压 3 级（极高危组）、脑梗死、右大脑中动脉瘤支架置入。

二、诊治经过

患者主因“头晕乏力 9 年，加重伴胸痛 1 个月”入院。中年女性，有头晕、疲乏、一过性黑矇、双下肢无力等临床表现，影像学检查提示多部位大血管狭窄，累及胸主动脉、

双侧肾动脉、右侧髂内动脉、双侧锁骨下动脉、椎动脉、右侧大脑中动脉等血管，初步考虑大动脉炎。

患者入住我科后相关检查项目及结果如下：

1. 实验室检查

（1）血常规：白细胞计数 5.86×10^9/L、红细胞计数 5.25×10^{12}/L、血红蛋白 154g/L、血小板计数 212×10^9/L。

（2）血生化：丙氨酸氨基转移酶 14.92IU/L、天冬氨酸氨基转移酶 18.92IU/L、白蛋白 40.29g/L、总胆红素 18.18 μmol/L、直接胆红素 2.71 μmol/L、间接胆红素 15.47 μmol/L、尿素 5.70mmol/L、血肌酐 57.2 μmol/L。

（3）血脂：总胆固醇 5.86mmol/L、甘油三酯 1.98mmol/L、高密度脂蛋白胆固醇 1.10mmol/L、低密度脂蛋白胆固醇 3.85mmol/L。

（4）肌酶：乳酸脱氢酶 189.10IU/L、肌酸激酶 43.91IU/L、血清肌酸激酶 –MB 同工酶活性测定 3.39IU/L、肌红蛋白 16.3ng/mL、高敏肌钙蛋白 I8.2pg/mL。

（5）炎性指标：C– 反应蛋白 4.79mg/L、血沉 8mm/h。

（6）自身抗体：抗核抗体阳性，胞浆型，滴度 1 ∶ 320；抗线粒体抗体 M2、抗平滑肌抗体、抗 α – 胞衬蛋白抗体阴性。

2. 影像学检查

（1）心脏彩超：未见明显异常。

（2）甲状腺彩超：未见明显异常。

（3）关节超声：双腕关节滑膜增厚，骨皮质不光滑，左手近端指间关节 2 ～ 3 指屈肌腱旁见低回声，腱鞘炎形成，双手远端指间关节及近端指间关节骨皮质不光滑；双膝关节骨皮质不光滑，骨赘形成。

（4）头颈动脉 + 胸主动脉 + 腹主动脉及冠状动脉 CT：右侧大脑中动脉瘤栓塞术后改变；双侧锁骨下动脉多发混合斑块，管腔中重度狭窄，符合大动脉炎表现；主动脉弓、头臂干及双侧颈总动脉混合斑块，管腔轻度狭窄；双侧颈内动脉虹吸段混合斑块，管腔轻度狭窄；左侧椎动脉 V1 段管腔显影淡，管腔重度狭窄不除外；双侧椎动脉 V4 段钙化斑块；胸主动脉及腹主动脉、双侧髂动脉弥漫性分布钙化斑块、散在分布非钙化斑块；胸腹主动脉交界处管腔中度狭窄，左肾动脉及肠系膜上动脉开口处、右侧髂内动脉重度狭窄，局部闭塞可能，右冠状动脉近中远段弥漫性分布混合斑块，管腔轻度狭窄；左冠状动脉主干、第一对角支起始处、回旋支近段混合斑块，管腔轻度狭窄；前降支近段、中段弥漫性分布混合斑块，近段轻度狭窄，中段重度狭窄。

具体治疗见本节相关内容。

三、案例分析

1. 病史特点

（1）中年女性，以“头晕乏力 9 年，加重伴胸痛 1 个月”为主诉。

（2）有头晕、疲乏、一过性黑矇、双下肢无力、血压升高等临床表现。

（3）体格检查：双上肢收缩压相差大于 20mmHg，颈动脉区可闻及吹风样杂音，双侧桡动脉搏动减弱。

（4）实验室检查和辅助检查：多部位大血管狭窄，累及胸主动脉、双侧肾动脉、右侧髂内动脉、双侧锁骨下动脉、椎动脉、右侧大脑中动脉等血管。

2. 诊断和诊断依据

（1）诊断：大动脉炎。

（2）诊断依据：①发病年龄 < 60 岁；②多支大动脉受累，管腔狭窄，内膜增厚；③桡动脉搏动减弱，双上肢收缩压差 > 20mmHg。

大动脉炎诊断依据推荐使用 2022 年美国风湿病学会与欧洲抗风湿病联盟联合制订的分类标准（如表 3-1-1 所示）。

表 3-1-1　2022 年美国风湿病学会与欧洲抗风湿病联盟联合制订的《大动脉炎分类标准》

条目	评分（分）
准入条件	
诊断年龄≤ 60 岁	
影像学存在血管炎证据	
分类标准	
临床标准	
女性	1
血管炎引起的心绞痛或缺血性心脏疼痛	2
上肢和（或）下肢运动障碍	2
动脉杂音	2
上肢动脉搏动减弱	2
颈动脉搏动减弱或触痛	2
双上肢收缩压差≥ 20mmHg	1
影像学标准	
受累动脉数	
1 支	1
2 支	2
3 支及以上	3
对称动脉成对受累	1
腹主动脉伴肾动脉或肠系膜下动脉受累	3

说明：必须满足两条准入条件的同时，分类标准评分总分≥ 5 分者，诊断为大动脉炎。

本案例患者符合女性；有动脉杂音；上肢动脉搏动减弱；双上肢收缩压差≥ 20mmHg；影像学有多支动脉受累，评分 9 分，可明确诊断大动脉炎。

3. 鉴别诊断

大动脉炎宜与以下疾病相鉴别：

（1）先天性主动脉缩窄症。先天性主动脉缩窄症多见于儿童与青少年，为先天发育异常所致，特点是病变在动脉导管韧带附近，呈局限性环形狭窄。临床表现为上肢血压高和下肢血压低；胸骨左缘上方可闻及血管杂音；胸部 X 片可见第 3 ~ 7 肋骨下缘有肋动脉压迹。而发生在胸主动脉的大动脉炎病变位置较低，呈长段狭窄且很少有肋骨压迹，常为多发性病变。

（2）动脉硬化闭塞症。动脉硬化闭塞症多见于 55 岁以上男性，为四肢动脉粥样硬化所致狭窄或闭塞。临床表现为患肢缺血症状，如发凉、麻木、疼痛、间歇性跛行、肢端坏死、溃疡等，常伴有高血压、糖尿病、高脂血症、冠心病、脑动脉硬化等。

（3）血栓闭塞性脉管炎。血栓闭塞性脉管炎好发于有吸烟史的年轻男性，为慢性血管闭塞性炎症。主要累及四肢中小动脉和静脉，下肢较常见。临床表现为肢体缺血、剧痛、间歇性跛行、足背动脉搏动减弱或消失、游走性表浅动脉炎，重症患者可有肢端溃疡或坏死。

四、处理方案及基本原则

1. 一般治疗

（1）疾病活动期建议休息、避免感染。对于发病早期有上呼吸道、肺部或其他脏器感染者，应有效控制感染，这对防止病情发展有一定意义，高度怀疑有结核病者，应同时进行抗结核治疗。对于高血压患者，应控制血压在 140/90mmHg 以下；有双侧颈动脉严重狭窄患者，可将降压目标值适当放宽至 150/100mmHg，以保证脑部供血。

（2）糖皮质激素：初诊或治疗后大复发的活动期大动脉炎患者需足量的泼尼松或其等效物治疗，起始口服剂量为 0.8 ~ 1.0mg/kg，持续 4 ~ 8 周后逐渐减量，按每 7 ~ 10 天减量起始剂量的 10% 或根据病情调整，24 周后减量为 10mg/d，继续缓慢减量至 ≤ 5mg/d 维持，治疗 1 ~ 2 年后部分病情持续缓解患者可考虑停用激素。

（3）羟氯喹：100 ~ 200mg，2 次 / 天，口服，可能有利于减少复发。

（4）轻、中型患者：需联合口服改善病情抗风湿药，如甲氨蝶呤，7.5 ~ 15mg/w，口服；来氟米特，10 ~ 20mg/d，口服；霉酚酸酯，0.5 ~ 0.75g/d，口服；硫唑嘌呤，50mg/d，口服。

（5）重型患者：加强抗炎和抗免疫治疗，尽早实现临床缓解，保护重要脏器功能。

在密切监测骨髓抑制、肝肾毒性等药物不良反应的情况下，改善病情抗风湿药的口服剂量增加到最大耐受剂量，后续改口服的改善病情抗风湿药维持治疗。重型患者存在传统改善病情抗风湿药禁忌时，可考虑使用生物制剂，如白介素 -6 受体阻滞剂、单抗类肿瘤坏死因子抑制剂，连续应用至少 6 个月，但目前关于生物制剂的疗程尚无循证学证据。部分重型患者可以考虑给予小分子 JAK 抑制剂治疗。

（6）难治患者：经过足程、足量治疗后仍不能达到临床缓解的患者为难治患者，应更换为另一种传统改善病情抗风湿药或由传统改善病情抗风湿药更换为生物制剂，或由一种生物制剂更换为另一种生物制剂，或更换为小分子 JAK 抑制剂治疗。

（7）经过积极而充分的内科治疗，控制疾病活动和血管炎症后，仍需通过外科干预以进一步保护脏器功能、改善预后的情况，应考虑择期外科手术。①单侧或双侧肾动脉狭窄，经内科治疗后，四联以上降压药治疗后血压仍高于 150/100mmHg 或肾脏短期内进行性缩小或肾小球滤过率进行性下降，可考虑经皮肾动脉球囊扩张术、肾动脉搭桥术等；②升主动脉增宽超过 50mm，伴或不伴主动脉瓣重度关闭不全，且有心功能恶化征象时，应考虑升主动脉置换术或升主动脉联合瓣膜置换术；③其他如颈动脉扩张术、颈动脉搭桥术等治疗重度颈动脉狭窄、胸腹主动脉支架植入或置换术治疗胸腹主动脉夹层或动脉瘤等。

2. 针对本案例患者的相关诊治

（1）激素治疗：泼尼松片 20mg/d。

（2）阿达木单抗 + 环磷酰胺控制病情。

（3）改善循环、扩冠、控制心率、降脂等对症治疗。

3. 转诊及社区随访

大动脉炎患者需长期随访，定期监测病情，建议疾病活动期每 1~3 个月随访 1 次，疾病稳定期每 3~6 个月随访 1 次。随访内容包括病情评估、监测并发症和药物不良反应。建议对患者进行疾病健康教育，督促患者进行自我管理、保持健康的生活方式。

五、要点与讨论

目前大动脉炎的诊断多根据 1990 年美国风湿病学会的分类标准。①发病年龄 ≤ 40 岁；②肢体间歇性跛行；③一侧或双侧肱动脉搏动减弱；④双侧上肢收缩压差 >10mmHg；⑤一侧或双侧锁骨下动脉或腹主动脉闻及杂音；⑥血管造影异常发现主动脉一级分支或上下肢近端的大动脉狭窄或闭塞，病变常为局灶或节段性，且除外由动脉硬化、纤维肌发育不良或类似原因引起。以上 6 条中须满足 3 条及以上，可诊断大动脉炎。

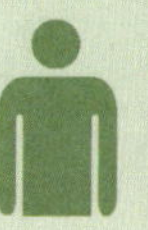

2022 年美国风湿病学会和欧洲抗风湿病联盟联合制订的大动脉炎分类标准目前已广

泛应用于疑诊患者的临床诊断。

大动脉炎活动性评分：美国国立卫生研究院制订的 Kerr 评分和印度风湿病学会血管炎学组制订的印度大动脉炎疾病活动度（ITAS 2010）评分常用于判断大动脉炎疾病活动度。

1.Kerr 评分

①全身症状；②血管缺血症状与体征；③血沉升高（≥ 20mm/h）；④血管造影阳性，目前可由磁共振血管造影（MRA）、CT 血管造影术（CTA）、正电子发射断层扫描（PETCT）、动脉彩色多普勒超声所替代。

以上每项计 1 分，总分≥ 2 分为大动脉炎活动。

2.ITAS2010 评分

大动脉炎活动度评估（ITAS 评分）如表 3-1-2 所示。

表 3-1-2　大动脉炎活动度评估

（ITAS 评分）

条目	评分
1. 全身症状	
1）乏力、体重下降（>2kg）	1 分
2）肌痛 / 关节痛 / 关节炎	1 分
3）头痛	1 分
2. 腹部	
严重腹痛	1 分
3. 泌尿生殖系统	
流产	1 分
4. 肾脏	
高血压：舒张压 >90mmHg	2 分
高血压：收缩压 >140mmHg	1 分
5. 神经系统	
1）卒中	2 分
2）癫痫（非高血压性）	1 分
3）晕厥	1 分
4）眩晕 / 头晕	1 分
6. 心血管系统	1 分

续表

条目	评分
6.1 杂音	2分
1）右颈动脉	1分
2）左颈动脉	1分
3）右锁骨下动脉	1分
4）左锁骨下动脉	1分
5）右肾动脉	1分
6）左肾动脉	1分
6.2 脉搏不对称	2分
血压不对称	1分
6.3 新出现的脉搏消失	2分
1）右颈动脉	1分
2）左颈动脉	1分
3）右锁骨下动脉	1分
4）左锁骨下动脉	1分
5）右肱动脉	1分
6）左肱动脉	1分
7）右桡动脉	1分
8）左桡动脉	1分
9）右股动脉	1分
10）左股动脉	1分
11）右腘动脉	1分
12）左腘动脉	1分
13）右胫后动脉	1分
14）左胫后动脉	1分
15）右足背动脉	1分
16）左足背动脉	1分
6.4 跛行	2分
1）上肢	1分
2）下肢	1分

续表

条目	评分
6.5 颈动脉疼痛	2分
6.6 主动脉瓣关闭不全	1分
6.7 心肌梗死 / 心绞痛	1分
6.8 心肌病 / 心功能不全	1分

说明：ITAS2010 ≥ 2 分或 ITAS.A ≥ 5 分，为疾病活动；ITAS.A，需加上血沉的得分，即 21 ~ 39mm/h（1 分）、40 ~ 59mm/h（2 分）、>60mm/h（3 分）或加上 C- 反应蛋白的得分，即 6 ~ 10mg/L（1 分）、11 ~ 20mg/L（2 分）、>20mg/L（3 分）。

六、思考题

1. 大动脉炎的诊断要点有哪些？

2. 如何评价大动脉炎的活动性？

3. 大动脉炎行外科手术的指征有哪些？

七、科普小常识

1. 大动脉炎患者能结婚生育吗？

大动脉炎患者在疾病控制稳定后可以正常生活、工作，是可以结婚生育的，大多数大动脉炎患者在疾病控制后，可以安全地妊娠生育，一般需要满足以下条件：病情稳定半年以上，激素仅用小剂量维持，细胞毒免疫抑制剂停药半年。

2. 大动脉炎的预后如何？

预后主要取决于高血压程度以及脑心肾等重要脏器功能的保有程度，多数大动脉炎患者预后较好，长期生存率高，大多数患者可参加轻度工作。主要死亡原因为脑梗死或脑出血、心力衰竭和肾功能衰竭等。

（编者　聂婷婷 / 审校　刘晓萍）

第二节　巨细胞动脉炎（案例 14）

核心提示

- ❖认清巨细胞动脉炎的临床表现。
- ❖掌握巨细胞动脉炎的诊断要点。
- ❖学会使用糖皮质激素和免疫抑制剂治疗巨细胞动脉炎。

一、病历资料

1. 病史

张 × ×，女，73 岁，主因“间断头痛 8 个月”入院。

患者 8 个月前无明显诱因出现头痛，无头晕、发热、视物模糊、恶心、呕吐，随后出现颜面部肿胀，伴张口受限，无吞咽困难、光过敏、颜面部皮疹、口腔溃疡，无腹胀、黄疸、双下肢水肿，自行口服中药治疗，效果欠佳，遂就诊于我科。患者完善相关检查后，诊断为“巨细胞动脉炎”。给予“甲泼尼龙联合甲氨蝶呤”治疗，患者症状好转后出院，院外口服“泼尼松片（40mg/d）+ 甲氨蝶呤（12.5mg/w）”。患者规律口服甲氨蝶呤 6 周后自行停药；泼尼松逐渐减量至 5mg/d。1 个月前患者自行停服全部药物，半个月前再次出现头痛，遂入住我科。

3 个月前，患者发现血压升高，最高血压 158/98mmHg，服用“雷米普利片（5mg/d）”，血压控制可。患者否认糖尿病、肾脏病、冠心病、脑血管意外病史，无传染病病史，否认食物、药物过敏史。

2. 体格检查

体温 36.4℃，脉搏 78 次 / 分，呼吸 20 次 / 分，血压 130/85mmHg。

双颞部可见血管走行，无压痛；双肺呼吸音清，未闻及干、湿啰音；心率 78 次 / 分，心律齐，心脏各瓣膜听诊区未闻及病理性杂音；腹软，无压痛；脊柱生理弯曲存在，各棘突及椎旁肌肉压痛阴性，双侧“4”字试验阴性，双侧骶髂关节压痛阴性，关节无肿胀、压痛；四肢肌力及肌张力正常，生理反射存在，病理反射未引出。

3. 实验室检查和辅助检查

血常规：白细胞计数 8.09×10^9/L、中性粒细胞 62.7%、红细胞计数 3.53×10^{12}/L、血红蛋白 107g/L、血小板计数 412×10^9/L。

4. 初步诊断

巨细胞动脉炎。

二、诊治经过

患者主因“间断头痛 8 个月”入院，老年女性，无发热，无恶心、呕吐，无肢体活动异常，无睡眠障碍及血压升高。我科初步考虑巨细胞动脉炎。

患者入院后的相关检查项目及结果如下：

生化：丙氨酸氨基转移酶 9.09IU/L、天冬氨酸氨基转移酶 14.25IU/L、白蛋白 33.28g/L、空腹血糖 4.57mmol/L、谷氨酰转肽酶 12.86IU/L、碱性磷酸酶 83.14IU/L、尿素 5.40mmol/L、血肌酐 72.26 μmol/L、乳酸脱氢酶 163.15IU/L、肌酸激酶 37.63IU/L、血清肌酸激酶 –MB 同工酶活性测定 6.28IU/L、α – 羟丁酸脱氢酶 109.28IU/L、钾 3.95mmol/L、钠 138.59mmol/L、氯 103.83mmol/L。

凝血检查：凝血酶原时间 13.4s，正常对照 10.8s，国际标准化比值 1.24，活动度 82%，活化部分凝血活酶时间 29.9s，D– 二聚体 542ng/mL。

类风湿四项：抗角蛋白抗体测定阴性、抗环瓜氨酸肽抗体测定 44.2CU/mL、抗核周因子抗体测定阴性、类风湿因子测定阴性。

血管炎系列：抗蛋白酶 3 抗体阴性、抗髓过氧化物酶抗体阴性、抗肾小球基底膜抗体（GBM）阴性、c–ANCA 阴性、p–ANCA 阴性。

其他免疫相关：抗核抗体阳性，荧光类型 S，滴度 1∶100；白介素 –6 25.83pg/mL；IgA 3.250g/L，IgG 14.400g/L，IgM 1.230g/L，补体 C3 1.350g/L，补体 C4 0.280g/L。

炎性活动指标：C– 反应蛋白 101.00mg/L、血沉 70mm/h。

头颅核磁：未见明显异常。

颞动脉超声：左侧颞动脉管腔周围低回声带增厚，右侧未见异常。

腰椎穿刺术：未见明显异常。

具体治疗见本节相关内容。

三、案例分析

1. 病史特点

（1）老年女性，以“间断头痛 8 个月”为主诉。

（2）新发头痛及张口受限，无恶心、呕吐，无发热，无肢体活动异常，无血压升高等症状。

（3）体格检查：可见双颞部血管走行，无压痛。

（4）实验室检查和辅助检查：自身抗体均为阴性，血沉增快，C- 反应蛋白增高。头颅核磁及脑脊液检查未见明显异常。颞动脉超声显示，左侧颞动脉管腔周围低回声带增厚。

2. 诊断和诊断依据

（1）诊断：巨细胞动脉炎。

（2）诊断依据：① 50 岁以上老年人，新发头痛，并伴有张口受限的下颌运动障碍；②颞动脉超声提示管壁增厚。

巨细胞动脉炎目前多采用 1990 年美国风湿病学会制订的《巨细胞动脉炎分类标准》：①发病年龄≥ 50 岁；②新近出现的头痛：新发或与既往性质不同的局限性头痛；③颞动脉病变：颞动脉压痛或触痛，搏动减弱，除外颈动脉硬化所致；④血沉增快，魏氏法测定血沉≥ 50mm/h；⑤动脉活检异常：活检标本示血管炎，其特点为单核细胞为主的炎性浸润或肉芽肿性炎症，常为多核巨细胞。

符合上述 5 条标准中的 3 条或 3 条以上者，可诊断巨细胞动脉炎。此标准的诊断灵敏度和特异度分别为 93.5% 和 91.2%。

本案例患者符合第①②③④条标准，诊断巨细胞动脉炎明确。

3. 鉴别诊断

巨细胞动脉炎应与以下疾病相鉴别：

（1）风湿性多肌痛：巨细胞动脉炎早期可能出现风湿性多肌痛综合征表现，在此情况下，应特别注意寻找巨细胞动脉血管炎的证据。

（2）中枢神经孤立性血管炎：中枢神经孤立性血管炎仅颅内动脉受影响。

（3）大动脉炎：大动脉炎主要侵犯主动脉及其分支，发病年龄较小。

（4）韦格纳肉芽肿病：韦格纳肉芽肿病虽可侵犯颞动脉，但常累及呼吸系统和（或）肾脏，组织病理学改变与巨细胞动脉炎不同，抗中性粒细胞胞浆抗体阳性。

（5）结节性多动脉炎：结节性多动脉炎是一种以中小血管为主的节段性坏死性炎性改变，部分病情严重的患者在血管炎局部可以触及结节，主要累及四肢、胃肠道、肝、肾等动脉和神经滋养血管，引起相应部位的缺血梗死及多发单神经炎。

四、处理方案及基本原则

1. 一般治疗

（1）诱导治疗：

1）糖皮质激素：当高度怀疑巨细胞动脉炎时，应尽快开始糖皮质激素治疗。如未出现缺血性器官损害的症状或体征时，首选泼尼松片 40 ~ 60mg/d 作为初始剂量。一般使用 2 ~ 4 周内头痛症状明显减轻。眼部病变反应较慢，可同时局部治疗。如高度怀疑急性视力丧失系巨细胞动脉炎引起、出现脑血管缺血事件，可使用甲泼尼龙 500 ~ 1 000mg 静脉冲击治疗 3 天，序贯泼尼松片口服。

2）免疫抑制剂：颅外大血管活动性受累者、脑缺血者、复发者、使用糖皮质激素有禁忌证者、疗效不足者，应尽早联用免疫抑制剂。2018 年欧洲抗风湿病联盟《大血管炎管理》推荐及 2021 年美国风湿病学会《大血管炎管理指南》中提及的巨细胞动脉炎治疗所需免疫抑制剂仅有甲氨蝶呤。一般选用甲氨蝶呤（10 ~ 20mg），每周 1 次，口服或深部肌内注射或静脉用药。少数研究报道，应用来氟米特治疗巨细胞动脉炎可降低疾病活动度、减少糖皮质激素用量及减少疾病复发。其他免疫抑制剂如环磷酰胺、吗替麦考酚酯等缺乏证据支持。

3）生物制剂：难治性、复发性、或存在糖皮质激素相关性严重不良反应的巨细胞动脉炎患者可使用生物制剂进行治疗。白介素 -6 受体拮抗剂托珠单抗对新发 / 复发巨细胞动脉炎患者在诱导缓解、维持病情缓解及减少缓解期病情复发等方面的疗效得到证实；此外，托珠单抗还有助于减少控制巨细胞动脉炎所需的糖皮质激素累积剂量。

（2）维持治疗：经上述治疗 2 ~ 4 周，病情得到基本控制，血沉接近正常时，可考虑糖皮质激素减量，通常每 1 ~ 2 周减泼尼松片 5 ~ 10mg，可 2 ~ 3 个月内减至 15 ~ 20mg/d，至 20mg/d 改为每周减 10%，一般维持量为 5 ~ 10mg/d。大部分患者在 1 ~ 2 年内可停用糖皮质激素，少数患者需要小剂量糖皮质激素维持治疗数年。

2. 针对本案例患者的相关诊治

（1）激素治疗：泼尼松片 30mg/d，口服。

（2）免疫抑制剂治疗：甲氨蝶呤 12.5mg/w。

（3）对症治疗。

3. 转诊及社区随访

（1）神经内科等多学科协作治疗。

（2）早期诊断及干预，以减少误诊和漏诊。建议患者疾病活动期每 1 ~ 3 个月随访 1 次，疾病稳定期每 3 ~ 6 个月随访 1 次，随访内容包括病情评估、监测并发症和药物不良反应，推荐对患者进行疾病健康教育。

五、要点与讨论

1.《巨细胞动脉炎分类标准》

40% 的巨细胞动脉炎患者无颞动脉受累，依据 1990 年美国风湿病学会制订的《巨细胞动脉炎分类标准》，这些患者未能满足巨细胞动脉炎诊断，提示上述分类标准用于诊断巨细胞动脉炎有其缺陷性；近 25% 颞动脉活检阳性的患者也无法满足此分类标准。可见，临床需要更先进的巨细胞动脉炎分类标准以应对临床需要。有鉴于此，美国风湿病学会与欧洲抗风湿病联盟于 2022 年推出了修订版的《巨细胞动脉炎分类标准》（如表 3-2-1 所示），用于诊断巨细胞动脉炎。

表 3-2-1 2022 年美国风湿病学会与欧洲抗风湿病联盟推出的《巨细胞动脉炎分类标准》

必要条件：年龄 ≥ 50 岁	
临床标准	**分值**
肩部 / 颈部晨僵	2
突然失明	3
下颌或舌头活动不利	2
新发颞部头痛	2
头皮触痛	2
颞动脉检查异常	2
实验室、影像学和活检标准	**分值**
血沉 ≥ 50mm/h 或 C- 反应蛋白 ≥ 10mg/L	2
颞动脉活检阳性或颞动脉超声上的晕征	5
双侧腋动脉受累	2
FDG-PET 显示弥漫性主动脉活动性炎	2

说明：需确诊为大血管炎，且排除其他疾病后，年龄 ≥ 50 岁，上述 10 项条目得分 ≥ 6 分可诊断巨细胞动脉炎。

FDG-PET：氟脱氧葡萄糖正电子发射断层扫描。

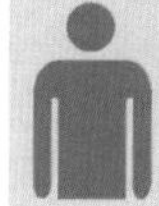

2. 诊断上常见误区

脑血管意外、颅内肿瘤、青光眼、血管神经性头痛等均是导致头痛的常见原因，需认真进行鉴别诊断。上述疾病一般不伴炎性指标升高，头颅核磁即可鉴别诊断。头痛伴有发热应警惕中枢神经系统感染，必要时行腰椎穿刺术留取脑脊液进行检查。

六、思考题

1. 巨细胞动脉炎的常见临床表现有哪些？
2. 巨细胞动脉炎需要与哪些疾病相鉴别？

七、科普小常识

1. 巨细胞动脉炎的预后如何？

影响预后的主要因素来自眼、大脑低灌注损伤及大血管受累。没有并发主动脉瘤的患者，总体预后良好。约 1/5 的巨细胞动脉炎患者可并发永久性视力丧失。决定巨细胞动脉炎预后的另一重要因素为大血管受累，主动脉瘤的发生与生存率下降有关。

2. 巨细胞动脉炎患者生活上应注意哪些细节？

有一些危险因素可以通过改变自己的行为或生活方式，避免患病或复发：日常生活中，应注意饮食和环境卫生，尽量避免感染；有家族史的人群，如出现巨细胞动脉炎相关的症状时应及时就诊，尽早干预；50 岁以上人群若出现头痛等可疑巨细胞动脉炎症状应及时就医，早期诊治。

（编者　聂婷婷 / 审校　刘晓萍）

第三节　风湿性多肌痛（案例 15）

核心提示

❖认清风湿性多肌痛的临床表现。

❖掌握风湿性多肌痛的诊断要点。

❖学会使用糖皮质激素和免疫抑制剂治疗风湿性多肌痛。

一、病历资料

1. 病史

张 ××，女，64 岁，主因“周身疼痛 5 个月余”入院。

患者于 5 个月前无明显诱因出现周身肌痛，以颈部、肩部及髋部肌肉疼痛为著，伴有乏力，后逐渐出现上肢抬举受限，下蹲起立困难及翻身困难，无发热，无肌无力，无咽痛、咳嗽、咳痰，无饮水呛咳，无皮疹等，就诊于我科门诊。实验室检查显示：抗核抗体、肌酸激酶正常，血沉 54mm/h。肌电图显示：右下肢胫腓神经损害（感觉），左上肢可疑正中神经损害。患者于 2021 年 6 月 9 日入住我科。

患者于 2020 年 8 月在我院行肠息肉切除术，否认糖尿病、肾脏病、冠心病、脑血管意外病史，无传染病病史，否认食物过敏史，无药物过敏史。

2. 体格检查

体温 36.4℃，脉搏 80 次 / 分，呼吸 18 次 / 分，血压 120/78mmHg。一般情况可，慢性病容；双肺呼吸音清，双肺听诊未闻及干、湿啰音；心率 80 次 / 分，心律齐，心脏各瓣膜听诊区未闻及病理性杂音；腹部平软，肝、脾肋缘下未触及；脊柱生理弯曲存在，各棘突及椎旁肌肉压痛阴性；双肩抬举活动稍受限，轻压痛阳性，无肿胀；下蹲起立

受限；四肢肌力及肌张力正常，生理反射存在，病理反射未引出。

3. 实验室检查和辅助检查

抗核抗体谱阴性、C- 反应蛋白 103.19mg/L、血沉 54mm/h、乳酸脱氢酶 219.37IU/L、肌酸激酶 36.2IU/L。

4. 初步诊断

风湿性多肌痛。

二、诊治经过

患者主因“周身疼痛 5 个月余”入院，老年女性，受累肌群主要包括颈部、肩胛带和骨盆带肌肉，无发热，无肌无力、皮疹等症状，血沉、C- 反应蛋白等炎性指标明显升高，肌酶谱未见异常，初步考虑风湿性多肌痛。

患者入院后的相关检查如下：

1. 实验室检查

（1）血常规：白细胞计数 10.17×10^9/L、血红蛋白 136g/L、血小板计数 278×10^9/L。

（2）生化系列：丙氨酸氨基转移酶 15.86IU/L、总蛋白 66.89g/L，总胆红素 11.09 μmol/L、钾 3.83mmol/L、钠 141.50mmol/L、氯 104.10mmol/L、白介素 –6 1.02pg/mL。

（3）尿便系列：尿白细胞 69/μL；粪便未见明显异常。

（4）传染病系列：抗链球菌溶血素 64.648IU/mL、乙肝表面抗原阴性、丙肝抗体阴性、梅毒特异性抗体阴性、HIV 抗体阴性、PPD（+++）。

（5）自身抗体：抗 α- 胞衬蛋白抗体 0.50RU/mL。抗双链 DNA 抗体阴性，滴度 < 1∶10。抗角蛋白抗体测定阴性、抗环瓜氨酸肽抗体测定阴性。类风湿因子测定阴性。抗蛋白酶 3 抗体阴性、抗髓过氧化物酶抗体阴性、抗肾小球基底膜抗体阴性、c-ANCA 阴性、p-ANCA 阴性、抗线粒体抗体阴性、抗平滑肌抗体阴性、抗心磷脂抗体阴性、抗线粒体抗体 M2 27.64RU/mL。

2. 影像学检查

（1）腹部彩超：慢性胆囊炎伴胆囊多发结石。

（2）关节超声：双侧肩关节骨皮质不光滑，可见骨赘及骨侵蚀；双侧肘关节、腕关节及双手 PIP1-5 骨皮质不光滑，骨赘形成；右侧膝关节积液，双侧膝关节退行性变；双侧踝关节骨皮质不光滑，骨赘形成。

（3）颈部血管彩超：双侧颈动脉硬化。

（4）双下肢血管彩超：两下肢动脉硬化，两下肢深静脉未见栓塞表现。

（5）胸部 CT：双肺多发肺大疱；左肺上叶舌段索条影；胆囊多发结石。

具体治疗见本节相关内容。

三、案例分析

1. 病史特点

（1）老年女性，主因“周身疼痛 5 个月余”入院。

（2）周身疼痛，病变区域主要集中在近端肢体、颈部、肩胛带和骨盆带肌肉及肌腱附着部，而非关节。颈肌、肩肌、下背及髋部肌肉疼痛，上肢抬举受限，下肢不能抬举，不能下蹲，上下楼梯困难等。

（3）体格检查：双肩抬举活动稍受限，轻压痛阳性，无肿胀，下蹲起立困难，四肢肌力及肌张力正常。

（4）实验室检查和辅助检查：自身抗体均为阴性，肌酶正常，血沉、C- 反应蛋白增快。

2. 诊断和诊断依据

（1）诊断：风湿性多肌痛。

（2）诊断依据：① 50 岁以上老年女性；②双侧肩胛部及髋部疼痛，C- 反应蛋白升高和血沉增快；③自身抗体阴性。

风湿性多肌痛的诊断目前多采用 2012 年美国风湿病学会与欧洲抗风湿病联盟制订的《风湿性多肌痛分类标准》（见表 3-3-1）。

表 3-3-1　2012 年美国风湿病学会与欧洲抗风湿病联盟制订的《风湿性多肌痛分类标准》

必要条件：年龄 >50 岁，双侧肩胛部疼痛，C- 反应蛋白升高和（或）血沉增快		
条件	评分[a]（分）	评分[b]（分）
晨僵持续时间 >45 分钟	2	2
髋部疼痛或活动受限	1	1
类风湿因子或抗环瓜氨酸蛋白抗体阴性	2	2
无其他关节受累	1	1
超声检查：至少一侧肩部具有三角肌下滑囊炎和（或）肱二头肌腱鞘炎和（或）盂肱关节滑膜炎（后侧和腋窝处），并且至少一侧髋关节具有滑膜炎和（或）转子滑囊炎	不计分	1
超声检查：双侧肩部有三角肌下滑囊炎、肱二头肌腱鞘炎或转子滑囊炎	不计分	1

注：a，不包括超声检查结果，评分为 0~6 分，≥ 4 分可诊断风湿性多肌痛；b，包括超声检查结果，评分为 0~8 分，≥ 5 分可诊断风湿性多肌痛。

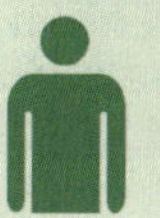

本案例患者符合髋部疼痛、类风湿因子或抗环瓜氨酸肽抗体阴性，无其他关节受累，评分4分，诊断为风湿性多肌痛。

3. 鉴别诊断

风湿性多肌痛应与以下疾病相鉴别：

（1）巨细胞动脉炎。风湿性多肌痛与巨细胞动脉炎关系密切，两者易相互合并出现。在风湿性多肌痛中若出现下述情况应注意除外合并巨细胞动脉炎：小剂量激素治疗反应不佳，颞动脉怒张，搏动增强或减弱并伴有触痛，伴有头皮痛、头痛或视觉异常等，均需进一步做颞动脉彩色超声、血管造影或颞动脉活检等。

（2）多发性肌炎。多发性肌炎近端肌无力更为突出，而非肌痛或僵硬，伴肌萎缩，血清肌酸激酶升高，肌电图提示肌源性损害，肌炎抗体谱可异常，肌肉活检为肌炎表现，通常亦存在肌肉外表现，如肺、皮肤、胃肠道或心脏。而风湿性多肌痛患者肌酸激酶、肌电图和肌活检正常，肌痛甚于肌无力。

（3）纤维肌痛综合征。纤维肌痛综合征躯体疼痛有固定的敏感压痛点，如颈肌枕部附着点、斜方肌上缘中部、冈上肌起始部、肩胛棘上方近内侧缘等9处，共18个压痛点。此外，伴有睡眠障碍、紧张性头痛、激惹性肠炎、激惹性膀胱炎，血沉正常，类风湿因子阴性，激素治疗效果不佳。

四、处理方案及基本原则

1. 一般治疗

（1）与患者进行病情沟通。做好患者的教育工作，解除患者的顾虑，要求患者遵循医嘱，合理用药，进行适当的肢体运动，防止肌肉萎缩。

（2）激素治疗。糖皮质激素为首选用药，目前尚无激素治疗风湿性多肌痛的标准方案。临床上多使用最小有效剂量的激素作为风湿性多肌痛的初始治疗。一般醋酸泼尼松片12.5 ~ 25mg/d，口服，推荐激素顿服。当合并其他疾病（如糖尿病、高血压等）及存在激素相关不良反应的高危因素时，可使用药量范围内较小的激素用量，不鼓励激素（泼尼松）起始剂量≤ 7.5mg/d及强烈不推荐激素（泼尼松）起始剂量>30mg/d。通常治疗后1周内症状迅速改善，C- 反应蛋白可短期恢复正常，血沉逐渐下降，2 ~ 3周可获得疾病控制。

（3）非甾体抗炎药治疗。既往认为，对初发或较轻的风湿性多肌痛可使用非甾体抗炎药，如吲哚美辛、双氯芬酸等。10% ~ 20%的风湿性多肌痛患者单用非甾体抗炎药可以控制症状。

（4）免疫抑制剂治疗。联用甲氨蝶呤可起到减少激素用量、提高疾病缓解率、降低复发率的作用，但需更多的高质量临床研究进一步验证，可选甲氨蝶呤 7.5 ~ 10mg/w。少量研究显示，来氟米特具有一定的疗效。其他免疫抑制剂如硫唑嘌呤、环孢素 A、环磷酰胺等相对缺乏高质量证据或数据不足。

（5）其他药物的使用。生物制剂治疗风湿性多肌痛已开展相关研究。目前暂无证据表明肿瘤坏死因子 –α 拮抗剂治疗风湿性多肌痛有效，不推荐应用肿瘤坏死因子拮抗剂治疗风湿性多肌痛。其他生物制剂如白介素 –6 受体拮抗剂托珠单抗，单药或联用治疗风湿性多肌痛、复发性风湿性多肌痛，在控制症状、减少激素用量、减少复发等方面显示出益处，但尚需更多的临床研究进一步证实。

2. 针对本案例患者的相关诊治

（1）激素治疗：泼尼松片 20mg/d。

（2）免疫抑制剂治疗：甲氨蝶呤及雷公藤多甙口服。

（3）非甾体抗炎药对症治疗。

3. 转诊及社区随访

（1）神经内科等多学科协作治疗。

（2）早期诊断及干预，以减少误诊和漏诊。建议患者疾病活动期每 1 ~ 3 个月随访 1 次，疾病稳定期每 3 ~ 6 个月随访 1 次。随访内容包括病情评估、监测并发症和药物不良反应，推荐对患者进行疾病健康教育。

五、要点与讨论

1. 风湿性多肌痛诊断标准

风湿性多肌痛的诊断目前多采用 2012 年美国风湿病学会与欧洲抗风湿病联盟制订的《风湿性多肌痛分类标准》，不包括超声检查结果的诊断敏感度为 68%，特异度为 78%；包括超声检查结果的诊断敏感度为 66%，特异度为 81%。

2. 诊断上常见误区

由于局限于病人的既往病史，如曾有过肌肉关节损伤、脑梗死等，以及就诊科室对常见疾病的习惯性思维，未能及时做全面检查和鉴别诊断，病人往往被误诊为肩周炎、坐骨神经痛等。这些疾病的疼痛多为非对称性的，而风湿性多肌痛为对称性的，且肩胛带或骨盆带肌肉疼痛较为独特。风湿性多肌痛在其发病的早期常有非特异性的全身症状，如低热、乏力、食欲差等，常常被患者误认为感冒、劳累等而忽视，延迟就诊时间。

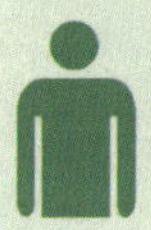

六、思考题

1. 风湿性多肌痛的病因是什么？

2. 风湿性多肌痛的症状有哪些？

3. 风湿性多肌痛的诊断要点有哪些？

七、科普小常识

1. 风湿性多肌痛的预后如何？

风湿性多肌痛通过合理治疗，病情可迅速缓解或痊愈，大多预后良好，也可迁延不愈或反复发作。风湿性多肌痛后期可出现失用性肌萎缩等严重情况，可指导患者进行个体化的体育锻炼，降低跌倒风险。

2. 风湿性多肌痛患者生活上应注意哪些细节？

（1）饮食：风湿性多肌痛无须特殊饮食禁忌，但因为治疗用药有潜在的胃肠道风险，建议患者以清淡易消化饮食为主。

（2）活动：因为晨僵和疼痛，患者日常生活通常需要协助，避免跌倒。风湿性多肌痛预后较好，嘱咐患者在力所能及的范围内适当活动，避免肌肉萎缩。

（编者　聂婷婷 / 审校　刘晓萍）

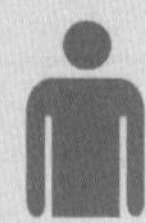

第四节　结节性多动脉炎（案例 16）

核心提示

❖认清结节性多动脉炎的典型临床表现。

❖掌握结节性多动脉炎的诊断要点。

❖掌握结节性多动脉炎的治疗方法。

一、病历资料

1. 病史

白 ××，男，37 岁，主因“间断肌痛 3 年，皮疹伴睾丸痛 2 年”入院。

2020 年 12 月患者无明显诱因出现双下肢肌痛，坐位时明显，伴腰背部疼痛，无发热、皮疹，无关节疼痛，无肌无力，无腹痛等症状。山西 × 医院诊断为“未分化脊柱关节炎”，予安百诺 25mg/w，6 次治疗后，肌肉疼痛症状未再发作。2021 年 12 月患者再次出现双下肢肌肉疼痛，随后出现双手近端指间关节、掌指关节、双腕、双肘、左膝、左踝关节疼痛，伴晨僵，双手第 1 掌指关节及手背肿胀，双上肢酸困，影响夜间睡眠，同时出现双手掌侧痛性红疹，伴睾丸疼痛。当地医院超声检查提示睾丸鞘膜积液，给予输注抗生素治疗，睾丸疼痛有所缓解。随后山西 × 医院结合化验结果考虑“血管炎、结节性多动脉炎可能”，给予药物治疗后（具体不详），皮疹、关节肿痛有所好转，患者未再规律复诊，自行停药 3 个月余，间断有睾丸酸困不适。2022 年 7 月患者出现皮疹加重，双手背、双小腿及双足为著，呈棕色，伴双腕关节疼痛，未重视。2022 年 8 月患者出现右足第 4、第 5 趾青紫，疼痛明显，影响行走，入住我科。2022 年 9 月 2 日，我科在完善相关检查后诊断为“结节性多动脉炎、右侧胫后动脉节段性闭塞、肺结

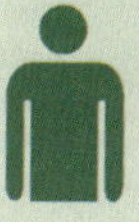

节”，给予甲泼尼龙 500mg，冲击治疗 3 天，序贯甲泼尼龙 60mg/d，联合环磷酰胺治疗（0.6g 及 0.4g），同时给予抗凝、改善循环、补钙及抑酸护胃等对症治疗，患者足趾青紫好转后出院。激素规律减量至泼尼松片 12.5mg/d；吗替麦考酚酯分散片 1g，2 次 / 天；硫酸羟氯喹片 0.2g，2 次 / 天；贝前列素钠片按说明服用；不规律静点环磷酰胺。2023 年 3 月患者双小腿渐出现肿胀，双上肢及颜面部新发褐色皮疹，再次入住我科。实验室检查显示，白细胞计数 15.45×10^9/L、中性粒细胞计数 10.53×10^9/L、嗜酸性粒细胞计数 0.02×10^9/L、血小板计数 460×10^9/L、血沉 20mm/h、C- 反应蛋白 4.72mg/L；四肢肌电图显示，双下肢腓总神经损害，左股四头肌、右胫前肌可疑肌源性损害，考虑病情活动。治疗方案：甲泼尼龙 40mg/d，静点 8 天；环磷酰胺 0.6g，静点 1 次；吗替麦考酚酯胶囊 0.75g，2 次 / 天；阿达木单抗 40mg，皮下注射 1 次；给予营养神经药物治疗。患者经过治疗，症状好转。

患者既往体质健康，否认高血压、糖尿病、肾脏病、冠心病、脑血管意外病史，否认手术史、外伤史、输血史，否认肝炎、结核病病史，无传染病病史，预防接种史不详，否认食物、药物过敏史。

2. 体格检查

呼吸 20 次 / 分，脉搏 76 次 / 分，体温 36.2℃，血压 119/70mmHg。双上肢、双手背、双小腿及双足散在褐色皮疹（如图 3-4-1 所示），心率 76 次 / 分，心律齐，心脏各瓣膜听诊区未闻及病理性杂音；双肺呼吸音清，未闻及干、湿啰音；腹软，无压痛、反跳痛；四肢肌力及肌张力正常，双下肢肿胀。

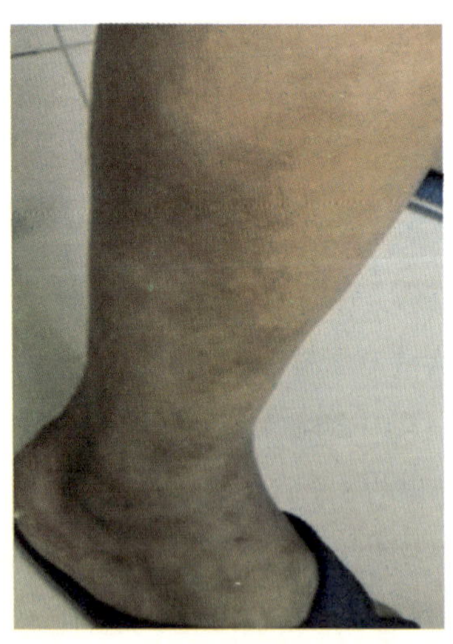

图 3-4-1 小腿及足散在褐色皮疹

3. 实验室检查和辅助检查

2022 年 8 月 30 日，患者入住我科，相关检查项目及结果如下：

1. 实验室检查

（1）血常规：白细胞计数 12.46 × 10^9/L、血红蛋白 123g/L、血小板计数 545 × 10^9/L、血沉 60mm/h。

（2）尿常规：蛋白质（+）。

（3）生化系列：丙氨酸氨基转移酶 26.491UL、天冬氨酸氨基转移酶 19.64UL、白蛋白 35.57g/L、白介素 13.09pg/mL。

（4）炎症指标：C– 反应蛋白 49.2mg/L。

（5）粪便分析、抗双链 DNA 抗体、血管炎五项、类风湿四项、抗核抗体谱、抗心磷脂抗体组合均未见异常。

（6）传染病系列：乙型肝炎表面抗体阳性，余均为阴性。

2. 影像学检查

（1）心脏超声：未见明显异常。

（2）双上肢血管超声：双上肢动脉未见明显异常，双上肢深静脉未见栓塞表现。

（3）双腕关节 + 双手指关节超声：双侧腕关节及双手近端指间关节未见明显异常。

（4）肺部高分辨率 CT：右肺上叶小结节，右肺下叶小错构瘤可能，建议定期复查；右肺上叶及左肺下叶钙化灶；左肺上叶舌段索条影。

（5）腹主动脉 + 双下肢血管 CTA：腹主动脉及其分支显示，未见明显异常；左下肢动脉显示，未见明显异常；右侧胫后动脉节段性闭塞。

3. 初步诊断

结节性多动脉炎。

二、诊治经过

患者主因“间断肌痛 3 年，皮疹伴睾丸痛 2 年”入院。有皮疹、睾丸疼痛、肌痛、双下肢腓总神经损害、右侧胫后动脉节段性闭塞等临床表现，初步考虑结节性多动脉炎。

2023 年 4 月 18 日，患者入住我科后的相关检查项目及结果如下：

1. 实验室检查

（1）血常规：白细胞计数 15.45 × 10^9/L、中性粒细胞计数 10.53 × 10^9/L、嗜酸性粒细胞计数 0.02 × 10^9/L、红细胞计数 4.32 × 10^{12}/L、血红蛋白 121g/L、血小板计数 460 × 10^9/L、白蛋白 33.48g/L、血肌酐 55.6mol/L。

淋巴细胞亚群分析：总 B 淋巴细胞 17.0%、NK 细胞 4.9%、总 T 淋巴细胞 75.0%、T 辅助细胞 T 诱导细胞 41.5%、CD3+CD4+/CD3+CD8+1.26。

炎性指标：血沉 20mm/h、C- 反应蛋白 4.72mg/L。

2. 影像学检查

（1）腹部彩超：慢性胆囊炎伴胆囊壁多发息肉样病变。

（2）双上肢 + 双下肢血管彩超：双上肢动脉未见明显异常，双上肢深静脉未见栓塞表现，右侧胫后动脉管壁环形增厚，管腔狭窄，CDFI 内血流信号较弱。

（3）双肩关节 + 双肘关节 + 双腕关节 + 双手指关节超声检查：双侧肩关节、肘关节、腕关节及双手近端及远端指间关节未见明显异常。

（4）双膝关节 + 双踝关节 + 双足趾关节超声检查：双踝关节外侧皮下软组织水肿，双侧第一跖趾关节及双侧膝关节未见明显异常。

（5）淋巴结彩超：双侧颈血管旁、双侧腹股沟区及双侧腋下可见淋巴结，形态扁平，皮髓质结构清。

（6）胸部 CT：右肺上叶小结节，右肺下叶小错构瘤可能，较前（2022 年 8 月 30 日）右肺上叶结节缩小，下叶结节变化不大，建议定期复查；右肺上叶及左肺下叶钙化灶；右肺上叶肺大疱；左肺上叶舌段索条影。

（7）四肢肌电图：双下肢腓总神经损害；左股四头肌、右胫前肌可疑肌源性损害；双上肢所检神经、肌肉未见肯定异常。

三、案例分析

1. 病史特点

（1）中年男性，37 岁，以“间断肌痛 3 年，皮疹伴睾丸痛 2 年”为主诉。

（2）反复出现皮疹、关节肿痛、睾丸疼痛、肌痛、双下肢肿胀及右足趾青紫等缺血症状。

（3）体格检查可见双上肢、双手背、双小腿及双足散在褐色皮疹，双下肢肿胀。

（4）实验室检查和辅助检查：肌电图提示双下肢腓总神经损害，血管 CTA 提示右侧胫后动脉节段性闭塞，类风湿相关抗体阴性，抗核抗体谱阴性，乙型肝炎表面抗体阳性。

2. 诊断和诊断依据

（1）诊断：结节性多动脉炎。

（2）诊断依据：①睾丸痛和（或）压痛（并非感染、外伤或其他原因引起）；②肌痛、乏力或下肢触压痛；③多发性单神经炎或多神经炎；④血清 HBV 标记（HBs 抗原或抗体）

阳性；⑤血管 CTA 提示右侧胫后动脉节段性闭塞。

目前临床上多采用 1990 年美国风湿病学会推荐的分类标准作为结节性多动脉炎的诊断依据：①体重下降≥ 4kg（无节食或其他原因所致）；②网状青斑（四肢或躯干）；③睾丸痛和（或）压痛（并非感染、外伤或其他原因引起）；④肌痛、乏力或下肢触压痛；⑤多发性单神经炎或多神经炎；⑥舒张压≥ 90mmHg；⑦血尿素氮 >2.22mmpl/L 或血肌酐 >132.6 μmol/L（非肾前因素）；⑧血清 HBV 标记（HBs 抗原或抗体）阳性；⑨动脉造影见动脉瘤或血管闭塞（除外动脉硬化，纤维肌性发育不良或其他非炎症性病变）；⑩中小动脉壁活检见中性粒细胞和单核细胞浸润。上述 10 条中至少有 3 条阳性者可诊断为结节性多动脉炎。其诊断的敏感性和特异性分别为 82.2% 和 86.6%。

本案例患者符合第③、④、⑤、⑧、⑨，可明确诊断结节性多动脉炎。

3. 鉴别诊断

结节性多动脉炎是一种少见病，临床表现多样且复杂，易与其他疾病混淆，故需与各种感染性疾病、恶性肿瘤及结缔组织病继发的血管炎相鉴别，典型的结节性多动脉炎应注意与显微镜下多血管炎（MPA）、嗜酸性肉芽肿性多血管炎（EGPA）和冷球蛋白血症等相鉴别。

（1）MPA。MPA 特征是小血管受累并伴有坏死性肾小球肾炎和肺泡出血。约 50%MPA 患者中存在 ANCA，通常 p-ANCA 和抗髓过氧化物酶抗体阳性。相较之下，结节性多动脉炎通常由于中型动脉血管炎和多发性肾梗死导致肾脏受累，而这些多发性肾梗死可能导致肾功能不全和恶性高血压，腹部和肾脏血管造影可能显示微动脉瘤或血管狭窄，一般情况下，患者 ANCA 阴性。

（2）EGPA。具有以下特点可与结节性多动脉炎相鉴别：①有支气管哮喘病史；②单发或多发性神经病变；③肺非固定性浸润病变；④鼻窦病变；⑤病变组织有嗜酸性粒细胞浸润，外周血嗜酸性粒细胞增多等。

（3）冷球蛋白血症。冷球蛋白血症是指由于冷球蛋白沉积于血管内皮（主要累及中小动脉），导致皮肤、肾脏、周围神经等病变。临床症状主要有皮肤血管性紫癜、关节痛、乏力等。寒冷会诱发冷球蛋白血症。血清中冷球蛋白异常升高基本可明确诊断。

四、处理方案及基本原则

1. 一般治疗

治疗方案的选择根据患者病情严重程度及合并症而决定。糖皮质激素联合免疫抑制剂是治疗结节性多动脉炎的主要药物。HBV 相关结节性多动脉炎患者应接受抗病毒治疗

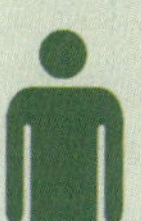

和血浆置换（如图 3-4-2 所示）。

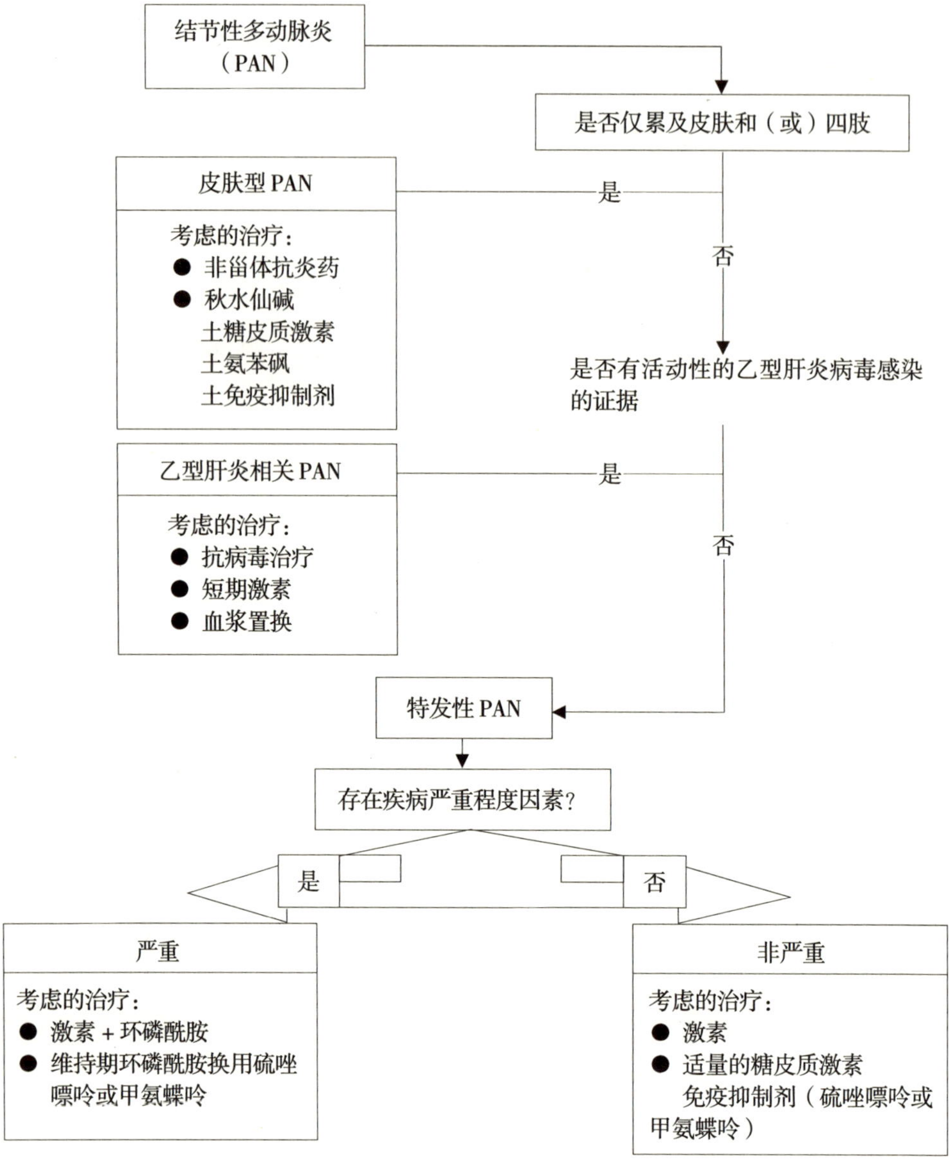

结节性多动脉炎（PAN）

是否仅累及皮肤和（或）四肢

是 →

皮肤型 PAN

考虑的治疗：
- 非甾体抗炎药
- 秋水仙碱
  ±糖皮质激素
  ±氨苯砜
  ±免疫抑制剂

否 →

是否有活动性的乙型肝炎病毒感染的证据

是 →

乙型肝炎相关 PAN

考虑的治疗：
- 抗病毒治疗
- 短期激素
- 血浆置换

否 →

特发性 PAN

存在疾病严重程度因素？

是 →

严重

考虑的治疗：
- 激素 + 环磷酰胺
- 维持期环磷酰胺换用硫唑嘌呤或甲氨蝶呤

否 →

非严重

考虑的治疗：
- 激素
- 适量的糖皮质激素
  免疫抑制剂（硫唑嘌呤或甲氨蝶呤）

图 3-4-2　结节性多动脉炎治疗策略

（1）糖皮质激素：

1）急性期。需要使用大剂量治疗，以控制病情。可先给予甲泼尼龙冲击治疗［甲泼尼松龙 1.0g/d，静脉滴注 3 ~ 5 天，或泼尼松 1mg/（kg·d）］，本阶段通常为 4 ~ 8 周。

2）巩固阶段。维持泼尼松 1mg/（kg·d），2 ~ 4 周。

3）激素减量阶段。在密切监测下每 2 ~ 4 周减量 5 ~ 10mg，直至减量至 10 ~

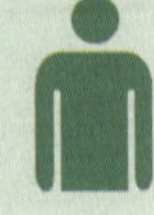

15mg/d。

4）小剂量维持阶段。口服激素量减量至每日或隔日 5 ~ 10mg，一般维持 1 年时间。

（2）免疫抑制剂：

1）环磷酰胺。环磷酰胺是治疗结节性多动脉炎的首选免疫抑制剂。一般口服剂量为 2 ~ 3mg/（kg·d），或隔日 200mg，静脉给药。如病情重按 0.5 ~ 1.0g/m^2 体表面积静脉冲击治疗，每 3 ~ 4 周 1 次，使用 6 个月左右再根据病情调整。后期每 2 ~ 3 个月 1 次，病情稳定 1 ~ 2 年后再根据病情酌情停药。

2）甲氨蝶呤，7.5 ~ 20mg/w；或硫唑嘌呤 2mg/（kg·d）。

3）吗替麦考酚酯 1 500 ~ 3 000mg/d。

2. 乙肝病毒感染结节性多动脉炎治疗

干扰素 α-2b、拉米夫定等药物作为一线疗法。一些中至重度结节性多动脉炎并伴有 HBV 感染的患者可给予短暂的糖皮质激素治疗（泼尼松，每天 1mg/kg，1 周后逐渐减量）、血浆置换术以及抗病毒治疗。

3. 使用血管扩张剂、抗凝剂治疗

结节性多动脉炎如出现血管闭塞性病变，可加用阿司匹林，每天 50 ~ 100mg；双嘧达莫（潘生丁），25 ~ 50mg，3 次 / 天。对高血压患者应积极控制血压，使用血管紧张素转换酶抑制剂（ACEI）或血管紧张素Ⅱ受体拮抗剂（ARB）。

4. 血浆置换术

对重症患者有一定疗效，可短期内清除血液中大量免疫复合物，不论是采用血浆置换还是静注大剂量免疫球蛋白，都应同时使用糖皮质激素和免疫抑制剂。

5. 使用生物制剂治疗

近年来有多个关于肿瘤坏死因子抑制剂、托珠单抗、托法替尼和利妥昔单抗治疗结节性多动脉炎的个案报道。但生物制剂在结节性多动脉炎中的应用仍有待进一步研究。

6. 针对本案例患者的相关诊治

（1）激素治疗：甲泼尼龙 40mg/d，静滴。

（2）免疫抑制剂治疗：环磷酰胺联合吗替麦考酚酯。

（3）生物制剂治疗：阿达木单抗注射液 40mg，皮下注射，2 周 1 次。

（4）扩血管等对症治疗。

7. 转诊及社区随访

结节性多动脉炎患者应进行规律随访，对处于疾病活动期的患者，每月随访 1 次并进行疾病活动评分；对处于疾病稳定期的患者，每 3 ~ 6 月随访 1 次并进行疾病活动评分。

如果出现疾病复发，按疾病活动处理，并注意观察药物毒性，包括激素相关不良反应（高血压、高血脂、骨质疏松、感染等）及免疫抑制剂相关不良反应（骨髓抑制、继发感染、肝肾功能损害等）。

五、要点与讨论

1. 结节性多动脉炎的诊断标准

目前临床多采用1990年美国风湿病学会的分类标准作为结节性多动脉炎的诊断标准，如患者出现以下情况下时应考虑结节性多动脉炎的可能：不明原因的发热、腹痛、肾功能衰竭、高血压时，不能解释的关节痛、肌肉压痛与肌无力、皮下结节、皮肤紫癜、腹部或四肢疼痛，或者迅速发展的高血压等。对于不符合分类标准的患者，需结合临床表现、辅助检查等做出综合判断；对于不典型的患者，还需密切随诊。

2. 诊断上常见误区

在有不明原因发热、腹痛、肾功能衰竭或高血压时，不能解释的关节痛、肌肉压痛与肌无力、皮下结节、皮肤紫癜、腹部或四肢疼痛，或迅速发展的高血压时，应考虑结节性多动脉炎的可能性。全身性疾病伴原因不明的对称或不对称地累及主要神经干，如桡神经、腓神经、坐骨神经的周围神经炎（通常为多发性，即多发性单神经炎），亦应警惕结节性多动脉炎。

结节性多动脉炎，血液学检查可见轻度贫血、白细胞轻度升高，尿液检查可见蛋白尿、血尿、管型尿，还可见血沉增快、C-反应蛋白增高、白蛋白下降、球蛋白升高、ANCA阴性，部分病例HBsAg阳性。这些检查均不特异，所以只能根据典型的坏死性动脉炎的病理改变，或对中等血管做血管造影时显示的典型动脉瘤做出诊断。由于病变的局灶性，活检有时得不到阳性结果。在缺乏临床症状时，行肌肉盲检阳性率不足50%，肌电图与神经传导测定可有助于选择肌肉或神经的活检取材部位。如其他部位不能提供诊断所需的标本，应提倡做睾丸活检。对肾炎患者做肾脏活检、对严重肝功能异常患者做肝脏活检是可取的。当没有肯定的组织学证据时，选择性血管造影见到肾、肝和腹腔血管小动脉瘤形成对疾病有诊断价值。

六、思考题

1. 结节性多动脉炎的临床表现有哪些？
2. 结节性多动脉炎的诊断要点有哪些？
3. 如何治疗结节性多动脉炎？

七、科普小常识

1. 如何居家观察结节性多动脉炎病情变化?

当患者再次出现肌肉疼痛、关节疼痛、皮下结节、乏力、发热等症状时，提示疾病可能变化或加重，需要及时就医。

2. 结节性多动脉炎患者接种疫苗应注意什么?

结节性多动脉炎患者接种疫苗应遵循的原则：尽可能在疾病稳定期接种；应接种灭活疫苗；推荐接种流感疫苗、肺炎链球菌疫苗。

（编者 聂婷婷 / 审校 刘晓萍）

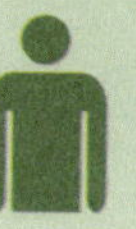

第五节　白塞病（案例 17）

核心提示

- ❖认清白塞病（即贝赫切特综合征）的典型临床表现。
- ❖掌握白塞病的诊断要点。
- ❖掌握使用糖皮质激素以及免疫抑制剂治疗白塞病的方法。

一、病历资料

1. 病史

侯 × ×，男，31 岁，主因“反复口腔、外阴溃疡 4 年余，心前区疼痛 1 周”入院。

患者于 4 年前无明显诱因出现反复口腔溃疡及外阴溃疡，疼痛明显，溃疡大小不一，无脱发、关节肿痛、双手遇冷变色、咳嗽、盗汗等症状，就诊于山西 × 医院，诊断为“白塞病”，予激素治疗症状缓解。3 年前患者逐渐出现双眼发红，伴视物模糊，就诊于山西省 × 眼科医院，诊断为双眼葡萄膜炎、青光眼、双眼白内障，视力逐渐明显下降。1 年前患者行“白内障手术”，视力较前稍好转，目前给予局部激素、扩瞳药等药物点眼治疗。1 周前患者无明显诱因间断出现心前区疼痛，伴头晕、心慌、出汗，偶有后背部放射痛，无肩背部放射痛及意识障碍，症状持续不缓解，就诊于当地医院，心电图提示下壁 ST 段下移。为进一步诊治，患者入住我科。

患者既往体质健康，否认高血压、糖尿病、肾脏病、冠心病、脑血管意外病史，无传染病病史，否认食物、药物过敏史。

2. 体格检查

体温 36.2℃，脉搏 72 次 / 分，呼吸 20 次 / 分，血压 120/70mmHg。慢性面容，意识清晰，精神状态良好，查体合作；皮肤色泽正常，皮肤弹性良好，无皮疹；全身浅表淋巴结未触及肿大；口唇红，舌体可见大小不一深大溃疡，疼痛明显，周围可见边界清楚的红晕（如图 3-5-1 所示）；颈软，无抵抗；胸廓对称，胸壁无压痛，肋间隙正常；双肺呼吸音清，未闻及干、湿啰音；心率 72 次 / 分，心律齐，心脏各瓣膜听诊区未闻及病理性杂音，无心包摩擦音；腹软，无压痛及反跳痛；肝肋缘下未触及。四肢及关节检查未见异常。

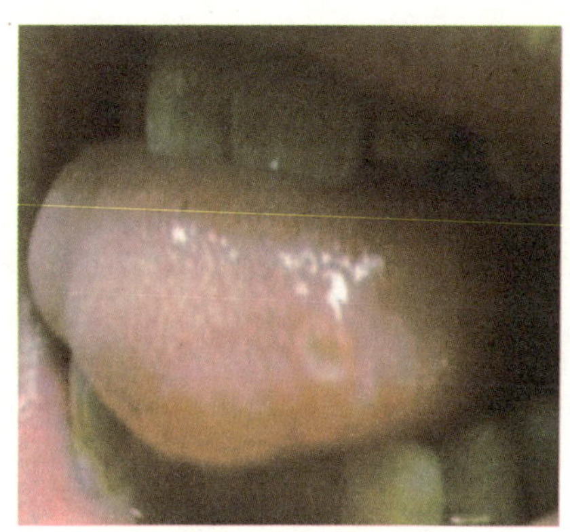

图 3-5-1　舌上深大溃疡

3. 实验室检查和辅助检查

2021 年 5 月 12 日，吕梁市 × 医院行心电图检查显示：窦性心动过速；电轴正常；下壁 ST 段下移。

4. 初步诊断

白塞病、胸痛原因待查、双眼葡萄膜炎、双眼白内障术后。

二、诊治经过

患者主因“反复口腔、外阴溃疡 4 年余，心前区疼痛 1 周”入院。患者有反复口腔溃疡、外阴溃疡及双眼葡萄膜炎等表现，初步考虑白塞病。

2021 年 6 月 2 日，患者入院后的相关检查项目及结果如下：

1. 实验室检查

（1）血常规：白细胞计数 4.92×10^9/L、中性粒细胞 45.4%、淋巴细胞 45.5%、红细胞计数 4.56×10^{12}/L、血红蛋白 128g/L、血小板计数 291×10^9/L。

（2）血生化：丙氨酸氨基转移酶 15.831U/L、天冬氨酸氨基转移酶 16.19IU/L、总蛋白 71.54g/L、白蛋白 40.06g/L、尿素 5.57mmol/L、血肌酐 66.02 μmol/L、钾 3.95mmol/L。

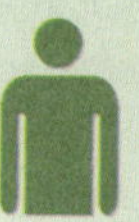

（3）心梗系列：高敏肌钙蛋白 10.1pg/ml、血清肌酸激酶 –MB 同工酶质量测定 0.4ng/ml、B 型钠尿肽 19.00pg/mL、D– 二聚体 26ng/mL。

（4）传染病系列：未见异常。

（5）尿液检查：蛋白质（+–）。

（6）炎性指标：C– 反应蛋白 5.82mg/L、血沉 42mm/h。

（7）自身抗体：抗核抗体谱，阴性。

（8）血管炎五项：阴性。

2. 影像学检查

（1）腹主动脉彩超：未见明显异常。

（2）四肢血管及淋巴结彩超：未见异常。

（3）腹部彩超：肝、胆、胰、脾、双肾及门脉未见明显异常。

（4）胸部 CT：①左肺上叶钙化灶；②双侧胸膜增厚。

（5）冠脉 CTA：①右冠优势型；②右冠状动脉主干未见明显异常；③圆锥支、右室支、后降支及左室后支未见明显异常；④左冠状动脉主干未见明显异常；⑤前降支、对角支显示，前降支中段上行于浅层心肌内，考虑壁冠状动脉形成；⑥回旋支、钝缘支未见明显异常。

具体治疗见本节相关内容。

三、案例分析

1. 病史特点

（1）青年男性，31 岁，以“反复口腔、外阴溃疡 4 年余，心前区疼痛 1 周”为主诉。

（2）反复发作口腔溃疡、外阴溃疡及双眼葡萄膜炎，同时有心脏缺血表现。

（3）体格检查可见舌体有大小不一的溃疡，疼痛明显。

（4）实验室检查和辅助检查：自身抗体均为阴性，血沉增快。

2. 诊断和诊断依据

（1）诊断：白塞病。

（2）诊断依据：①复发性口腔溃疡（ > 3 次 / 年），疼痛剧烈，反复发作，周围为边界清楚的红晕；②反复外阴溃疡；③双眼葡萄膜炎伴视力下降；④有心肌缺血表现，冠状动脉 CT 未见血管明显形态学异常。

1990 年国际白塞病研究组制订的白塞病诊断（分类）标准（ISGBD 标准）曾被广泛使用，该标准敏感度为 85%，特异度为 96%。但该标准将口腔溃疡作为诊断必要条

件，对于具有典型口腔、外阴溃疡和眼炎的患者相对容易诊断，对于不典型表现（主要是预后不良的系统性病变患者）难以确诊。2014 年由来自 27 个国家的白塞病国际研究组专家提出了 ISGBD 修订后的白塞病诊断（分类）新标准（ICBD 标准）。该标准没有强调把口腔溃疡作为必备条件，在 ISGBD 标准 5 个条件基础上，补充血管病变、神经系统损害为诊断条件，将针刺反应检查作为可选项，总评分≥ 4 分即可诊断为白塞病。2014 年 ICBD 标准较 ISGBD 标准显著提高了诊断白塞病的敏感性，同时保证了特异性（该标准敏感度为 94.8%，特异度为 90.5%），目前已被广泛应用于临床（如表 3-5-1 所示）。

表 3-5-1　2014 年白塞病诊断（分类）标准（ICBD 标准）

症状 / 体征	分数
眼部病变（前葡萄膜炎，后葡萄膜炎，视网膜血管炎）	2
生殖器阿弗他溃疡	2
口腔阿弗他溃疡	2
皮肤病变（结节性红斑、假性毛囊炎）	1
神经系统表现	1
血管受累（动静脉血栓、静脉炎或浅静脉炎）	1
针刺试验阳性	1*

说明：针刺试验不是必须的，最初的评分系统未包括其在内。但如果进行了针刺试验，且结果为阳性，则加上额外的 1 分。

本案例患者符合眼部病变、生殖器阿弗他溃疡、口腔阿弗他溃疡，总分 6 分，白塞病的诊断确立。

2. 鉴别诊断（如表 3-5-2 所示）

表 3-5-2　白塞病的鉴别诊断

临床表现	鉴别诊断
皮肤、黏膜和关节	
口腔溃疡	营养缺乏（如铁、锌、叶酸和维生素 B_1、B_6 和 B_{12}）；HIV 或疱疹病毒感染；复发性口疮性口炎、PFAPA 综合征；天疱疮、扁平苔；多发性软骨炎、MAGIC 综合征；乳糜泻；炎性肠病；强直性脊柱炎；系统性红斑狼疮；中性粒细胞减少症；甲羟戊酸激酶缺乏症
外生殖器溃疡	单纯疱疹病毒感染和性传播疾病；炎性肠病；A20 基因半失活；MAGIC 综合征；羟戊酸激酶缺乏症
红斑性结节	细菌感染（如链球菌属）；结核病、麻风、耶尔森氏菌病；药物（如口服避孕药、青霉素和磺胺类药物）：炎性肠病；大动脉炎：结节病
单一关节炎	强直性脊柱炎；炎性肠病
眼部	
葡萄膜炎	感染（如疱疹病毒感染、巨细胞病毒感染、结核病和梅毒）；结节病；多发性硬化症；HLA-B27 相关的葡萄膜炎（急性前葡萄膜炎）；福格特 - 小柳 - 原田综合征
血管	
深静脉血栓	抗磷脂抗体综合征；炎性肠病；结缔组织病；骨髓增生性疾病；遗传性血栓形成倾向
动脉瘤	感染；大动脉炎；复发性软骨膜炎
中枢神经系统	
炎症性实质性病变	感染（如结核病、疱疹和李斯特菌感染）：原发中枢神经系统淋巴瘤；多发性硬化症；结节病；组织细胞增生病
胃肠道	
胃肠道溃疡	炎性肠病；非甾体抗炎药毒性“反应”；感染性结肠炎

四、处理方案及基木原则

1. 一般治疗

（1）对症治疗

1）非甾体抗炎药：主要应用于有关节肿痛等表现者。

2）秋水仙碱：对有关节病变、结节性红斑及口腔溃疡者有一定疗效。剂量为 0.5mg，3 次 / 天，口服，不良反应包括腹泻、肝肾损害、骨髓抑制等。

3）局部应用糖皮质激素：口腔溃疡及轻型前葡萄膜炎局部应用糖皮质激素制剂可改善症状。

4）沙利度胺：对口腔溃疡、皮肤结节红斑等有较好的疗效，剂量为 25 ～ 100mg/d，睡前口服。不良反应有嗜睡、胎儿致畸作用、手足麻木等神经系统损害，孕妇禁用。

（2）系统性病变的治疗：对于系统性病变的患者主要是应用糖皮质激素和免疫抑制剂控制病情，可根据病变部位和进展程度选择药物的种类、剂量和给药途径。免疫抑制剂包括硫唑嘌呤、环磷酰胺、环孢素、甲氨蝶呤、吗替麦考酚酯等。重症患者可给予糖皮质激素冲击治疗（500 ～ 1 000mg/d，连用 3 ～ 5 天），也可以联合应用丙种球蛋白冲击治疗［400mg/（kg · d），连用 3 ～ 5 天］。用药期间必须根据患者临床疗效不断调整治疗药物的种类和剂量，同时严密监测患者血常规、肝肾功能、血糖、血压等，以发现不良反应。

（3）生物制剂：越来越多的研究表明肿瘤坏死因子抑制剂（如英利西单抗、阿达木单抗、依那西普等）可以改善白塞病的葡萄膜炎、中枢神经系统病变。对于皮肤黏膜受累、关节受累、胃肠道受累患者，经常规治疗无效，应用肿瘤坏死因子抑制剂亦有效。

2. 针对本案例患者的相关诊治

（1）激素治疗：甲泼尼龙 40mg/d，静滴。

（2）免疫抑制剂联合治疗：环磷酰胺 0.4g，静滴，2 次 / 天；硫唑嘌呤，口服，每天 3mg/kg。

（3）生物制剂治疗：阿达木单抗注射液 40mg，1 次 /2 周，皮下注射。

3. 转诊及社区随访

（1）个体化治疗：白塞病临床表现多样，且缺乏特异性实验室指标，临床误诊和漏诊率较高，主要表现为反复发作的口腔溃疡、生殖器溃疡、葡萄膜炎和皮肤损害，也可累及周围血管、心脏、神经系统、胃肠道、关节、肺、肾等部位，应全面评估病情，明确原发病受累器官情况。

（2）口腔科、眼科等多学科协作治疗。

（3）早期诊断及干预，以减少误诊和漏诊，改善患者预后。

（4）建议患者每 1 ～ 6 个月随访 1 次，随访频率取决于患者的疾病受累范围及严重程度。每次随访时要详细记录临床特征及实验室检查指标。目前对于白塞病患者病情

缓解尚无共识，也没有标准的停药方案。对于有重要脏器受累的白塞病患者，建议根据患者的年龄、性别、疾病严重程度，免疫抑制剂可在疾病缓解 2 ~ 5 年后逐渐减少。

五、要点与讨论

1. 诊断要点

白塞病的诊断主要依据临床症状，应注意详尽地采集病史及典型的临床表现。按照 ICBD 标准，总评分≥ 4 分即可诊断为白塞病，这个诊断标准目前已被广泛应用于临床。

2. 诊断上常见误区

白塞病是一类常见的慢性系统性血管炎性疾病，非常容易误诊，常见原因：

（1）多变的临床症状：白塞病的误诊主要源于其多变的临床特点，其中多器官、多系统的受累表现非常突出。白塞病常见的症状，如口腔溃疡，在正常人群中也非常多见，临床医生往往因为忽略这些症状而导致误诊。

（2）白塞病没有真正的特异性的血清学标记物：白塞病误诊率高的另一个非常重要的原因是白塞病没有真正的特异性血清学标志物来辅助诊断。

（3）部分临床医生对白塞病认知不够：在临床过程中，由于白塞病患者首发表现不同，首次就诊的学科不同，如果接诊医生对白塞病认知不够深入，或者考虑不够周到，也会导致误诊。

六、思考题

1. 白塞病的症状有哪些？

2. 白塞病需要与哪些疾病相鉴别？

七、科普小常识

1. 白塞病患者在生活上应注意哪些细节呢？

（1）个人和环境卫生：白塞病患者应注意个人卫生，注意口腔、眼部、阴部清洁及卫生，勤洗手、勤洗澡、勤换衣，避免穿着化纤类材质的衣服，以免刺激皮肤。

（2）饮食管理：摄入含锌量高的蔬菜水果，如香菇、黄蘑、木耳、紫菜、海带、香蕉、杏、柠檬、鲜枣、草莓、苹果等，应避免辛辣、刺激性食物，如咖啡、浓茶、酒类、大蒜、辣椒等，这些饮品或食物有刺激炎症状加重的作用，容易导致口腔溃疡复发。

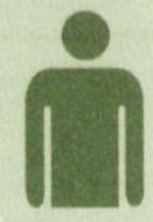

（3）心理护理：白塞病患者应保持乐观积极的心态，抑郁、焦虑、紧张和恐惧都可加重病情，积极乐观的情绪能增强机体免疫力。

（4）生活维护：合理安排作息时间、保证充足的睡眠，劳逸结合，戒烟戒酒，对于出现皮损的部位，应注意不要搔抓，以免因破损和出血而继发感染，存在视力下降的患者应注意自我防护、采用安全防护措施或安排家人陪同出行。

2. 白塞病的预后如何？

白塞病的预后取决于脏器受累情况，单纯皮肤、黏膜、关节受累者预后良好，眼病、胃肠道、心血管、神经系统受累者预后不佳，病程中可发生失明、消化道大出血、穿孔、肠瘘、动脉瘤破裂、瘫痪等严重并发症，致残率和病死率高。早发的男性患者通常病情较严重，脏器受累多发生于病程早期（特别是前 5 年），随后可相对缓解。

（编者　聂婷婷 / 审校　刘晓萍）

第六节　ANCA 相关血管炎（案例 18）

核心提示

❖学习 ANCA 相关性血管炎的概念。

❖掌握 ANCA 相关性血管炎的诊断标准。

❖掌握 ANCA 相关性血管炎诱导缓解和维持治疗的方案，以及 ANCA 相关性血管炎复发后治疗的要点。

一、病历资料

1. 病史

张 ××，男，61 岁，主因“反复咳嗽、咳痰、气喘十余年，加重伴发热 5 天”入院。

患者十多年前受凉后出现反复咳嗽、咳痰、气喘症状，平时规律使用沙美特罗替卡松吸入剂（规格 50μg、500μg），间断吸入沙丁胺醇，均有效，多次住院使用激素治疗，症状可缓解。5 天前患者咳嗽气喘加重，咳黄脓痰，少许痰中带血，自觉发热，未测体温，伴纳差。自服“头孢克肟、感康”，症状无改善，入住我科。

患者既往有多次鼻息肉手术史（2010 年、2012 年、2014 年、2018 年），“慢性萎缩性胃炎”和癌胚抗原（CEA）升高史 2 年，对“非甾体类”药物过敏，否认特殊服药及生食鱼、虾等食物史，否认吸烟史，否认家族性遗传病。

2. 体格检查

体温 36.6℃，脉搏 85 次 / 分，呼吸 20 次 / 分，血压 135/75mmHg。身高 167cm，体重 67kg。一般情况可；浅表淋巴结未触及肿大；双肺可闻及干、湿啰音；心率 85 次 / 分，心律齐，心脏各瓣膜听诊区未闻及病理性杂音；腹软，无压痛、反跳痛；肝、脾肋缘下未触及；双下肢无水肿；足背动脉搏动未见减弱。

3. 实验室检查和辅助检查

2012 ~ 2018 年胸部 CT：肺部非固定性象病变（如图 3-6-1、图 3-6-2、图 3-6-3、图 3-6-4、图 3-6-5、图 3-6-6 所示）。

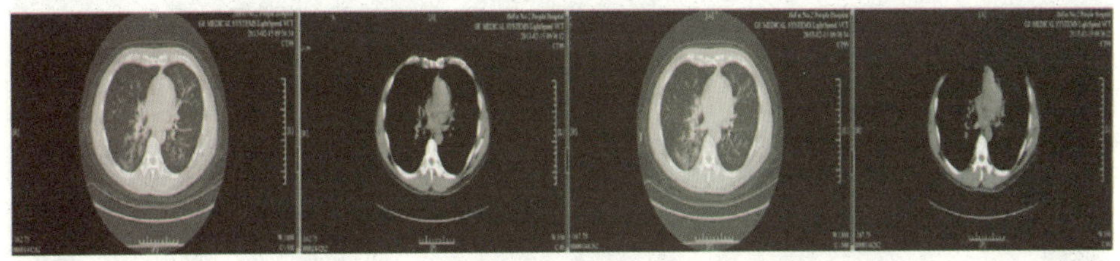

图 3-6-1　2012 年 3 月 9 日胸部 CT

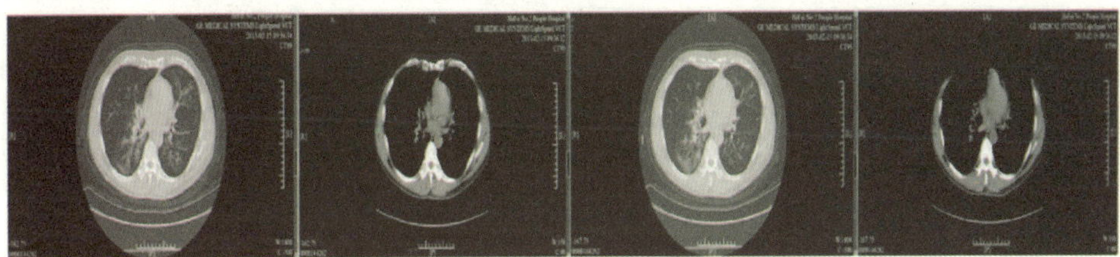

图 3-6-2　2013 年 2 月 15 日胸部 CT

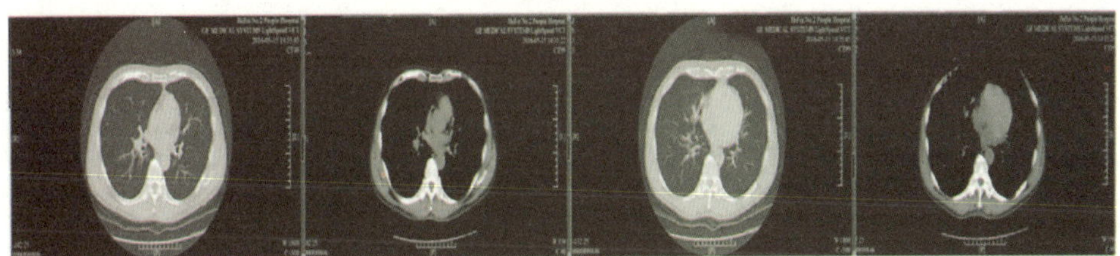

图 3-6-3　2016 年 5 月 15 日胸部 CT

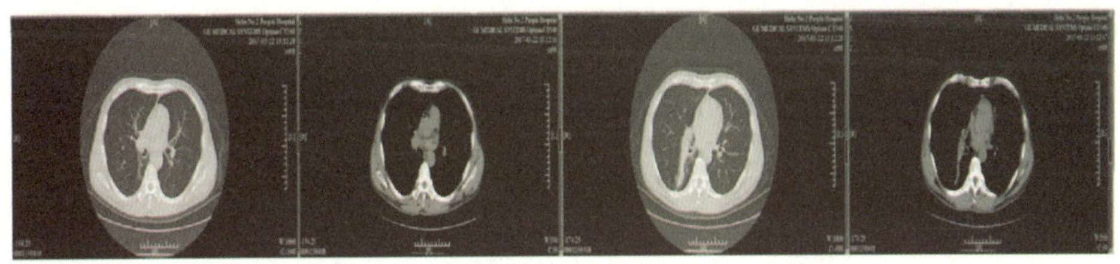

图 3-6-4　2017 年 3 月 22 日胸部 CT

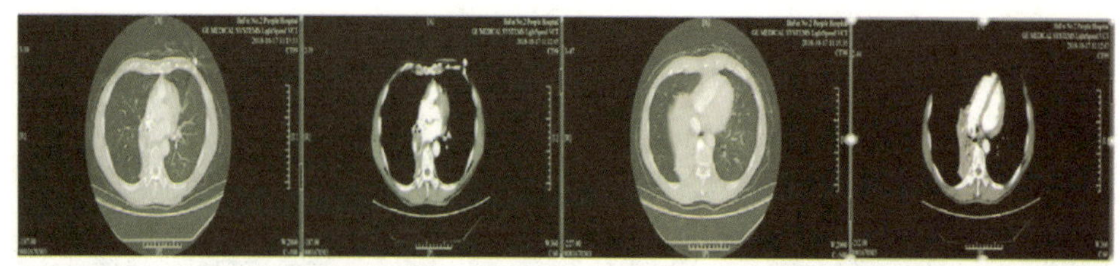

图 3-6-5　2018 年 10 月 17 日胸部 CT

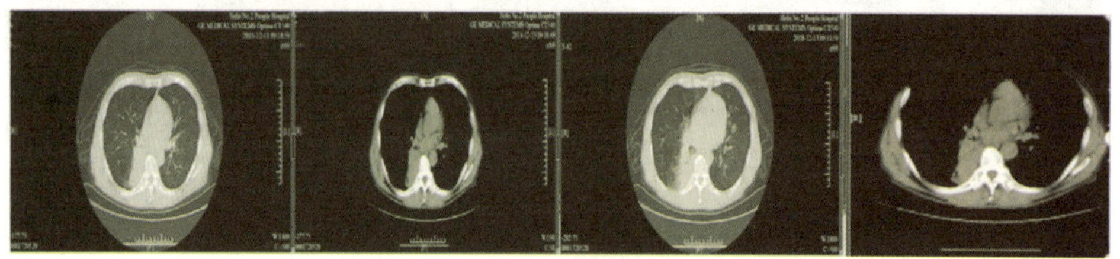

图 3-6-6　2018 年 12 月 13 日胸部 CT

癌胚抗原检测：2016 年 5 月 16 日，15.76ng/mL；2017 年 3 月 23 日：6.23ng/mL；2018 年 10 月 15 日，9.65ng/mL。

2017 年 3 月 22 日肺功能检查：第 1 秒用力呼气量（FEV1）/ 用力肺活量（FVC）60.89%，FEV1 占预计值 74.7%。

2017 年 3 月 30 日胃镜检查：慢性浅表萎缩性胃炎。病理：见部分黏膜腺上皮肠上皮化生伴轻度不典型增生。

2017 年 3 月 27 日气管镜检查：右肺中叶呈外压性狭窄。病理：见间质少许慢性炎细胞浸润，未见明确恶性依据。

2018 年 10 月 10 日血常规检查：嗜酸性粒细胞（E）12.5%、嗜酸性粒细胞（E）数 0.64×10^9/L。

2018 年 10 月 10 日鼻息肉病理：鼻腔鼻窦炎性息肉、间质可见较多嗜酸性粒细胞浸润（如图 3-6-7 所示）。上颌窦病变病理：上颌窦内黏液样物，其间可见较多嗜酸性粒细胞浸润（如图 3-6-8 所示）。

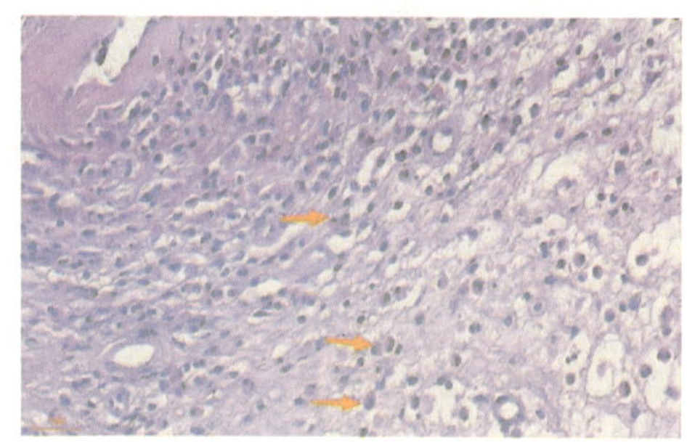

图 3-6-7　鼻息肉病理（HE 高倍放大）：鼻腔鼻窦炎性息肉，间质可见较多嗜酸性粒细胞浸润

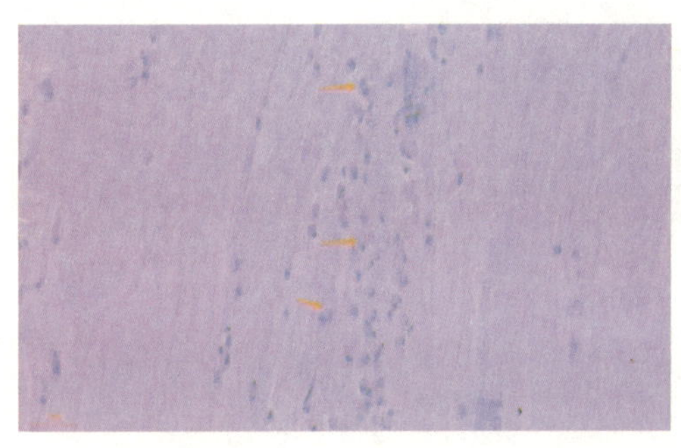

图 3-6-8 上颌窦病理（HE 高倍放大）：黏液样物，其间可见较多嗜酸性粒细胞浸润

2018 年 10 月 10 日肺功能检查：FEV1/FVC 52.12%，FEV1 占预计值 55.5%。

2018 年 10 月 26 日患者入院后的相关检查项目及结果如下：

（1）血常规：白细胞计数 10.45×10^9/L、中性粒细胞（NE）79.80%、嗜酸性粒细胞（E）1.6%、嗜酸性粒细胞（E）数 0.17×10^9/L。

（2）炎症指标：血沉 22mm/h、C- 反应蛋白 92.57mg/L。

（3）其他实验室检查：血癌胚抗原 7.73ng/mL。血 B 型钠尿肽（BNP）、降钙素原（PCT）、电解质、肝肾功能、空腹血糖、尿常规、大便常规正常。血总免疫球蛋白 E118.1U/L。痰、支气管肺泡灌洗液（BALF）均未见真菌、细菌、抗酸杆菌，血 G 试验、血 GM 试验、抗核抗体谱、抗中性粒细胞胞浆抗体、淋巴细胞亚群分析均正常。

（4）心脏超声：左室舒张功能减低。

（5）鼻窦冠状位 CT：慢性鼻窦炎、鼻部术后改变。

（6）胸部 CT：慢性支气管炎、肺气肿；右肺中叶、下叶肺不张合并炎症，不除外合并占位；左肺下叶小结节灶及纵隔内多发肿大淋巴结。

（7）支气管镜：右肺中叶、下叶支气管黏膜纠集，黏膜可见多发小结节状改变（如图 3-6-9 所示）。气管镜组织活检病理：右肺中叶镜下见间质个别嗜酸性粒细胞浸润；右肺下叶组织活检，纤维结缔组织内可见少许嗜酸性粒细胞及炭末沉着（如图 3-6-10、图 3-6-11 所示）。

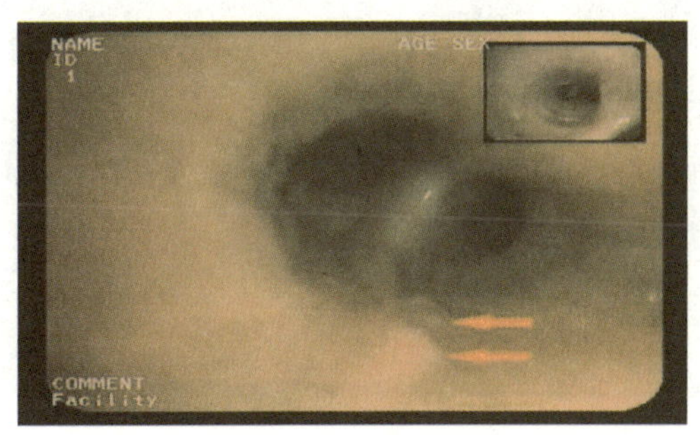

图 3-6-9 支气管镜

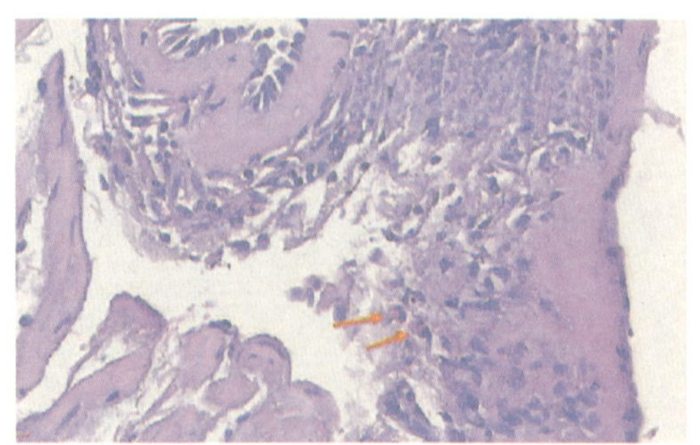

图 3-6-10　右肺中叶活检病理（HE 高倍放大）

见少许平滑肌组织及纤维组织，组织局部被覆柱状上皮，间质可见个别嗜酸性粒细胞浸润。

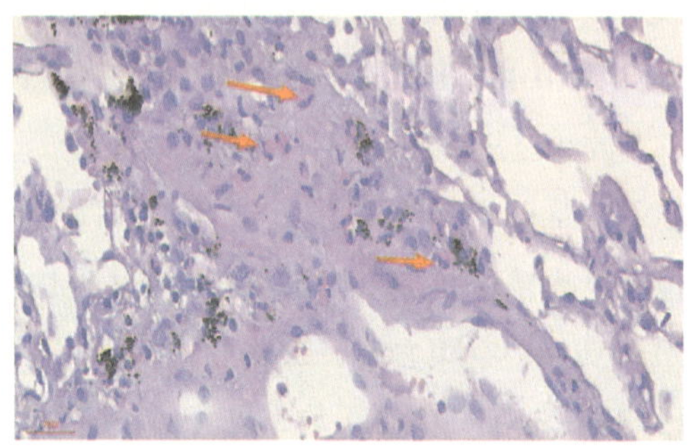

图 3-6-11　右肺下叶活检病理（HE 高倍放大）

见少许纤维结缔组织及肺泡腔结构，局部纤维组织内可见少许嗜酸性粒细胞及炭末沉着。

（8）胃镜：慢性浅表性胃炎（活动期）伴多发水肿结节伴糜烂（如图 3-6-12 所示）。胃镜病理：胃窦黏膜慢性炎伴糜烂，部分腺体肠上皮化生，间质可见少许散在的嗜酸性粒细胞浸润；胃角黏膜慢性炎伴糜烂，大部分腺体肠上皮化生，间质可见少许散在的嗜酸性粒细胞浸润（如图 3-6-13、图 3-6-14 所示）。

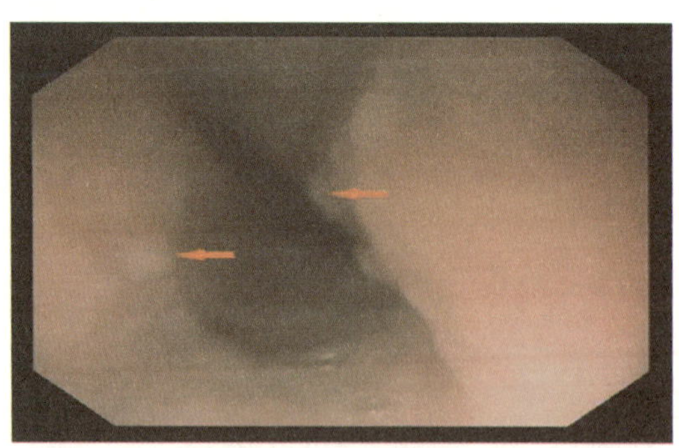

图 3-6-12　胃镜

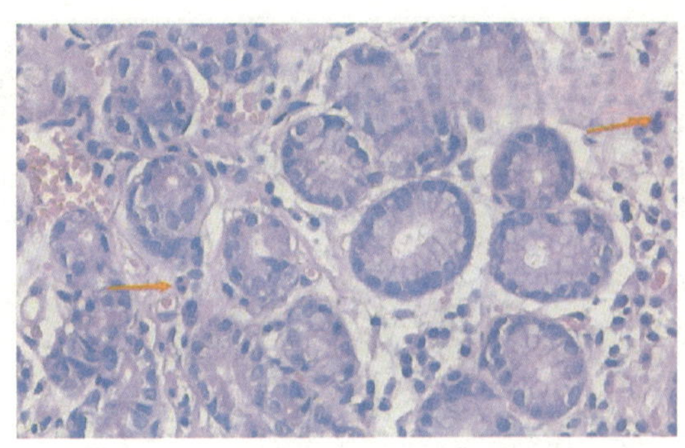

图 3-6-13　胃窦病理（HE 高倍放大）

黏膜慢性炎伴糜烂，部分腺体肠化，间质可见散在的嗜酸性粒细胞浸润。

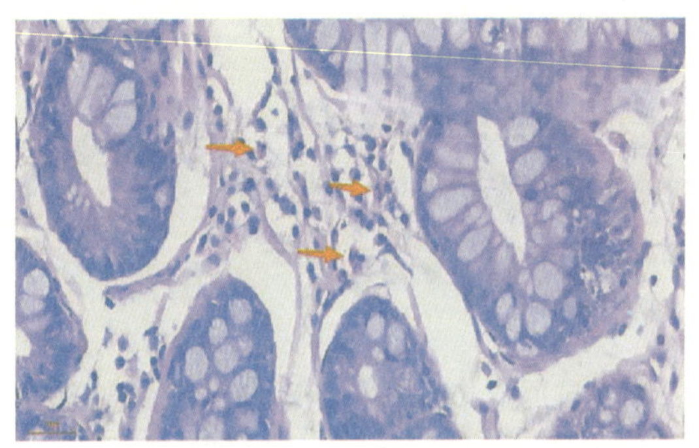

图 3-6-14　胃角病理（HE 高倍放大）

黏膜慢性炎伴糜烂，大部分腺体肠化，间质可见散在的嗜酸性粒细胞浸润。

抗感染治疗后，患者无发热，炎症指标正常，但复查胸部 CT 提示右肺中叶、下叶病变较前加重（如图 3-6-15 所示）。停止抗感染治疗，给予甲泼尼龙 40mg/d。治疗 1 周后复查胸部 CT，右肺中叶、下叶病变较前好转（如图 3-6-16 所示）。

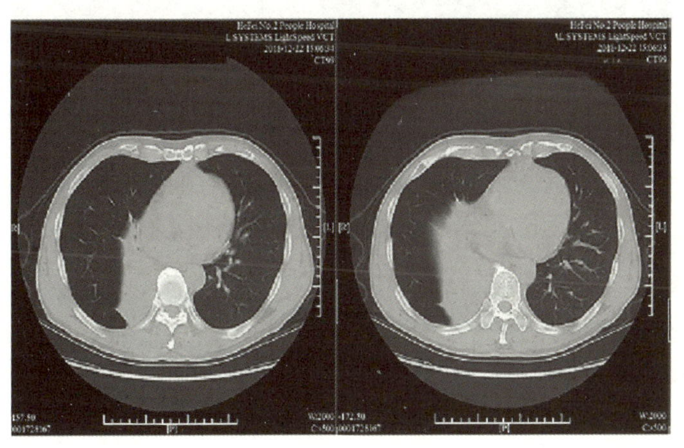

图 3-6-15　2018 年 12 月 22 日胸部 CT

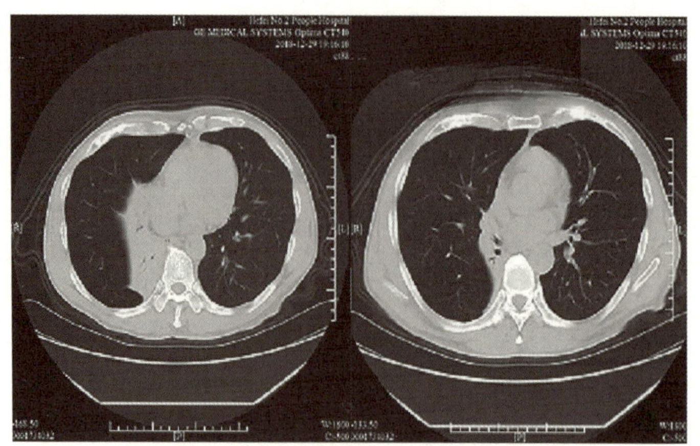

图 3-6-16　2018 年 12 月 29 日胸部 CT

评估靶器官受损情况相关辅助检查：腹部 CT 平扫未见明显异常。

泌尿系彩超：前列腺增生伴结石形成，双肾结晶。

肌电图：右正中神经的感觉神经传导速度稍减慢，左右腘窝胫神经 H ~ M 潜伏期延长。

2019 年 9 月随访：癌胚抗原 6.15ng/mL。肺功能检查：FEV1/FVC 62.70%，FEV1 占预计值 76.23%。胸部 CT（如图 3-6-17 所示）提示，右肺中叶、下叶病变明显吸收。

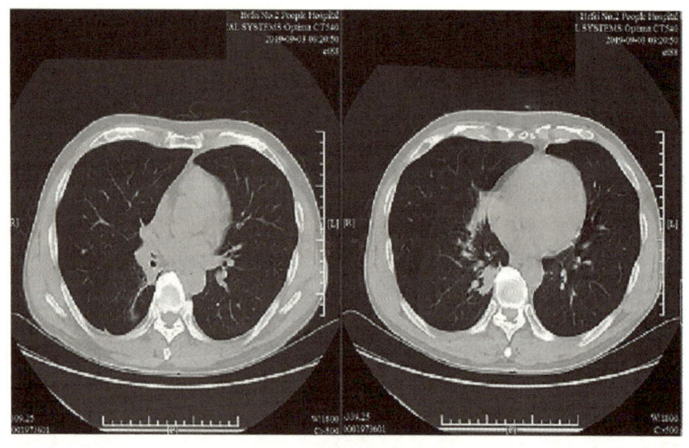

图 3-6-17　2019 年 9 月 3 日胸部 CT

4. 初步诊断

嗜酸性肉芽肿性多血管炎、右肺中叶、下叶肺不张合并感染、纵隔淋巴结肿大、鼻息肉切除术后、慢性萎缩性胃炎、前列腺增生、双肾结石。

二、诊治经过

针对患者情况，我科予以哌拉西林舒巴坦联合莫西沙星抗感染治疗，孟鲁司特抗炎、止咳、抗过敏对症治疗。

2 周后，患者复查胸部 CT 提示，病灶加重，于是停用抗感染药物，考虑嗜酸性肉芽肿性多血管炎可能，予以甲泼尼龙 40mg/d，静滴。1 周后，改为泼尼松片 50mg/d，口服，抑制胃酸分泌，保护胃黏膜。

2019 年 1 月 15 日，患者口服环磷酰胺，0.6g/d。

患者使用糖皮质激素等药物治疗后，无呼吸道不适后出院。患者出院后，我科随访 9 个月，患者无再发哮喘样症状。2019 年 9 月，患者复查胸部 CT，提示右肺中叶、下叶病变明显吸收，肺功能改善（如图 3–6–17 所示）。

三、案例分析

1. 病史特点

（1）老年男性，以“反复咳嗽、咳痰、气喘十余年，加重伴发热 5 年”为主诉。

（2）有鼻窦炎病史。

（3）有支气管哮喘病史。

（4）外周血嗜酸性粒细胞增多，>10%。

（5）肺浸润性病变。

（6）肺组织病理活检证实有血管外嗜酸性粒细胞浸润。

2. 诊断和诊断依据

（1）诊断：嗜酸性肉芽肿性多血管炎。

（2）符合 1990 年美国风湿病学会制订的嗜酸性肉芽肿性多血管炎分类标准：①支气管哮喘；②外周血嗜酸性粒细胞增多，>10%；③单发或多发性神经病变；④游走性或一过性肺浸润；⑤鼻窦病变；⑥血管外嗜酸性粒细胞浸润。

本案例患者病史特点符合上述 4 项以上，明确诊断为嗜酸性肉芽肿性多血管炎。

3. 鉴别诊断

本案例患者诊断哮喘十余年，使用沙美特罗氟替卡松、糖皮质激素（沙丁胺醇）均可缓解部分症状，具有隐匿性，需与以下疾病相鉴别：

（1）哮喘。哮喘是一种排他性疾病，影像学检查不会出现游走性病变，本案例患者多器官受累，肺部影像学呈非固定病变，按照哮喘治疗部分控制，故可排除哮喘。

（2）变应性支气管肺曲霉病（ABPA）。ABPA 不累及肺外器官，胸部 CT 常见中

心性支气管扩张，有烟曲霉特异性 IgE 水平增高等表现，本案例患者胸部影像学与之不符、血总 IgE118.1U/L，故诊断可排除 ABPA。

（3）特发性高嗜酸粒细胞综合征（IHES）。IHES 是一组原因不明、嗜酸性粒细胞持续高度增生，并伴有多种器官损害的疾病，未经治疗预后差，平均生存期 9 个月。本案例患者的病史不符，无持续 6 个月以上的血嗜酸性粒细胞升高史或 6 个月内死亡，激素治疗效果好，故不考虑 IHES。

（4）肉芽肿性多血管炎（GPA）。本案例患者无喘息样症状，主要是 c-ANCA 和（或）抗 PR3-ANCA 阳性，胸部影像学特征性表现包括结节、空洞，且表现为多形、多变，活检组织病理可见坏死性肉芽肿、血管炎、微脓肿等表现。GPA 与本案例患者临床、影像学、病理均不符，故可排除 GPA。

（5）显微镜下多血管炎（MPA）。MPA 常表现为坏死性肾小球肾炎和肺毛细血管炎等多系统受损，p-ANCA 和（或）抗 MPO-ANCA 阳性，病理为小动（静）脉、毛细血管及血管周围炎性细胞浸润。本案例患者不符合 MPA 诊断要点。

（6）结节性多动脉炎。结节性多动脉炎临床表现多以皮疹和周围神经系统损害为主，几乎不累及肺部，无哮喘等典型症状；病理活检以非肉芽肿性血管炎表现为主。结节性多动脉炎与本案例不符，故不考虑结节性多动脉炎。

4. 诊断启示

本案例患者长期未被确诊，可能与以下因素有关：

（1）嗜酸性肉芽肿性多血管炎与支气管哮喘治疗方案存在重叠，按照哮喘急性发作予以糖皮质激素治疗有效，故未质疑哮喘诊断。

（2）糖皮质激素会影响血嗜酸性粒细胞的水平，掩盖了血嗜酸性粒细胞增高，ANCA 阴性，这些给诊断嗜酸性肉芽肿性多血管炎带来了一定的困难。

（3）鼻息肉具有病程长、病情迁延难愈、术后易复发的特点，本案例患者辗转多家医院行鼻息肉手术，虽有多次鼻息肉手术、哮喘、肺部病变病史，但未能得到耳鼻喉科医生足够的重视。

（4）呼吸内科医生对嗜酸性肉芽肿性多血管炎的认识不足。尽管胸部影像学存在异常，但多次入院均被认为是哮喘伴肺部感染，没有调阅、对比既往胸部影像学及时发现肺部非固定性病变的特点，简单地认为是哮喘同时合并多个系统的疾病。

本案例带给我们的启示是，临床医生和病理科医生需加强沟通。患者曾多次行多部位病理学检查，但均未获得病理学依据而确诊嗜酸性肉芽肿性多血管炎。

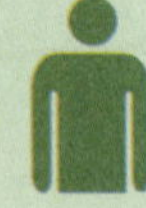

本案例患者此次入院时，接诊医生调阅既往影像学资料发现，胸部 CT 提示有非固

定性肺病变，于是调阅既往血液检查结果。接诊医生注意到患者曾有血嗜酸性粒细胞升高史，鼻窦手术标本病理检查可见嗜酸性粒细胞，完善支气管镜及胃镜检查，均提示结节样改变，获取肺及胃组织标本后，反复与病理科医生沟通，结合患者病史、病理检查结果（嗜酸性粒细胞浸润）、周围神经系统病变等，最终确诊患者为嗜酸性肉芽肿性多血管炎。

本案例患者既往胸部 CT 提示有非固定性肺病变，曾有血嗜酸性粒细胞增多达 12.5%，我们首先考虑是否存在嗜酸性粒细胞性肺病的可能。结合 4 次鼻息肉手术，手术标本病理检查示嗜酸性粒细胞浸润，入院后电子气管镜、胃镜病理检查见右肺中叶及下叶肺组织、胃窦胃角间质散在的嗜酸性粒细胞浸润，我们怀疑这可能为嗜酸性粒细胞肺病的肺外表现。总 IgE、癌胚抗原稍升高，血 G 试验、血 GM 试验、ANA+ENA、ANCA、T 细胞亚群分析、HIV 抗体均正常，痰、BALF 细胞学未见真菌、细菌、抗酸杆菌。结合患者症状、实验室检查以及长达十多年的病史，参考相关文献，可排除感染性疾病（如真菌感染、分枝杆菌感染等）、变态性反应性支气管肺曲霉病、嗜酸性粒细胞增多症、急慢性的嗜酸性粒细胞性肺炎、特发性嗜酸性粒细胞综合征等疾病。尽管患者未获得典型嗜酸性肉芽肿性多血管炎典型的血管炎病理学依据，参考 1990 年美国风湿病学会提出的诊断标准，全身型嗜酸性肉芽肿性多血管炎诊断明确。

本案例患者此次入院，血嗜酸性粒细胞正常，与长期使用激素制剂有关。临床上遇到此类初诊哮喘患者胸部 CT 呈非固定性病变、血嗜酸性粒细胞正常考虑嗜酸性肉芽肿性多血管炎不能除外时，应当注意调阅既往检查结果明确是否存在血嗜酸性粒细胞增高史，避免药物干扰导致血嗜酸性粒细胞计数正常从而影响临床判断。

大约 50% 的嗜酸性肉芽肿性多血管炎患者 ANCA 阳性，ANCA 阴性并不排除诊断。在临床上遇到抗中性粒细胞胞浆抗体阴性的患者怀疑可能为嗜酸性肉芽肿性多血管炎时，应进一步完善检查协助诊治。

本例患者在过去 8 年中有 4 次鼻息肉手术史，病理结果示有嗜酸性粒细胞浸润。文献报道，嗜酸性肉芽肿性多血管炎患者中鼻窦疾病的发病率可达 88.5%。鼻窦症状是嗜酸性肉芽肿性多血管炎最常见的特征之一，可包括鼻炎、鼻息肉。耳鼻喉科医生在遇到反复鼻息肉手术且有肺部病变者，特别是非固定病变者，应提高警惕，排除嗜酸性肉芽肿性多血管炎的可能。

患者癌胚抗原升高 2 年，最高达 15.76ng/mL，临床诊治无恶性肿瘤依据，激素治疗后随访癌胚抗原降低。部分嗜酸性肉芽肿性多血管炎患者癌胚抗原升高。有学者认为，嗜酸性肉芽肿性多血管炎患者癌胚抗原升高可能与以下机制相关：①癌胚抗原参与介导

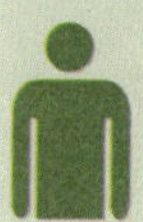

细胞间黏附作用，嗜酸性肉芽肿性多血管炎的血管炎性反应可能促进细胞间黏附作用，而癌胚抗原升高是其炎性反应的结果；②癌胚抗原在结肠腺癌细胞系与Ⅰ型胶原的结合中起到辅助作用，可能是通过与基底膜间的作用，这种作用对于多种吞噬细胞穿透组织到达炎症区域是非常重要的。癌胚抗原与嗜酸性肉芽肿性多血管炎的活动性及严重程度有无相关性不详。同时患者在电子气管镜及胃镜下黏膜均可见结节样改变，这一特点值得我们注意，临床医师遇到癌胚抗原升高但未见明显恶性肿瘤依据且镜下呈特殊结节样改变表现的患者，需考虑系统性疾病特别是嗜酸性肉芽肿性多血管炎可能。

随着病情进展，嗜酸性肉芽肿性多血管炎患者全身多系统均可受累并造成不可逆的器官损害，而大部分嗜酸性肉芽肿性多血管炎患者在出现多器官损害后才得以就诊，给治疗带来了困难。嗜酸性肉芽肿性多血管炎的长期并发症结合药物不良反应可能导致患者严重肺炎和死亡，故早期识别诊断嗜酸性肉芽肿性多血管炎是提高患者预后的关键。

四、处理方案及基本原则

1. 处理原则

一般来讲 ANCA 相关性血管炎是进展性的，未及时治疗将引起不可逆的脏器损害，很少可以自发缓解。因此 ANCA 相关性血管炎的治疗原则为快速明确诊断、快速开始诱导治疗、早期诱导缓解，防止造成器官的不可逆损害。ANCA 相关性血管炎的治疗分为诱导缓解与维持缓解两个阶段。在诱导缓解治疗期间应尽快使疾病达到缓解，以防止造成器官的不可逆损害；维持阶段的治疗是使疾病持续处于缓解状态，减少疾病复发，最终治疗目标是停药缓解。在整个治疗过程中要防治药物的毒性反应。

2. 不同时期的治疗方案

（1）诱导缓解治疗：诱导缓解治疗的药物是糖皮质激素联合免疫抑制剂。糖皮质激素是 ANCA 相关性血管炎诱导缓解的一线治疗药物，诱导缓解治疗通常需足量糖皮质激素联合免疫抑制剂。糖皮质激素的起始剂量为泼尼松 1mg/（kg・d）或等效剂量，最大剂量为泼尼松 80mg/d 或等效剂量；重症患者需甲泼尼龙 500~1 000mg/d 静脉输注，连用 3 天。最常用于诱导缓解治疗的免疫抑制剂为环磷酰胺，通常使用方法为环磷酰胺 1 000mg 静脉输注，每 2 周 1 次，3 次后改为每 3~4 周 1 次，持续 3~6 个月；亦可采用口服环磷酰胺 2mg/（kg・d），最大剂量为 200mg/d。有研究显示，环磷酰胺静脉输注与口服相比，更能实现诱导缓解，且累积剂量更少，不良反应更少。

以 B 细胞为靶向的单克隆抗体利妥昔单抗在 ANCA 相关性血管炎诱导缓解中的疗效与环磷酰胺相比无显著差异。对复发的 ANCA 相关性血管炎，利妥昔单抗的诱导缓解率

高于环磷酰胺。利妥昔单抗的治疗剂量为每周 375mg/m^2（体表面积），连续 4 周，或 1 000mg，每 2 周 1 次，共 2 次。两种使用方法的疗效相似。

对无重要脏器损害的 ANCA 相关性血管炎患者，可使用足量糖皮质激素联合甲氨蝶呤（每周 10~15mg）或霉酚酸酯（最大剂量 2g/d）进行诱导缓解，如不伴有骨破坏的鼻和副鼻窦疾病、鼻软骨塌陷或嗅觉丧失或耳聋、骨骼肌受累、不伴有溃疡的皮肤病变以及不伴有空洞的肺部结节、肺部浸润影但不伴有咯血者。

（2）疾病复发的治疗：ANCA 相关性血管炎最大的临床特点是极易复发，因此如何减少疾病复发是 ANCA 相关性血管炎治疗中的最大挑战。对出现重要脏器损害的重症复发患者，需按照新发疾病进行治疗，即使用足量糖皮质激素联合环磷酰胺或利妥昔单抗治疗。

轻症复发可通过增加糖皮质激素剂量来重新诱导疾病缓解。对复发频繁的轻症复发患者，需加强或调整免疫抑制剂的使用。

（3）血浆置换：无论新发抑或复发的 ANCA 相关性血管炎患者，对因急进性肾小球肾炎导致的血肌酐水平超过 500mmol/L（5.7mg/dl）或需进行透析治疗者，需行血浆置换治疗。严重的肺泡出血亦是血浆置换的指征。

（4）维持缓解治疗：经诱导缓解治疗病情稳定后，患者进入维持治疗阶段。维持缓解治疗主要为小剂量糖皮质激素联合一种免疫抑制剂治疗，如硫唑嘌呤、甲氨蝶呤、霉酚酸酯、钙调蛋白酶抑制剂等。一般来讲，硫唑嘌呤为维持治疗的首选药物，常用剂量为 2mg/（kg・d）。对病情重或难治的患者，可以使用环磷酰胺维持缓解治疗。近年来大量临床研究显示，利妥昔单抗既可用于诱导缓解治疗，亦可用于维持缓解治疗，尤其对复发或难治的 ANCA 相关性血管炎维持缓解疗效好，已成为 ANCA 相关性血管炎诱导缓解和维持缓解治疗的重要药物。维持治疗阶段利妥昔治疗剂量为 500mg，每 6 个月 1 次，亦可根据患者外周血 B 细胞计数和免疫球蛋白水平进行治疗。

有限的研究显示，来氟米特（20~30mg/d）亦可作为二线维持缓解的治疗药物。此外有研究显示，复方磺胺甲恶唑（复方新诺明）可减少 GPA 的复发。对无禁忌的患者，建议使用。

（5）难治性 ANCA 相关性血管炎的治疗：对不能达到诱导缓解的难治性 ANCA 相关性血管炎患者，如环磷酰胺治疗不能达到诱导缓解的患者，可更换为利妥昔单抗进行诱导缓解治疗；对利妥昔单抗治疗不能达到诱导缓解的患者，可更换为环磷酰胺进行诱导缓解治疗。

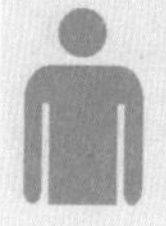

（6）嗜酸性肉芽肿性多血管炎的治疗：虽然嗜酸性肉芽肿性多血管炎的治疗原则

大体同 GPA 和 MPA 一致，但由于嗜酸性肉芽肿性多血管炎的大规模临床研究较少，因此支持相关治疗的证据较少。近年来有研究发现，白介素 -5 在嗜酸性肉芽肿性多血管炎的发病中起重要作用。已有高质量临床研究证实，人源化白介素 -5 单克隆抗体 - 美泊利单抗可有效治疗嗜酸性肉芽肿性多血管炎，降低嗜酸性肉芽肿性多血管炎复发率，减少激素用量，难治性嗜酸性肉芽肿性多血管炎患者可考虑使用。

（7）疾病监测与随诊：如果患者的疾病持续处于缓解状态，则可考虑减停药物。首先减停激素或使用最小有效剂量的激素维持病情稳定，或逐渐减停免疫抑制剂，最终达到停用激素和免疫抑制剂的目标。由于 ANCA 相关性血管炎非常容易复发，其中 PR3-ANCA 阳性 ANCA 相关性血管炎患者的复发率明显高于抗髓过氧化物酶抗体 -ANCA 阳性患者，因此对 ANCA 相关性血管炎患者在病情稳定后需要维持治疗 2 年以上，对 PR3-ANCA 阳性的 ANCA 相关性血管炎患者，需更长时间地维持治疗。对减停药物的患者，亦应密切监测，以防疾病复发。

3. 转诊及社区随访

ANCA 相关性血管炎为少见疾病，目前缺乏相关基层诊疗标准。基层医生应做到早识别、早诊断，在患者出现危急重症情况时积极转诊。

五、要点与讨论

ANCA 相关性血管炎诊断的流程，是首先确认有无 ANCA 相关性血管炎，然后确认何种 ANCA 相关性血管炎。

1. 什么是 ANCA？

ANCA 是以中性粒细胞及单核细胞胞浆成分为靶抗原的自身抗体。在荧光显微镜之下，ANCA 可分为胞浆型（c-ANCA）、核周型（p-ANCA）以及近年来被定义的非典型 ANCA（x-ANCA）。

（1）c-ANCA：c-ANCA 的抗原主要是蛋白酶 -3，是 GPA 的特异性抗体，特异性高达 80% 以上，且与病程、严重性和活动性有关。

（2）p-ANCA：p-ANCA 的抗原主要是髓过氧化物酶，pANCA 可见于 MPA 和特发性坏死性新月体性肾小球肾炎（NCGN）等疾病。

（3）x-ANCA：目前学术界认为，x-ANCA 代表 p-ANCA 和 c-ANCA 的混合物，意义不明。

2.ANCA 阳性即为 ANCA 相关性血管炎吗？

ANCA 是以中性粒细胞和单核细胞中的初级颗粒为靶抗原的自身抗体，其靶抗原包括抗蛋白酶 3、髓过氧化物酶、弹性蛋白酶（HLE）等。但是要提醒大家注意的是，临床上并非 ANCA 阳性即为 ANCA 相关性血管炎。临床上一大部分 ANCA 阳性的患者中大约只有 15% 为 ANCA 相关性血管炎，在感染、炎性肠病、肿瘤、其他结缔组织病中也可出现 ANCA 阳性。

ANCA 相关性血管炎的临床表现多样，肾脏损害可见血尿、蛋白尿，肺损害可见咳嗽、咳痰、咯血甚至呼吸困难等，此外还可有眼耳鼻喉、神经、关节等受累而出现的鞍鼻畸形、肢端坏疽等表现。但 ANCA 相关性血管炎的临床表现中很少累及血液系统，且抗核抗体一般阴性，补体不低，最容易累及 SKLEN，即“Skin、Kindey、Lung、ENT、Nerve”。另外，病理活检在诊断中具有重要意义，活检部位有皮肤、肾脏、肺等，典型表现有纤维素样坏死、肉芽肿形成、炎性细胞浸润等。

诊断时应该排除药物相关性 ANCA 相关性血管炎，丙基硫氧嘧啶（PTU）、肼苯达嗪、米诺环素、掺杂左旋咪唑的可卡因、别嘌醇、苯妥英、普鲁卡因酰胺、利福平等均可诱发 ANCA 相关性血管炎。一项临床研究及国际部分临床研究中均发现药物相关性 ANCA 相关性血管炎。研究发现服用 PTU 患者中 20%ANCA 阳性，其中约 1/5 出现 ANCA 相关性血管炎症状。90% 均为 p-ANCA 阳性，常见靶抗原为髓过氧化物酶和乳铁蛋白（LF）。患者停用 PTU 后，预后较好，免疫抑制剂使用时间较短。

3.ANCA 相关性血管炎的诊断标准

2022 年 ACR/EULAR 提出了最新的血管炎分类标准（如表 3-6-1 所示）。该标准通过评分的方式，赋予临床表现、实验室检查、影像检查等一定的分值。将各项内容相加，若分值大于诊断的分值，则可确诊。这一分类标准中，ANCA 在 ANCA 相关性血管炎中的诊断价值得到了充分体现。

表 3-6-1 ANCA 相关性血管炎分类标准

疾病名称	分类标准
GPA	·临床标准 鼻血、溃疡、结痂、充血或堵塞，或鼻中隔缺损、穿孔，+3 分；软骨受累，+2 分；传导性或感音神经性听力受损，+1 分 ·实验室、影像和活检标准 c-ANCA 或抗蛋白酶 3 阳性，+5 分；胸部影像学，肺结节、包块或空洞，+2 分；活检发现肉芽肿、血管外肉芽肿性炎症或巨细胞，+2 分；影像学检查发现鼻窦、副鼻窦炎症实变或积液，或乳突炎，+1 分；活检，寡免疫复合物肾小球肾炎，+1 分；p-ANCA 或抗髓过氧化物酶抗体阳性，−1 分；嗜酸性粒细胞计数≥ 1×10^9/L：−4 分 ·确诊标准 当确诊为小或者中血管炎，且排除其他诊断，上述 10 项内容，总得分 > 5 分的患者，可诊断为 GPA

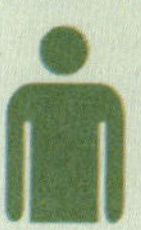

续表

疾病名称	分类标准
EGPA	·临床标准 阻塞性气道疾病，+3 分；鼻息肉，+3 分；多发性单神经根炎，+1 分 ·实验室、影像和活检标准 嗜酸性粒细胞计数≥ 1×10^9/L：+5 分；活检可见血管外有嗜酸性粒细胞为主的浸润，+2 分；c-ANCA 或抗蛋白酶 3 阳性，-3 分；血尿，-1 分 ·确诊标准 当确诊为小或者中血管炎，且排除其他诊断，上述 7 项条目，若总得分 > 6 分的患者，可诊断为 EGPA
MPA	·临床标准 鼻腔出血、溃疡、结痂、充血或者鼻塞，或鼻中隔缺损穿孔，-3 分 ·实验室、影像和活检标准 p-ANCA 或抗髓过氧化物酶抗体阳性，+6 分；胸部影像学检查发现纤维化或间质性肺病，+3 分；活检可见寡免疫复合物肾小球肾炎，+3 分；c-ANCA 或抗蛋白酶 3 阳性，-1 分；嗜酸性粒细胞计数 > 1×10^9/L：-4 分 ·确诊标准 在排除类似血管炎的情况后，诊断为小血管或中血管炎，上述 6 项内容，若总得分 > 5 分的患者，可诊断为 MPA

六、思考题

1.ANCA 相关性血管炎的诊断依据是什么？为什么单纯依靠血清 ANCA 水平诊断可能会导致漏诊或误诊？

2.ANCA 相关性血管炎的治疗方案有哪些？糖皮质激素有哪些副作用，如何避免和处理？

3.ANCA 相关性血管炎的转诊和社区随访在治疗中的作用是什么？基层医生在随访过程中应注意哪些问题？

七、科普小常识

1. 什么是 ANCA 相关性血管炎

ANCA 相关性血管炎，中文全称为抗中性粒细胞胞浆抗体相关性血管炎，是由 ANCA 介导的以小血管壁炎症和纤维素样坏死为特征的一类系统性自身免疫性疾病。以抽血化验中检测到 ANCA 自身抗体为其突出特征。

临床上 ANCA 相关性血管炎包括 3 种类型：肉芽肿性多血管炎、显微镜下多血管炎和嗜酸性肉芽肿性多血管炎（如表 3-6-2 所示）。

表 3-6-2　ANCA 相关性血管炎命名（2012 年国际 ChapelHi 共识会设标准）

血管炎名称	定义
ANCA 相关性血管炎	坏死性小血管炎，伴少量或不伴免疫复合物沉积，主要影响小血管（如毛细血管、微小静脉，微小动脉和小动脉），与髓过氧化物 -ANCA 或蛋白酶 3（PR3）-ANCA 相关
肉芽肿性多血管炎	主要累及上、下呼吸道的坏死性肉芽肿炎症，累及中小血管（如毛细血管、小静脉、小动脉、动脉、静脉），坏死性肾小球肾炎常见
显微镜下多血管炎	累及小血管的坏死性血管炎（包括毛细血管、小静脉和小动脉），也可累及小、中等动脉，无或仅少量免疫复合物形成，常见坏死性肾小球肾炎和肺泡毛细血管炎，无呼吸道肉芽肿病变
嗜酸性肉芽肿性多血管炎	累及呼吸道的富含嗜酸性粒细胞的坏死性肉芽肿炎症，累及中小血管，伴有哮喘和嗜酸性粒细胞增多症。ANCA 阳性者肾小球肾炎更为常见

ANCA 相关性血管炎并不是一种常见病，人们认识较少，甚至没有听说过这种疾病。ANCA 相关性血管炎高发于 50 ~ 60 岁人群，患病率约为（46 ~ 184）人 / 百万人。ANCA 相关性血管炎可导致多个器官组织的损伤和功能障碍，最常累及肾和肺，ANCA 相关性血管炎导致的肾脏损伤即称为 ANCA 相关性肾炎。

2.ANCA 相关性血管炎有什么症状呢？

ANCA 相关性血管炎患者一般表现有发热、体重减轻、乏力、纳差等症状，其中以发热最常见。

（1）肉芽肿性多血管炎：常出现呼吸道受累，上呼吸道（包括鼻腔、咽腔、喉部）受累时出现鼻和口腔溃疡、鼻出血、咽痛；早期病变有时局限于上呼吸道某一部位，常被误诊。70% ~ 80% 的患者可有肺部受累、肾脏病变，可出现咳嗽、咯血、呼吸困难、血肌酐升高、血尿、蛋白尿等。累及皮肤时可出现紫癜、溃疡、皮肤或皮下结节、局灶性坏死、红斑等。

（2）显微镜下多血管炎：肾脏最常受累，见于约 78% 的患者，多为坏死性肾小球肾炎，不经治疗病情可急剧恶化，出现肾功能不全。同时可有呼吸系统、神经系统的受累。

（3）嗜酸性肉芽肿性多血管炎：肺部浸润最常见，常出现哮喘、过敏性鼻炎、发热和外周血嗜酸性粒细胞升高等表现。在 3 种 ANCA 相关性血管炎中，嗜酸性肉芽肿性

多血管炎引起神经系统病变者最多，以外周神经系统病变最常见。心脏也可受累，常提示预后不良，对嗜酸性肉芽肿性多血管炎的病死率有相当大的影响（如表 3-6-3 所示）。

表 3-6-3 ANCA 相关性血管炎的特征

特征	GPA	MPA	EGPA
好发年龄	45~65 岁	55~75 岁	38~54 岁
男女比	1 ∶ 1	1 ∶ 1	1 ∶ 1
定义	坏死性肉芽肿性炎症。通常累及上呼吸道和下呼吸道；坏死性血管炎主要累及中小血管（如毛细血管、小静脉、小动脉，动脉和静脉）；坏死性肾小球肾炎很常见	坏死性血管炎，很少或无免疫沉积，影响小血管（毛细血管、小静脉和小动脉）；可出现中小动脉的坏死性动脉炎；坏死性肾小球肾炎很常见；肺毛细血管炎常发生；无肉芽肿性炎症	富含嗜酸性粒细胞的坏死性肉芽肿性炎症，累及呼吸道；坏死性血管炎主要累及中小血管；与哮喘和嗜酸性粒细胞增多有关；肾小球肾类时 ANCA+ 更常见
ANCA 阳性率	PR3-ANCA+：65%~75% MPO-ANCA+：20%~30% ANCA-：5%	PR3-ANCA+：20%~30% MPO-ANCA+：55%~65% ANCA-：5%~10%	PE3-ANCA+：<5% MPO-ANCA+：30%~40% ANCA-：55%~65%
主要细胞	中性粒细胞	中性粒细胞	嗜酸性粒细胞
复发	高于 MPA	低于 CPA	经常复发

说明：GPA，肉芽肿性多血管炎；MPA，显微镜下多血管炎；EGPA，嗜酸性肉芽肿性多血管炎；ANCA，抗中性粒细胞胞浆抗体；PR3，抗蛋白酶 3 抗体；MPO，抗髓过氧化物酶抗体。

3.ANCA 相关性血管炎的病因及发病的机制是什么？

目前对于 ANCA 相关性血管炎的病因及发病机制还不十分明确。现有的证据表明 ANCA 相关性血管炎的发病与基因和环境因素有关。

基因：与发病关联最密切的基因是主要组织相容性复合体Ⅱ（MHC Ⅱ）基因，其是人类某一染色体上的基因群，与人体的免疫相关。

环境因素：在环境因素中常见的有细菌感染（如金黄色葡萄球菌）、环境污染（如硅和硅化物粉尘）和药物（如丙硫氧嘧啶、异烟肼等）。

（编者　张成强 / 审校　崔璐萍）

第七节　IgA 血管炎（案例 19）

核心提示

❖掌握 IgA 血管炎患者出现腹痛时的规范处理方法。

❖掌握 IgA 血管炎的药物治疗方法。

❖掌握 IgA 血管炎混合型的治疗方法。

一、病历资料

1. 病史

徐 ××，男，47 岁，主因“周身皮疹二十余天，腹痛 1 天”入院。

患者 20 天前无明显诱因出现周身米粒大小红色皮疹，自行口服“扑尔敏”等抗过敏药物后皮疹较前好转，6 天前再次双下肢出现紫色瘀斑样皮疹，伴四肢肌肉酸痛，右膝关节肿胀、压痛、活动受限。

1 天前患者出现腹痛，伴腹泻，大便呈褐色，不成形，伴恶心、呕吐，遂来我院急诊科就诊。急诊科完善相关检查：腹部彩超显示，腹腔游离积液；实验室检查显示，C-反应蛋白 88.85mg/L。为进一步诊治，患者入住我科。

患者有高血压病史，最高血压 140/100mmHg，未规律用药。患者否认糖尿病、冠心病病史，否认肝炎、结核病病史，否认手术史、外伤史，否认食物、药物过敏史。患者生于晋中，已婚已育，现居住在晋中，无有害及放射物接触史，目前从事自由职业。吸烟 4 年，每天约 20 支。患者无酗酒等嗜好，无冶游史，无家族疾病史。

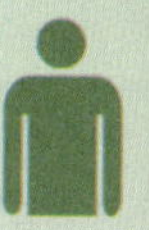

2. 体格检查

体温 36.3℃，脉搏 95 次 / 分，呼吸 20 次 / 分，血压 137/83mmHg。身高 166cm，体

重 72kg。患者为急性病容; 双下肢可见散在紫癜, 压之不褪色, 压痛阴性; 双肺呼吸音清, 双肺听诊未闻及干、湿啰音; 心率 95 次 / 分, 心律齐, 心脏未闻及病理性杂音; 腹部平软; 肝、脾肋缘下未触及; 肝、脾区叩痛阴性; 脐周压痛阳性, 反跳痛阴性; 脊柱生理弯曲存在, 各棘突及椎旁肌肉压痛阴性; 右膝关节肿胀、压痛阳体, 余各外周关节无肿胀及压痛; 四肢肌力及肌张力正常, 双下肢无凹陷性水肿。

3. 实验室检查和辅助检查

C- 反应蛋白 88.85mg/L。

2022 年 12 月 6 日, 腹部彩超显示, 腹腔游离积液。

初步诊断: IgA 血管炎 (混合型: 腹型、关节型)、高血压 1 级 (高危)。

二、诊治经过

患者主因“周身皮疹二十余天, 腹痛 1 天”入院。患者周身有米粒大小红色皮疹, 双下肢紫色瘀斑样皮疹, 伴四肢肌肉酸痛, 右膝关节肿痛, 活动受限; 腹痛、腹泻, 大便褐色, 不成形; 恶心、呕吐; 双下肢可见散在紫癜, 压之不褪色, 压痛阴性; 脐周压痛阳性。腹部彩超示, 腹腔游离积液; C- 反应蛋白 88.85mg/L。初步考虑 IgA 血管炎 (混合型)。

患者入院后的相关检查项目及结果如下:

1. 血常规

白细胞计数 8.74×10^9/L, 血红蛋白 134g/L, 血小板计数 308×10^9/L。

2. 尿便常规

未见异常。

3. 便潜血。

便潜血 (+)。

4. 血生化

丙氨酸氨基转移酶 19.58IU/L、天冬氨酸氨基转移酶 12.22IU/L、尿素氮 9.08nmo1/L、血肌酐 63.9 μmo1/L、脂肪酶 21.61IU/L、淀粉酶 46.70IU/L。

5. 专科抗体

抗角蛋白抗体测定阴性、抗环瓜氨酸肽抗体测定阴性、类风湿因子测定 (IgA-RF) 阴性、类风湿因子 (IgG-RF) 测定阴性、类风湿因子测定 (IgM-RF) 阴性、抗核抗体谱阴性、血管炎五项阴性。

6. 膝关节彩超

右膝关节积液。

三、案例分析

1. 病史特点

（1）中年男性，主因以“周身皮疹二十天余，腹痛 1 天”入院。

（2）双下肢紫色瘀斑样皮疹，伴四肢肌肉酸痛，右膝关节肿痛；腹痛，伴腹泻；大便褐色，不成形，伴恶心、呕吐。

（3）双下肢可见散在紫癜，压之不褪色，压痛阴性；左脐周压痛阳性。

（4）腹部彩超提示，腹腔游离积液；C- 反应蛋白 88.85mg/L。

2. 诊断和诊断依据

（1）诊断：IgA 血管炎（混合型：腹型、关节型）。

（2）诊断依据：①双下肢紫色瘀斑样皮疹；②急性右膝关节肿痛；③腹痛，脐周压痛阳性；④腹部彩超提示，腹腔游离积液。

3. 鉴别诊断

患者主要表现为双下肢紫色瘀斑样皮疹，右膝关节肿痛，需要与血小板减少性紫癜、皮肌炎、反应性关节炎、外科急腹症等相鉴别。

（1）血小板减少性紫癜。血小板减少性紫癜也称自身免疫性血小板减少性紫癜，是最常见的一种血小板减少性疾病，主要由于血小板受到免疫性破坏，外周血中血小板数目减少所致。临床上血小板减少性紫癜以自发性皮肤、黏膜及内脏出血，血小板计数减少、生存时间缩短，抗血小板自身抗体形成，骨髓巨核细胞发育、成熟障碍等为特征。本案例患者血小板正常，不考虑血小板减少性紫癜。

（2）皮肌炎。皮肌炎是一种横纹肌（如骨骼肌）非化脓性的炎性肌病。病因尚不明确，临床上以四肢近端骨骼肌肉损害和特征性的皮肤损害为主要表现，血清中存在多种自身抗体。自身抗体是指针对自身组织、器官、细胞及细胞成分的抗体，正常人体血液中可以有少量的自身抗体，如果自身抗体超过某一水平，就可能对身体产生损伤，诱发疾病。

（3）外科急腹症。外科急腹症，如急性阑尾炎，急性胆囊炎，急性胆管炎，急性胰腺炎，急性肠憩室炎；胃、十二指肠溃疡穿孔，胃癌穿孔，伤寒肠穿孔，坏疽性胆囊炎穿孔，腹部外伤致肠破裂；腹部出血；创伤所致肝、脾破裂或肠系膜血管破裂，自发性肝癌破裂；腹或腰部创伤致腹膜后血肿，胃肠道、胆道、泌尿道梗阻；胃肠道梗阻或卵巢肿瘤扭转致血液循环障碍，甚至缺血坏死。

四、处理方案及基本原则

1. 一般治疗

（1）抗组胺药物治疗。如盐酸异丙嗪、氯苯那敏（扑尔敏）、阿司咪唑、西咪替丁及静脉注射钙剂等。或使用改善血管通透性的药物，如维生素 C、曲克芦丁、卡巴克络等。

（2）糖皮质激素治疗。糖皮质激素具有抑制抗原抗体反应、减轻炎症渗出、改善血管通透性等作用。糖皮质激素治疗时间一般不超过 30 天，肾型者可以酌情延长。

（3）对症治疗。腹痛较重者可给予阿托品或山莨菪碱口服或皮下注射，关节疼痛可酌情使用止痛剂，呕吐严重者可使用止吐药，伴发呕血、便血者可使用奥美拉唑等药物治疗。

（4）其他。上述治疗效果不佳或近期内反复发作者可酌情使用免疫抑制剂，如硫唑嘌呤、环孢素、环磷酰胺等，或采用抗凝疗法，适用于肾型患者，初以肝素钠静脉滴注或低分子肝素皮下注射，4 周后改用华法林，2 周后改用维持量，维持 2 ~ 3 个月。

2. 针对本案例患者的相关诊治

（1）患者入院后进一步完善血常规、肝肾功能、炎症指标、传染病筛查、肺 CT、腹部彩超等相关检查。

（2）给予抗组胺药物：左西替利嗪、钙剂；使用改善血管通透性的药物，维生素 C。

（3）糖皮质激素治疗：甲泼尼龙（40mg/d）静脉点滴后改为泼尼松（40mg/d）口服。

（4）对症治疗：奥美拉唑抑酸护胃治疗。

（5）免疫抑制剂：环磷酰胺 400mg，静脉点滴，1 次。

（6）监测血压、血糖；定期复查血常规、尿常规、肝肾功能、肺 CT、腹部彩超等。

3. 转诊及社区随访

IgA 血管炎治疗期间，每周复查 1 次尿常规，每 4 周复查血常规、肝肾功能 1 次。临床症状缓解后可延长复诊时间，建议在专科医生指导下进行治疗。基层医生应密切关注及监测药物不良反应，出现严重药物不良反应或并发症时应及时转诊。

（1）合并腹型时应第一时间转诊。

（2）合并肾型时应第一时间转诊

五、要点与讨论

IgA 血管炎诊断的流程是，首先确认有无 IgA 血管炎，然后确认有无腹部及肾脏受累。

1.IgA 血管炎的诊断标准

IgA 血管炎的分类标准（EULAR、PRINTO、PReS）为以双下肢为主的紫癜或瘀点（必要条件，紫癜为可触性及成簇的，不伴血小板减少）伴至少以下任何 1 条：

（1）急性发作的弥漫性腹部绞痛，可能包括肠套叠或胃肠道出血。

（2）典型的以 IgA 沉积为主的白细胞碎裂性血管炎或以 IgA 沉积为主的增生性肾小球肾炎。

（3）急性发作的关节炎或关节痛，关节炎定义为关节肿胀或关节疼痛伴活动受限，关节痛定义为关节疼痛不伴关节肿胀或活动受限。

（4）肾脏受累表现为蛋白尿（24 小时尿蛋白 >0.3g，或晨尿白蛋白 / 尿肌酐 >30mg/g），或血尿（离心尿沉渣镜检，尿红细胞 >5/HP），或红细胞管型。

注意：不应将分类标准用作诊断标准。

2. 诊断上常见误区

基层医生要掌握 IgA 血管炎的诊断要点。基层医生经常容易犯的错是见到腹痛就考虑胃肠炎，这样容易遗漏 IgA 血管炎腹型。这一点非常重要，因为真正的胃肠炎和 IgA 血管炎腹型治疗的原则、方法完全不同，胃肠炎是不需要用糖皮质激素的。针对社区儿童患者较多的特点，在临床工作中，对于儿童出现的腹痛，基层医生应关注其腹痛的特点。对于不容易诊断的过敏性紫癜患者，应及时转诊上级医院以明确诊断、确定治疗方案。

3.IgA 血管炎腹型用药前行腹部彩超检查非常重要

在为 IgA 血管炎腹型患者用药前应第一时间为患者做腹部彩超检查，以排除阑尾炎、胰腺炎、外科急腹症、肿瘤等疾病，在除外感染或肿瘤后方可使用糖皮质激素治疗。

六、思考题

1.IgA 血管炎的诊断要点有哪些？

2.IgA 血管炎目前常用的治疗方案有哪些？

3. 糖皮质激素常见不良反应有哪些？

4. 哪些情况下 IgA 血管炎患者需要转诊？

七、科普小常识

1. 影响 IgA 血管炎预后的危险因素有哪些？

IgA 血管炎大多预后良好，其预后主要取决于消化道及肾脏受累的严重程度。近期

预后与消化道受累的严重程度有关，如肠套叠、肠穿孔或难治性消化道出血可能危及生命。远期预后与肾脏受累的严重程度有关。

2.IgA 血管炎患儿在饮食上应注意什么？

建议 IgA 血管炎患儿在胃肠道受累时注意控制饮食，轻症腹痛 IgA 血管炎患儿建议进食清淡、少渣易消化食物；严重腹痛、呕吐或消化道出血患儿建议暂禁食，予肠外营养支持。不推荐长时间限制动物蛋白饮食的摄入。尚无证据表明食物因素是 IgA 血管炎发生发展的主要原因。因此建议 IgA 血管炎患儿仅在胃肠道受累时注意控制饮食，以免加重胃肠道的损伤。

（编者　高聪辉 / 审校　崔潞萍）

第四章

骨关节及软组织病

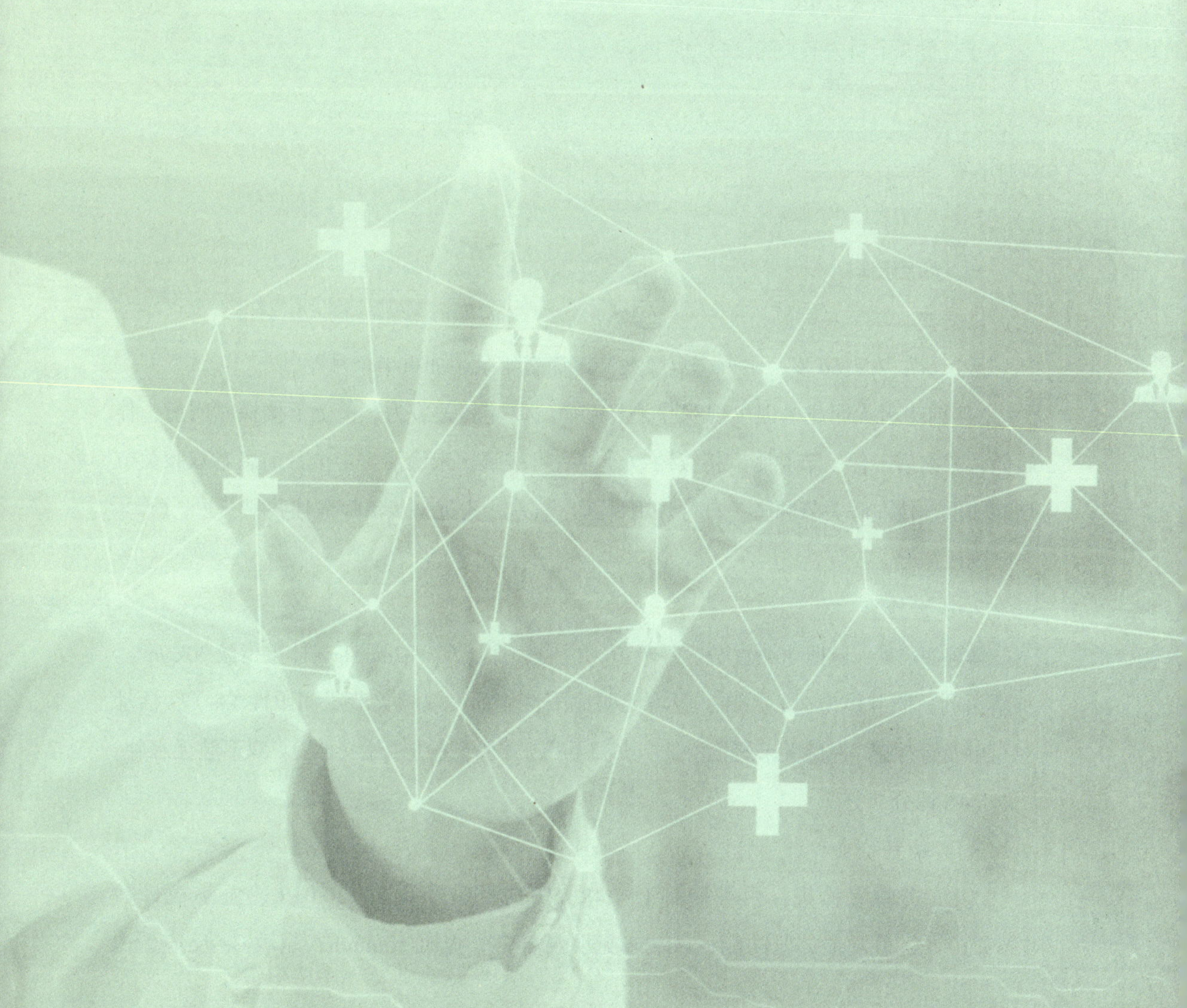

第一节　骨关节炎（案例 20）

核心提示

- ❖认识骨关节炎的常见临床表现。
- ❖学会诊断骨关节炎。
- ❖掌握膝关节骨关节炎的核心治疗措施。

一、病历资料

1. 病史

冀 ××，女，66 岁，主诉“双膝关节疼痛 2 年余，加重半个月”。

2 年前患者无明显诱因出现双膝关节疼痛，以左膝关节为著，上下楼梯时明显，伴晨僵，劳累后不伴关节肿胀，持续约数分钟后可缓解，未诊治。半个月前患者双膝关节疼痛加重，伴左膝关节肿胀，自行外用膏药疗效差，为进一步治疗入住我科。

既往体健。

2. 体格检查

体温 36.5℃，脉搏 70 次 / 分，呼吸 16 次 / 分，血压 120/82mmHg，体重指数 30kg/m^2。神清语利，肥胖体型；心、肺、腹均无明显阳性体征；双膝关节压痛阳性（+），活动时可触及骨擦感，左膝关节轻度肿胀，皮温不高，浮髌试验弱阳性（+–），双下肢无水肿。

VAS 评分 7 分。

3. 实验室检查和辅助检查

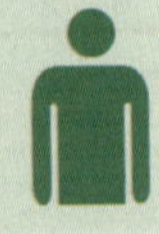

（1）实验室检查：白细胞计数 7.48 × 10^9/L、血红蛋白 120.0g/L、血小板计数 156 × 10^9/L；肝功能、肾功能、尿酸未见明显异常；血沉 55mm/h；超敏 C– 反应蛋白

43.80mg/L；类风湿四项、抗核抗体系列阴性。

（2）心电图：窦性心律。

（3）膝关节 DR：双膝关节组成骨边缘变尖，髁间隆起变尖，关节面欠光滑，关节间隙未见狭窄。结论：双膝关节骨质增生。

（4）双膝关节超声：左膝关节髌上囊积液；双膝关节骨皮质不光滑，骨赘形成。

4. 初步诊断

膝关节骨关节炎。

二、诊治经过

1. 疾病宣教，生活方式干预

（1）减少强度较大运动，适量运动。

（2）避免不良姿势。

（3）避免长时间跑、跳、蹲，减少或避免爬楼梯。

（4）减肥，有氧锻炼。

（5）待关节肿胀消退后，进行适度关节功能训练（如膝关节在非负重位下屈伸活动，以保持关节最大活动度）。

2. 药物治疗

给予非甾体抗炎药消炎止痛，双醋瑞因诱导软骨生成，抑制软骨降解；同时给予左膝关节腔注药（复方倍他米松 1mL）局部治疗。

三、案例分析

1. 病史特点

（1）老年女性，肥胖体型，病史 2 年余，以双膝关节疼痛为主要表现。

（2）查体双膝关节压痛阳性，活动时可触及骨擦感，左膝关节轻度肿胀，皮温不高，浮髌试验弱阳性（+-）。

（3）血清学：炎性指标升高，自身抗体阴性。

（4）影像学：双膝关节骨质增生；关节超声示骨皮质不光滑，骨赘形成。

2. 诊断和诊断依据

（1）诊断：膝关节骨关节炎。

（2）诊断依据：患者为老年女性，慢性病程，肥胖体型，以负重膝关节疼痛为主要表现，特点为上下楼梯膝关节负重时明显，晨僵时间短；查体双膝关节骨擦音，符合

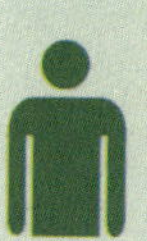

膝骨关节炎的疼痛特点及体征。膝关节X线片显示，软骨下骨有增生硬化。

根据1986年美国风湿病学会制订的《膝关节骨关节炎分类标准》，本案例患者符合：①年龄≥50岁；②晨僵<30分钟；③骨摩擦感；④骨压痛；⑤膝触之不热；⑥膝X线片提示，骨质增生。膝关节骨关节炎可明确诊断。

3. 鉴别诊断

（1）类风湿关节炎。类风湿关节炎患者的发病年龄多为30～50岁，多见于双手小关节，亦可累及髋、膝等大关节，特点为对称性多关节同时受累，晨僵通常超过30分钟，实验室检查可发现类风湿因子阳性等改变。

（2）强直性脊柱炎。强直性脊柱炎好发于青年男性，腰部和臀部疼痛为主要症状，且常伴夜间疼痛加重，腰背部晨僵可持续30分钟以上，X线片可见骶髂关节炎，疾病晚期可出现脊柱竹节样改变。

（3）感染性关节炎。感染性关节炎通常急性起病，短时间内可出现受累关节红、肿、热、痛，并伴明显屈伸活动受限，病情进展发生败血症后可伴有全身症状，实验室检查可发现关节积液炎症指标和中性粒细胞明显升高。

（4）痛风性关节炎。痛风性关节炎多见于第一跖趾关节和膝关节，通常表现为非对称性、急性发作的关节剧烈疼痛，部分患者受累关节可见典型痛风石，实验室检查可发现高尿酸血症。

（5）焦磷酸钙沉积病。焦磷酸钙沉积病又称假性痛风，急性发作时临床症状与急性痛风性关节炎类似，以膝关节和手腕关节多见，X线检查可见关节间隙内软骨钙化影，关节积液可检查出焦磷酸盐晶体。

三、处理方案及基本原则

目前尚无已知的治疗可以干预骨关节炎的自然病程。治疗目的是缓解关节疼痛，改善关节功能，预防或减缓关节结构的变化，提高患者的生活质量。尽可能根据患者的临床亚型及综合病情评估结果制订个体化治疗方案，治疗包括一般治疗、药物治疗和手术治疗。

1. 治疗原则

（1）一般治疗：包括患者教育、体重管理、运动锻炼、物理治疗及辅助器具，是骨关节炎治疗的核心措施。

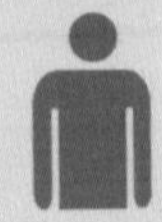

1）患者教育：是优化骨关节炎管理十分重要、不可或缺的手段。骨关节炎患者应减少长久的站位、跪位和蹲位，以及上下楼梯等不良姿势。医生应以患者为中心，鼓励患者主动参与自身疾病的管理。

2）体重管理：体重管理是髋骨关节炎、膝关节骨关节炎的核心治疗方案。负重活动时，髋、膝关节会承受较大的负荷，保持理想的体重对保护关节结构和改善症状十分重要。体重指数（BMI）每增加 5kg/m^2，膝关节发生骨关节炎的风险增加 35%。研究表明，体重变化的百分比与关节症状改善具有量效关系，体重减少 10% 以上时症状改善更明显，只需减轻体重一项，即可减轻 25% ～ 50% 膝关节骨关节炎的症状。

3）运动锻炼：运动是骨关节炎治疗的基石。骨关节炎患者无论年龄、并发症、疼痛严重程度抑或功能障碍程度，均应将运动锻炼作为核心治疗方案。在临床实践中，通常根据患者的具体表现，制订个性化运动处方。建议进行低强度有氧运动（如步行、骑自行车或固定脚踏车、太极拳、八段锦、低冲撞的有氧舞蹈等），采用正确合理的有氧运动方式可改善关节功能，缓解疼痛。进行关节周围肌肉力量训练，既可改善关节稳定性，又可促进局部血液循环，同时应注重关节活动度及平衡（本体感觉）的训练。常用方法包括股四头肌等长收缩训练、直腿抬高加强股四头肌训练、臀部肌肉训练、静蹲训练和抗阻力训练。关节功能训练主要指膝关节在非负重位的屈伸活动，以保持关节最大活动度。对患者的锻炼，建议应侧重患者的偏好、可及性和可负担性。运动处方的重大挑战是长期的依从性。

4）物理治疗及辅助器具：物理治疗主要通过促进局部血液循环、减轻炎症反应，达到减轻关节疼痛的目的。常用方法包括水疗、冷疗、热疗、按摩、针灸、脉冲超声疗法和干扰电流电刺激疗法等。患者必要时应在医生指导下选择合适的行动辅助器具，如手杖、拐杖、助行器、关节支具等。推荐使用夹板治疗拇指基底部骨关节炎，选择平底、厚实、柔软、宽松的鞋具辅助行走。外侧胫股关节骨关节炎伴膝外翻的患者可使用内侧楔形鞋垫改善疼痛。

（2）药物治疗：骨关节炎大多累及老年人，常有共存疾病，如果尝试非药物干预后未获得疼痛缓解，可同时或在之后给予药物治疗。

1）缓解疼痛的药物：非甾体抗炎药（NSAIDs）既有止痛作用，又有抗炎作用，是最常用的一类控制骨关节炎症状的药物。外用 NSAIDs 的全身吸收少，副作用小，因此对病变仅限于膝关节或同时累及手部的轻度骨关节炎患者，考虑到关节的位置较表浅，建议外用 NSAIDs。

关节腔注射糖皮质激素：对急性发作的剧烈疼痛、夜间痛、关节积液的严重骨关节炎患者，关节腔内注射糖皮质激素能迅速缓解疼痛，疗效持续数周至数月，但长期多次应用有加速关节软骨量丢失的风险，因此同一关节不应反复注射，注射间隔时间不应短

于3个月。

2）改善病情抗风湿药：十分遗憾的是，目前尚未有公认的保护关节软骨、延缓骨关节炎进展的理想药物。临床上常用的药物如硫酸氨基葡萄糖、硫酸软骨素、双醋瑞因和关节内注射透明质酸等，循证医学证据不一致，可能有一定的作用。

（3）手术治疗：全关节置换术是保守治疗无效或疼痛严重影响生活质量的终末期骨关节炎患者成熟且有效的治疗方法，能显著缓解疼痛和改善功能。主要针对膝关节骨关节炎和髋关节骨关节炎。绝大多数置换成功的关节可满足日常工作和生活需要，95%的假体可使用10年以上。

2. 针对本案例患者的相关诊治

（1）以患者为中心，鼓励患者主动参与自身疾病管理。

（2）减重，建议低强度有氧运动。

（3）给予非甾体抗炎药联合营养软骨治疗。

（3）评估、预防非甾体抗炎药副作用。

3. 转诊及社区随访

对于初诊的骨关节炎患者，首选基础治疗，包括健康教育、运动治疗、物理治疗和行动辅助支持。各级医务人员，尤其是基层医务人员，要积极对骨关节炎患者开展健康教育，强调改变生活及工作方式的重要性，使患者树立正确的治疗目标，帮助患者减轻疼痛并改善和维持关节功能。建议患者改变不良的生活及工作习惯，如避免长时间跑、跳、蹲，同时减少或避免爬楼梯、爬山等。减轻体重不但可以减轻关节疼痛，而且可改善关节功能。正确合理的运动治疗和物理治疗可以促进局部血液循环、减轻关节炎症反应。对于髋、膝关节骨关节炎患者，推荐在日常生活中采用行动辅助支持治疗，通过减少受累关节负重来减轻疼痛。

骨关节炎的高危人群包括以下几类人群：

（1）年龄大于40岁；

（2）女性；

（3）肥胖或超重；

（4）有关节创伤史；

（5）关节周围肌肉萎缩；

（6）长期从事负重劳动等特殊职业；

（7）有骨关节炎家族史等；

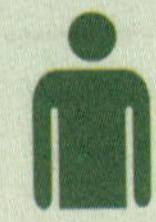

根据危险因素早期识别骨关节炎高危人群，针对可改变的危险因素进行早期干预有

助于延缓骨关节炎发病和疾病进展。

五、要点与讨论

1. 膝关节骨关节炎的诊断标准

骨关节炎的诊断一般依据关节活动时疼痛、短暂的晨僵及关节功能障碍等症状，骨擦感、关节压痛、骨性肥大等体征及 X 线检查，排除其他炎性关节炎即可诊断，甚至在有典型临床表现的高危人群中，无需 X 线检查和（或）实验室检查亦可诊断。1986 ~ 1995 年美国风湿病学会制订了膝、髋、手骨关节炎的分类标准，对骨关节炎的诊断具有较高的敏感度和特异度，可结合患者的具体情况进行参考。

1986 年美国风湿病学会制订的《膝关节骨关节炎分类标准》：

（1）临床标准：具有膝痛并具备下述 6 项中至少 3 项可诊断膝关节骨关节炎。①年龄≥ 50 岁；②晨僵 <30 分钟；③骨摩擦感；④骨压痛；⑤骨性肥大；⑥膝触之不热。

（2）临床表现联合放射学标准：膝关节疼痛，X 线片提示骨赘，并具备下述 3 项中至少 1 项可诊断膝关节骨关节炎。①年龄≥ 40 岁；②晨僵 <30 分钟；③骨摩擦感。

2. 诊断上常见误区

（1）仅依赖 X 线诊断：虽然 X 线检查是诊断膝关节骨关节炎的重要工具，但它不能全面展示软组织如韧带、肌腱和软骨的状况。仅仅依靠 X 线片来诊断可能会忽略早期膝骨关节炎或其他软组织疾病。

（2）忽视病人的症状和体征：过度依赖影像学检查而忽视病人自述的症状和体格检查的发现，可能会导致误诊。病人的描述和临床表现对于准确诊断至关重要。

（3）误将年龄相关的磨损视为膝骨关节炎：随着年龄的增长，关节磨损是自然的过程。并非所有的关节磨损都会发展为膝骨关节炎。过早地将年龄相关的关节磨损诊断为膝骨关节炎可能会导致不必要的治疗和焦虑。

六、思考题

一名 60 岁的膝关节骨关节炎患者，体重超标，长期从事重体力劳动。您将如何制订一个综合管理计划，包括生活方式的改变、药物治疗和可能的物理治疗？

七、科普小常识

日常生活中，我们应通过以下方式保护膝关节：

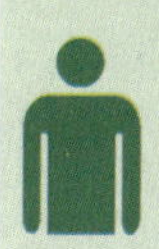

1. 保持健康体重

体重过大会增加膝关节承受的压力，加速关节磨损。保持正常体重可以减轻膝关节的负担。

2. 定期进行低冲击运动

选择对膝关节影响较小的运动，如游泳、骑自行车、走路或者椭圆机训练，可以帮助加强关节周围的肌肉，提供更好的支撑。

3. 加强腿部肌肉

特别是加强大腿前侧的股四头肌和大腿后侧的股二头肌，可以帮助稳定膝关节并减少受伤风险。

4. 避免长时间保持同一姿势

长时间站立或坐着都会增加膝关节的压力。定时改变姿势，每小时至少站立或走动几分钟。

5. 正确的运动技巧

进行任何运动时，确保使用正确的姿势和技巧，以避免对膝关节造成不必要的压力。

6. 穿着合适的鞋子

穿着提供良好支撑和缓冲的鞋子，尤其是在进行运动时。避免长时间穿高跟鞋，以减少对膝关节的压力。

7. 避免过度使用

避免连续进行高强度或大量重复的膝部活动，这可能会导致过度使用伤害。确保适当休息和恢复。

8. 使用辅助装置

如有需要，使用护膝或其他辅助装置来支撑膝关节，特别是在从事可能对膝部造成压力的活动时。

9. 保持营养均衡

均衡饮食，确保摄入足够的维生素和矿物质，特别是对骨骼和关节健康有益的钙、维生素 D 和维生素 K。

10. 及时治疗膝部伤害

如果膝部受伤，应及时求医，并按照医嘱进行恢复训练。避免在膝部未完全恢复的情况下过早活动。

（编者　郭莹莹 / 审校　崔路萍）

第二节　痛风（案例21）

核心提示

❖认识痛风的发病因素。

❖掌握痛风的诊断要点。

❖学会痛风的治疗方法。

一、病历资料

1. 病史

闫××，男，33岁，主因“间断双关节肿痛2年，加重2天”入院。

患者2年前出现双膝关节、双踝、左足第一跖趾关节肿痛，未在意，休息后可自行好转，其间踝关节及跖趾关节肿痛反复发作数次，自行口服布洛芬缓释胶囊好转。2天前患者饮酒后再次出现双膝关节肿痛，活动受限。伴发热，体温最高达38.1℃，体温可自行下降。伴口干，无寒战，无咽痛、咳嗽、咳痰，无尿频、尿急、尿痛，无尿道口异常分泌物，无腹痛、腹泻，无眼干，无足跟痛，无双眼发红、疼痛，无皮疹、口腔溃疡、生殖器溃疡。就诊于当地医院，行抗感染治疗3天后，疗效不佳。患者为进一步诊治，入住我科。

患者既往史、个人史、家族史无特殊。

2. 体格检查

体温38.1℃，脉搏85次/分，呼吸20次/分，血压112/62mmHg。体型中等，心、肺、腹无阳性体征；脊柱生理弯曲存在，各棘突及椎旁肌肉压痛阴性，双侧“4”字试验不能完成；双膝关节皮温高、肿胀、压痛阳性，双膝关节屈曲伸直受限，双侧膝

浮髌征阳性。

3. 实验室检查和辅助检查

血常规、尿常规、便常规及潜血均正常；血沉 21mm/h；C- 反应蛋白 33.49mg/L；尿酸 356.6μmol/L，D- 二聚体 232ng/mL；补体阴性；免疫球蛋白阴性；降钙素原、抗链球菌溶血素、布鲁氏菌凝集试验阴性；人类白细胞抗原、类风湿因子、抗环瓜氨酸抗体、抗角蛋白抗体、酸性磷酸酶、抗可提取性核抗原抗体、ANCA 均阴性；胸部 CT、腹部彩超、双膝关节正侧位片、腰椎 CT 未见异常；关节彩超提示双膝关节双轨征。

4. 初步诊断

急性痛风性关节炎。

二、诊治经过

患者为青年男性，主因“间断多关节肿痛 2 年，加重 2 天”入院。患者有关节肿痛，多于饮酒后发作，关节肿痛累及踝关节、膝关节、足跖趾关节。患者入院时血尿酸不高，但关节彩超提示双轨征。初步考虑为痛风性关节炎急性发作，诊断明确后予以如下治疗：

1. 健康宣教

（1）低盐、低脂、低嘌呤饮食。多吃蔬菜、水果、全谷类和低脂食物；适量鱼、肉、家禽、坚果与豆类；限制高糖食物及饮料、红肉和添加脂肪。

（2）减肥。运动和训练方式可以是快步走、游泳、爬山、跳绳、骑自行车等，患者可以根据自己的兴趣选择。运动强度可根据个体情况决定，每周频率保持 3~5 次为宜。

（3）多饮水。饮水量 > 2 000mL/d。

（4）谨慎食用海鲜（特别是甲壳类和蚌类）。值得注意的是，除了马鲛鱼、沙丁鱼等高脂肪鱼和所有鱼皮外，大多数鱼对痛风稳定期患者来说是可以食用的。定期食用一些富含不饱和脂肪酸的深海鱼类，会减少心脑血管疾病发病率。

（5）戒酒。饮酒会以一种剂量依赖的方式增加患痛风的风险，啤酒和烈酒都应该避免，而红酒增加患痛风的风险最小。不同类型的酒精中，与痛风风险最强关联的是啤酒，其次是烈酒。啤酒中嘌呤含量高，饮用越多，痛风发作风险越高。葡萄酒则很少引起痛风风险。

（6）避免摄入高果糖食物。包括含糖软饮料、果汁和高果糖食物（水果糖）。新鲜水果和不含果糖的饮料一般不会增加痛风的风险。

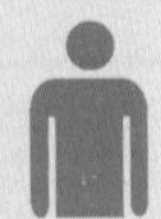

（7）适当饮用（低脂）牛奶、乳制品。每天摄入 250mL 的牛奶可使男性患痛风的风险降低 50%。

2. 药物治疗

给予复方倍他米松注射液 1mL 肌内注射；口服苯溴马隆 50mg/d，1 次 / 天；秋水仙碱片 0.5mg，2 次 / 天。

三、案例分析

1. 病史特点

（1）青年男性，慢性病程急性发作。

（2）多在饮酒后关节肿痛发作。

（3）疼痛 24 小时内达峰值。

（4）2 周内临床症状缓解。

（5）第一跖趾关节红肿疼痛史。

（6）现症状累及发作部位膝关节、踝关节、第一跖趾关节。

（7）关节彩超提示双轨征。

2. 诊断和诊断依据：

（1）诊断：痛风性关节炎。

（2）诊断依据：痛风是一种由于嘌呤合成代谢增加，尿酸产生过多或因尿酸排泄不良而导致血中尿酸升高，尿酸盐结晶沉积在关节滑膜、滑囊、软骨及其他组织中引起的反复发作性炎性疾病。它是由于单钠尿酸盐结晶（MSU）或尿酸在细胞外液形成超饱和状态，使其晶体在组织中沉积而造成的一组异源性疾病。痛风以关节液和痛风石中可找到有双折光性的单水尿酸盐结晶为特点。其临床特征为高尿酸血症及尿酸盐结晶沉积所致的特征性急性关节炎、痛风石、间质性肾炎，严重者可见关节畸形及功能障碍，常伴尿酸性尿路结石。

3. 鉴别诊断

（1）反应性关节炎（ReA）。本案例患者为青年男性，发热，关节炎，但无前驱感染史，无关节外表现，HLA-B27（-），骶髂关节 MRI 阴性，据 1996 年 Kingsley 与 Sieper 提出的反应性关节炎的分类标准，本案例患者无泌尿系症状、消化道症状，诊断反应性关节炎依据不足。

（2）强直性脊柱炎。强直性脊柱炎好发于青年男性，腰部和臀部疼痛为主要症状，且常伴夜间疼痛加重，腰背部晨僵可持续 30 分钟以上，X 线片可见骶髂关节炎，疾病晚期可出现脊柱竹节样改变。本案例患者骶髂关节 CT 未见明显异常，HLA-B27（-），可排除强直性脊柱炎。

（3）类风湿关节炎。类风湿关节炎多见于双手小关节，特点为对称性多关节同时受累，晨僵通常超过 30 分钟，实验室检查可发现类风湿因子阳性等改变。

四、处理方案及基本原则

1. 降尿酸药物治疗的建议

（1）对于符合以下临床情况的痛风患者可以开始降尿酸药物治疗（需要注意降尿酸药物的不良反应）：

1）痛风性关节炎发作≥ 2 次 / 年。

2）痛风性关节炎发作 1 次且同时合并以下任何一项：有痛风石、泌尿系结石、慢性肾脏病 3 期以上。

（2）以下情况结合专科医生意见决定是否开启降尿酸治疗：痛风性关节炎发作 > 1 次或合并以下任何一项：①年龄 <40 岁；②血尿酸 >480 μmol/L；③合并高血压、糖耐量异常或糖尿病、血脂紊乱、肥胖、冠心病、脑卒中、心功能不全。

（3）对于无症状高尿酸血症患者（无关节炎发作、无引起高尿酸血症明确病因）建议进行非药物治疗并观察随诊，如果 6 ~ 12 个月效果不佳，可考虑转诊。不建议基层医生加用降尿酸药物治疗。

2. 降尿酸治疗原则

（1）剂量：所有降尿酸药物应从小剂量起始，每 4 周左右检测 1 次血尿酸，并酌情缓慢递增剂量直到血尿酸达标。

（2）目标：血尿酸目标水平为血尿酸水平 <360 μmol/L。对于痛风石、慢性关节病等痛风患者，血尿酸水平应 <300 μmol/L。长期治疗的过程中，不建议血尿酸 <180 μmol/L。

（3）长程：长期服药，规律随访。定期（3 ~ 6 个月）检测血尿酸水平，血尿酸稳定在正常水平时可逐渐减量。

（4）急性发作不调整已用降尿酸药物剂量，必要时可联合小剂量抗炎药物预防发作。

3. 降尿酸药物及生活方式管理

（1）抑制尿酸合成药物：代表药物为别嘌醇和非布司他。

1）别嘌醇：推荐成人初始剂量 50mg，1 ~ 2 次 / 天，每次递增 50 ~ 100mg，一般剂量 200 ~ 300mg/d，分 2 ~ 3 次口服，每天最大剂量 600mg。肾功能不全者须减量，eGFR<10mL/min 时或透析患者禁用。使用最低有效剂量维持血尿酸在目标水平以下。不良反应包括过敏、肝功能损伤和骨髓抑制等。重度过敏（迟发性血管炎、剥脱性皮炎、中毒性表皮坏死松解症等）少见，但严重者可致死，条件允许时建议筛查 HLA-B*5801

基因。如无法进行基因筛查，应仔细询问过敏史，从 50mg/d 甚至更小剂量开始使用，仔细观察，一旦出现皮疹立即停药。

2）非布司他：推荐初始剂量为 20 ~ 40mg，1 次 / 天，每次递增 20mg，一般每天最大剂量 80mg。近年针对非布司他和心血管安全性的研究结果尚无明确定论，建议基层医生对用此药者充分评估，对于有心血管基础疾病或高危因素的患者，需请专科医生会诊，并注意监测病情。

（2）促尿酸排泄药物：代表药物为苯溴马隆。泌尿系结石和肾功能不全属于相对禁忌。对于估算的肾小球滤过率 >30mL/min 的肾功能不全患者，推荐成人起始剂量为 25mg，1 次 / 天，最大剂量为 75~100mg/d，服用期间应多饮水以增加尿量。

接受促尿酸排泄药物治疗时常常联合碳酸氢钠以碱化尿液，减少肾结石发生。此外，慢性肾功能不全合并高尿酸血症和（或）痛风、尿酸性肾结石的患者，必要时也可碱化尿液。起始剂量 0.5~1.0g，3 次 / 天，与其他药物相隔 1~2 小时服用，主要不良反应为胀气、胃肠道不适，长期服用需警惕钠负荷过重及高血压。切忌过度碱化，尿 pH 值过高增加磷酸钙和碳酸钙等结石形成风险。

（3）降尿酸治疗中预防关节炎发作药物：由专科医生决定是否启用，一般应用在开始降尿酸治疗的前 3~6 个月。种类同急性痛风性关节炎，包括秋水仙碱、非甾体类抗炎药、糖皮质激素，剂量为可预防症状不发作的最小维持剂量。基层医生可适当调整剂量，并监测不良反应。

（4）饮食：除高尿酸血症相关饮食宣教外，还应根据是否合并高血压、血脂异常、糖尿病进行低盐、低脂、低糖饮食的宣教。

（5）体重管理与规律运动：目标 BMI<24kg/m^2；男性腰围 <90cm，女性腰围 <80cm。进行每周 >5 天、每天 >30 分钟、中等强度（快走、慢跑、跳舞、太极拳等）的体育活动，应循序渐进，量力而行。适宜的运动强度可用健康人运动时的适宜心率评价，参考以下公式推算：运动时的适宜心率（次 / 分钟）=170– 年龄（岁）。

五、转诊及社区随访

1. 及时转诊建议

（1）急性肾功能衰竭（如尿量急剧减少等）或慢性肾脏病 4 期或 5 期，需紧急转诊。

（2）疑诊泌尿系结石所致尿路梗阻或肾绞痛（腹痛、腰痛、尿痛、血尿、尿量减少等），需紧急转诊。

（3）首次发作关节症状且尚无法明确诊断痛风。

（4）怀疑感染性关节炎。

（5）痛风反复发作，控制不佳。

（6）合并肿瘤、妊娠、哺乳。

（7）肝功能明显异常（转氨酶 >3 倍正常值上限或胆红素水平升高）。

（8）合并其他复杂全身疾病。

（9）其他无法处理的急症。

如居民因典型急性痛风性关节炎症状就诊，对于存在及时转诊指征，但无明确合并肾功能不全及心血管疾病、无明确药物使用禁忌证的患者，可先予以 NSAIDs 类药物、秋水仙碱（如既往曾用秋水仙碱可迅速缓解症状）等抗炎治疗、控制关节肿痛症状，再转诊上级医院。

2. 常规转诊建议

（1）明确诊断为痛风性关节炎或正在发作急性关节症状的患者：

1）急性发作累及大关节、多关节，或伴有发热等明显全身症状者。

2）经治疗 24 小时关节症状改善 <50% 者，为疗效不佳。

3）明确诊断为痛风性关节炎且非急性期的患者，建议由上级医院专科医生选择合适的降尿酸药物并启动降尿酸治疗，待方案确定后再由基层医生进行长期监测、随访。

（2）合并其他慢性病、系统性疾病或因此服用影响尿酸代谢的药物的痛风或高尿酸血症患者：

1）伴发高血压、糖尿病（也包括乳酸酸中毒、糖尿病酮症酸中毒等急症）等代谢性疾病和缺血性心脏病等其他慢性病，且危险因素控制不佳。

2）各类肾脏疾病所致的肾功能不全或部分肾小管疾病，存在血液系统疾病（如急慢性白血病、红细胞增多症、多发性骨髓瘤、溶血性贫血、淋巴瘤）、恶性肿瘤患者或正在接受癌症化疗的患者，基层医生可在进行增加饮水量、适当碱化尿液的初步处理后建议转诊。

3）正在服用影响尿酸代谢药物的患者，基层医生可尝试在条件允许下调整药物或尽量避免应用，但如尿酸水平、痛风关节症状控制不佳，应建议转诊。

（3）特殊类型痛风或高尿酸血症患者：

1）青少年甚至儿童起病的痛风或高尿酸血症患者。

2）绝经前女性痛风或高尿酸血症患者。

3）有明确家族遗传史或高度怀疑遗传性疾病所致痛风或高尿酸血症的患者。

（4）通过基层医疗机构初步评估未发现明确继发因素的单纯无症状高尿酸血症患

者，如血尿酸≥ 600 μmol/L，应转诊进一步除外继发因素。高龄患者建议定期筛查肿瘤、监测肾功能。

目前对于无症状高尿酸血症患者接受降尿酸治疗的指征尚缺乏高级别循证证据，建议对于单纯的无症状高尿酸血症患者，基层医生不启动降尿酸治疗，应转诊上级医院，明确病因、治疗方案和治疗目标后再转回基层医疗卫生机构长期随访。

六、要点与讨论

1. 痛风的诊断标准（如表 4-2-1 所示）

表 4-2-1　2015 年美国风湿病学会与欧洲抗风湿病联盟《痛风分类标准》

项目	分类	得分
临床特点　受累关节	累及踝关节或足中段的单关节炎或寡关节炎	1
	累及第一跖趾关节的单关节炎或寡关节炎	2
发作时关节特点	符合 1 个发作特点	1
患者自述或医生观察发现受累关节表面皮肤发红		
受累关节明显触痛或压痛	符合 2 个发作特点	2
受累关节活动受限或行走困难	符合 3 个发作特点	3
发作的时间特点（符合以下 3 点中的 2 点，且无论是否进行抗炎治疗）		
24 小时之内疼痛达峰值	有 1 次典型发作	1
14 天之内疼痛缓解		
2 次发作间期疼痛完全缓解	反复典型发作	2
痛风石的临床证据	有	4
痛风石为皮下结节，常见于耳廓、关节、双肘鹰突滑囊、指腹、肌腱，表面皮肤菲薄且覆有较多血管，皮肤破溃后可向外排出粉笔屑样尿酸盐结晶		
实验室检查		
血尿酸水平（尿酸酶法）：应在发作 4 周后（即发作间期）且还未行降尿酸治疗的情况下进行检测，有条件者可重复检测。取检测的最高值进行评分	<40mg/L（<240 μmol/L）	−4
	60~80mg/L（360~480 μmol/L）	2
	80~100mg/L（480~600 μmol/L）	3
	≥ 100mg/L（≥ 600 μmol/L）	4
对发作关节或者滑囊的滑液进行分析（应由受过培训者进行评估）	尿酸盐阴性	−2
影像学表现		
发作关节或滑囊尿酸盐沉积的影像学表现		
超声表现有双边征		4
双能 CT 有尿酸盐沉积	有任意一种表现	
痛风关节损害的影像学表现		4
X 线片显示手和（或）足至少 1 处骨侵蚀	有	

说明：①该标准仅适用于至少发作过 1 次外周关节肿胀、疼痛及压痛，且在发作关节、滑囊或痛风结节中未找到尿酸盐结晶者。对于已在发作关节、滑囊或痛风结节中找到尿酸盐结晶者不适用此标准，但可直接诊断为痛风；②该标准最大得分是 23 分，当得分≥ 8 分时可诊断为痛风；③该标准必须进行血尿酸水平的检测。关节受累表现为外周关节或滑囊肿胀、疼痛及压痛；如果血尿酸水平 <40mg/L（240 μmol/L）则减 4 分；如果血尿酸水平在 40~60mg/L（240~360 μmol/L），则计 0 分；如果偏振光显微镜下发作关节或滑囊的滑液未找到尿酸盐结晶，则减 2 分；如果未进行滑液的检查，则计 0 分；如果未进行影像学检查，则计 0 分；透明软骨表面不规则的强回声不应随超声探头的角度变化而消失（若双边征随超声角度变化而消失则为假阳性）；双能 CT 成像常用的管电压条件是 80kV 和 140kV，对双能数据使用痛风分析软件通过彩色编码技术进行处理，若关节或关节周围出现尿酸对应缩码颜色则为阳性结果，而甲床、皮肤、血管等部位出现痛风对应编码颜色以及因痛风石体积过小、活动、射线硬化伪影等导致相同颜色出现均视为假阳性结果；骨侵蚀定义为除外远端指间关节侵蚀及鸥翼征后，骨皮质破坏并伴有边缘硬化及突出。

2. 青少年男性会不会患痛风？血尿酸正常可以除外痛风吗？

以前由于人们对痛风认识不足，许多年轻男性痛风患者被误诊为类风湿关节炎、感染性关节炎等。我科张改连主任曾于 2006 年报道过 1 例 17 岁男孩发生罕见痛风的病例，患者表现为发作性第一跖趾关节红肿热痛，1 周内自行消退，血尿酸水平明显升高。近几年随着人们对痛风认识的深入及医疗技术手段的进步，有更多的青少年痛风被发现。

在国内乃至国际公认的痛风诊断标准里，高尿酸血症是主要的标准之一，但是不是血尿酸正常就可以除外痛风呢？在血尿酸水平正常的情况下，不应排除急性痛风发作的诊断；低尿酸水平与炎症因子增加和尿酸的排泄有关。

3. 双源 CT（DSCT）对诊断痛风的价值

双源 CT 是近几年发明的一种成像技术，能无创、快速地扫描限定区域，通过分析物质的化学成分，区分并标记尿酸盐沉积物以作为特定的伪彩，同时其自带的自动化体积分析软件还可重现尿酸盐沉积物的有无、部位、形态、大小，为评估痛风患者尿酸盐沉积情况提供帮助，有助于痛风的诊断和病情监测。DSCT 有可能实现痛风的无创性诊断，并通过运用其自带的体积测量软件检测患者体内痛风石的数量及总体积对患者体内痛风石的沉积情况进行评估，但在短病程的痛风患者中，敏感性似乎较低，因此双源 CT 阴性仍不足以排除痛风，而关节超声与双源 CT 联合诊断可增加该病的诊断率，

4. 痛风能否累及腰部，引起腰痛呢？

Rukmini 等报道的 64 名痛风患者中有 9 名患者脊柱受累，常见于腰椎，最常见表现为关节侵蚀。单独累及骶髂关节者仅有 2 例。事实上，腰椎受累并出现放射学改变的痛风患者所占比例远大于临床上所公认的 14%，因为并不是所有患者都会行腰椎 CT 检查，

因此腰椎受累的比例可能更高。

七、思考题

1. 高尿酸血症没有出现症状，需不需要治疗？

2. 尿酸降到多少算正常？

3. 降尿酸为什么不能急于求成？

八、科普小常识

1. 痛风是什么？

痛风，是由于尿酸的结晶沉积于关节处所引起的相关疾病。

2. 什么样的人容易患痛风？

痛风好发于 40 ~ 50 岁的男性，但随着发病率持续上升，患者越来越年轻化。

3. 高尿酸血症与痛风有什么关系？

高尿酸血症持久存在，结晶化的尿酸会危害身体的各种组织器官，比如引起关节炎，这就是痛风。可以说，发生痛风的人大部分有高尿酸血症，但诊断为高尿酸血症的人不一定是痛风。

4. 严格忌口痛风就能好转吗？

人体中血尿酸的来源 80% 是在体内自己生成，只有 20% 来源于饮食。仅靠严格饮食控制最多降低血尿酸 5%~10%。

5. 为什么痛风患者尿酸在正常范围还会痛？

这种痛是在服用降尿酸药物后，随着尿酸下降，体内结晶的逐渐溶解而诱发的痛。这种痛相对较轻微，也是痛风治疗的必经之路！

（编者　温利星 / 审校　崔路萍）

第三节　复发性多软骨炎（案例22）

核心提示

❖学会规范处理复发性多软骨炎。

❖学会复发性多软骨炎出现气管受累的处理方法。

一、病历资料

1. 病史

温××，男，63岁，主因“右眼红肿痛9个月，左耳廓红肿5个月，气短3个月余”入院。

9个月前患者无明显诱因出现右眼发红、肿胀，就诊于山西省×眼科医院，诊断为“右眼巩膜炎”，给予泼尼松片及抗感染治疗。经过治疗，右眼肿胀好转，激素逐渐减量，但仍有发红。5个月前患者无明显诱因出现左耳廓红肿、疼痛，伴听力下降，就诊于山西×大医院，完善相关检查后被诊断为“复发性多软骨炎、巩膜炎（右眼）、左耳传导性聋”，给予泼尼松（每天60mg），联合口服甲氨蝶呤、秋水仙碱、环磷酰胺及点眼（药物不详）治疗后，症状缓解出院。

3个月前患者出现咽痛、气紧、胸痛，我科考虑不除外合复发性多软骨炎气管受累。患者为进一步诊治入住我科。

患者否认高血压、糖尿病、冠心病病史，否认肝炎、结核病病史，否认手术史，否认食物、药物过敏史。患者生于忻州市，已婚已育，现居于当地，无有害及放射物接触史，目前务农；吸烟50余年，每天约20支，无饮酒嗜好；无冶游史；家族无遗

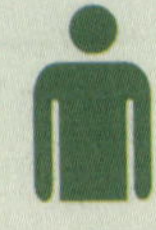

传病。

2. 体格检查

呼吸 20 次 / 分，脉搏 69 次 / 分，体温 36.3℃，血压 105/78mmHg。左侧耳廓轻度肿胀，有牵拉痛，左耳听力明显下降；双肺呼吸音清，未闻及干、湿啰音；心率 69 次 / 分，心律齐，心脏各瓣膜听诊区未闻及病理性杂音；腹部平坦，无压痛、反跳痛，肝、脾肋缘下未触及；胸锁关节处压痛，其余各关节无肿胀、压痛；脊柱及四肢关节无明显阳性体征。

3. 实验室检查和辅助检查

2022 年，患者外院检查 PET/CT：左耳及外耳道肿胀，软组织增厚伴代谢增高，左侧咽鼓管软骨代谢增高，符合复发性多软骨炎。右侧咽隐窝代谢增高，双颈代谢略高，结合淋巴结情况，多考虑炎性。

初步诊断：复发性多软骨炎（气管受累）、巩膜炎（右眼）、传导性听觉丧失（左耳）。

二、诊治经过

患者主因“右眼红肿痛 9 个月，左耳廓红肿 5 个月，气短 3 个月余”入院。患者右眼红肿痛、左耳廓红肿，咽痛、气紧、胸痛，初步考虑复发性多软骨炎、气管受累、巩膜炎（右眼）、传导性听觉丧失（左耳）。

患者入院后的相关检查项目及结果如下：血常规、血生化无特殊异常；抗核抗体谱、类风湿四项、血管炎五项均阴性；肺 CT 显示，主气管及左主支气管壁增厚。

具体治疗见本节相关内容。

三、案例分析

1. 病史特点

（1）老年男性，以“右眼红肿痛 9 个月，左耳廓红肿痛 5 个月，气短 3 个月余”为主诉。

（2）左耳廓红肿痛，听力受损，右眼红肿痛，咽痛、气短。

（3）体格检查：右耳廓轻度肿胀，有牵拉痛，左耳听力明显下降。

（4）肺 CT 提示，主气管及左主支气管壁增厚。

（5）PET/CT：左耳及外耳道肿胀，软组织增厚伴代谢增高，左侧咽鼓管软骨代谢增高，符合复发性多软骨炎。

2. 诊断和诊断依据

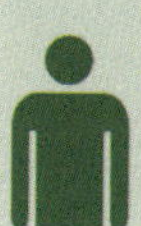

（1）诊断：复发性多软骨炎（主气管及左支气管受累）、巩膜炎（右眼）、传导

性听觉丧失（左耳）。

（2）诊断依据：①左耳廓红肿痛、传导性听觉丧失；②右眼巩膜炎；气管及左主支气管壁增厚。

3. 鉴别诊断

患者表现为耳廓肿痛，眼睛红肿、气短，需与耳廓软骨膜炎、耳廓假性囊肿、支气管哮喘、韦格纳肉芽肿等疾病相鉴别。

（1）耳廓软骨膜炎。如果受细菌感染，累及耳廓软骨膜以及软骨，在软骨膜与软骨之间可形成化脓性的渗出，从而出现耳廓肿痛的情况，并伴随发胀、灼热等症状。建议患者在医生的指导下，使用阿莫西林胶囊等药物进行治疗。

（2）耳廓假性囊肿。如果耳廓受到揉搓刺激或受到机械性的损伤，在软骨膜间隙内产生无菌性的渗出液，此时会出现耳廓肿痛的情况，并伴随灼热等症状。建议患者在医生的指导下，进行穿刺抽液、压迫治疗等缓解不适。

（3）支气管哮喘。复发性多软骨炎患者气管软骨受累时，临床表现酷似支气管哮喘，复发性多软骨炎可以通过肺部 CT 发现气管狭窄以及管壁增厚，病理活检为气管、支气管软骨炎，同时存在鼻软骨炎或（和）结膜炎等肺外表现，有助于与支气管哮喘的鉴别。

（4）韦格纳肉芽肿。韦格纳肉芽肿是一种坏死性肉芽肿性血管炎，病变累及小动脉、静脉及毛细血管，偶尔累及大动脉。主要表现为上下呼吸道坏死性肉芽肿、肾小球肾炎和累及其他器官的血管炎。二者临床表现相似，都可有发热、乏力、体重下降等全身症状，以及累及部位的局部病变，但可通过自身抗体检测、病理检查结果对二者进行鉴别。

四、处理方案及基本原则

1. 一般治疗

治疗的基本原则是根据患者病情及合并症情况，选择激素和免疫抑制剂治疗，还应强调多学科协作。

轻症患者可选择如双氯芬酸钠、吲哚美辛等非甾体抗炎药或秋水仙碱。糖皮质激素是急性发作期基本治疗用药，常用剂量为 0.5 ~ 1.0mg/（kg · d）。急性发作患者如出现严重喉气管软骨炎、严重眼炎、感音神经性耳聋或合并活动的系统性血管炎时，可行糖皮质激素冲击治疗。常用药物为甲泼尼龙（500 ~ 1 000mg/d），连用 3 ~ 5 天，然后减至常规剂量使用。激素应逐渐减量至最小有效剂量，病情稳定可使用低剂量泼

尼松（ < 7.5mg/d）维持治疗，直至病情稳定至少 3 个月后考虑减停。联合使用免疫抑制剂可更好地控制病情，协助激素减量。可使用甲氨蝶呤、环磷酰胺、吗替麦考酚酯、来氟米特、硫唑嘌呤、环孢素等。对于难治性或反复发作的患者，有报道可使用免疫球蛋白、血浆置换和生物制剂等，其中肿瘤坏死因子 -α 抑制剂、白介素 -6 受体单克隆抗体、白介素 -1 受体拮抗剂、T 细胞共刺激因子抑制剂、JAK 抑制剂等均有报道。

严重的眼炎应予眼部专科治疗，如局部注射激素或使用激素类滴眼液等。感音神经性耳聋可行耳蜗移植手术。对于气道严重狭窄、塌陷的患者，可行持续气道内正压通气、气管切开造瘘术或气管重建术。对于心脏瓣膜病变患者，可行心脏瓣膜修补术或瓣膜置换术；对于心脏传导阻滞的患者，可行起搏器置入术。合并气道受累的患者，麻醉时应特别关注。

2. 针对本案例患者的相关诊治

（1）患者入院后进一步完善炎症指标、传染病筛查、PPD、腹部彩超等相关检查。

（2）甲泼尼龙冲击治疗。

（3）环磷酰胺、甲氨蝶呤免疫调节治疗。

（4）必要时使用生物制剂（如阿达木单抗、托珠单抗）治疗。

（5）定期复查血常规、肝功能、肺 CT 等。

3. 转诊及社区随访

复发性多软骨炎治疗期间，应每 4 周复查血常规、肝肾功能 1 次。临床症状缓解后可延长复诊时间，建议在专科医生指导下进行治疗。基层医生应密切关注及监测药物不良反应，出现严重药物不良反应或并发症时应及时转诊。

（1）感染：感染期间停止使用阿达木单抗，先积极抗感染治疗。

（2）肿瘤：发现肿瘤时停用生物制剂。

（3）合并眼炎时应该第一时间转诊。

（4）气管或支气管受累时要第一时间转诊。

五、要点与讨论

复发性多软骨炎诊断的流程，首先确认是否为复发性多软骨炎，然后确认是否有眼睛、气管受累。

1. 复发性多软骨炎的诊断标准

常用 1986 年 Michet 提出的诊断标准。

（1）主要标准：①明确的发作性耳软骨炎；②明确的发作性鼻软骨炎；③明确的

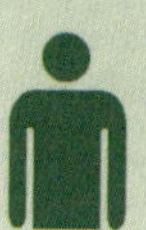

发作性喉气管软骨炎。

（2）次要标准：①眼炎；②听力下降；③前庭功能障碍；④血清阴性关节炎。

符合以上2项主要标准或1项主要标准加2项次要标准即可诊断复发性多软骨炎。

2. 诊断上常见误区

对于基层医生，要求能掌握复发性多软骨炎的诊断要点，经常容易犯错的是耳廓疼痛只考虑冻疮或耳廓软骨膜炎，这样容易遗漏复发性多软骨炎，这一点非常重要。因为真正的冻疮或耳廓软骨膜和复发性多软骨炎治疗的原则方法完全不同，冻疮或耳廓软骨膜是不需要用激素、免疫抑制剂、生物制剂。针对社区患者较多的特点，在治疗工作中，对于患者出现的耳廓肿痛，要关注其特点。对于不容易诊断的复发性多软骨炎患者，及时转诊上级医院，明确诊断确定治疗方案后在社区基层随访。

3. 强直性脊柱炎用生物制剂药前查肺CT、PPD非常重要

首先要及时发现有无结核、乙肝等感染或存在甲状腺癌等肿瘤性疾病，在除外感染或肿瘤后方可使用生物制剂治疗。

六、思考题

1. 复发性多软骨炎的诊断要点有哪些？
2. 复发性多软骨炎目前常用的治疗方案有哪些？基本治疗原理是什么？
3. 生物制剂常见不良反应有哪些？
4. 哪些情况下复发性多软骨炎患者需要转诊？

七、科普小常识

1. 复发性多软骨炎的病因有哪些？

病因至今不明，可能与外伤、感染、过敏、酗酒、服用盐酸肼屈嗪等有关，也有人认为与中胚层合成障碍或蛋白水解酶异常有关。通过对临床特点、实验室检查和病理的多年研究，越来越多资料提示，复发性多软骨炎是一种免疫介导的疾病，包括体液免疫和细胞免疫。

2. 复发性多软骨炎的预后怎样？

大部分复发性多软骨炎患者表现为慢性病程，虽然可导致听力、视力障碍及心肺疾病，但预后相对较好。患者最常见的死亡原因是感染、气道受累和血管炎。其他预后不良因素包括导致顽固性心衰的心脏瓣膜病变、肾脏病变、合并恶性肿瘤和贫血。

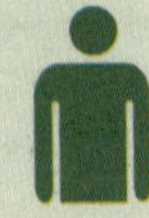

（编者　高聪辉 / 审校　崔潞萍）

第四节　纤维肌痛综合征（案例23）

核心提示

❖认识纤维肌痛综合征的临床表现。

❖掌握纤维肌痛综合征的诊断标准。

❖掌握纤维肌痛的治疗原则。

一、病历资料

1. 病史

张 ××，女，63 岁，主因“周身疼痛 5 年，加重 1 个月”入院。

患者 5 年前出现周身疼痛，自觉乏力感加重，当地诊所使用拔罐及针灸治疗，病情有所好转，但患者仍自觉活动耐力下降，同时出现颈肩部僵硬，腰骶部疼痛，伴睡眠障碍。1 个月前患者出现周身关节疼痛，双小腿麻木、酸困，颈肩部痛、腰痛，伴口干，无咽痛、咳嗽、咳痰，无尿频、尿急、尿痛，无腹痛、腹泻，无眼干，无足跟痛，无双眼发红、疼痛，无皮疹、口腔溃疡，为进一步诊治，遂就诊于山西省人民医院。患者否认高血压、糖尿病病史，否认肝炎、结核病病史，否认手术史、外伤史、输血史，否认食物、药物过敏史，家族史无特殊记载。

2. 体格检查

体温 36℃，脉搏 80 次 / 分，呼吸 18 次 / 分，血压 126/75mmHg。一般情况可，颜面无浮肿，巩膜未见黄染，颈无抵抗；双肺未闻及干、湿啰音；心率 80 次 / 分，心律齐，心脏各瓣膜听诊区未闻及病理性杂音；腹软，无压痛、反跳痛，肝、脾肋缘下未触及。双下肢无水肿；足背动脉搏动未见减弱；关节无红肿，压痛阴性。

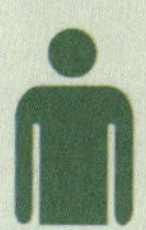

3. 实验室检查和辅助检查

血常规、尿常规、便常规及潜血、肝肾功能、血沉、免疫球蛋白、补体、抗核抗体谱、肌炎抗体谱及肌酶均正常。胸部 CT、腹部彩超、双膝关节正侧位片，腰椎 CT 未见异常。肌电图未见明显异常。

4. 初步诊断

纤维肌痛综合征。

二、诊治经过

患者主因“周身疼痛 5 年，加重 1 个月”入院。慢性病程，周身疼痛为主，累及关节、肌肉。患者入院后的相关检查如下：血常规、肝肾功能、炎症指标、免疫球蛋白补体、抗核抗体谱、类风湿四项及血管炎五项、CT 及彩超均未见明显异常，但患者主诉肌肉、关节疼痛显著。初步考虑：纤维肌痛综合征。

具体治疗见本节相关内容。

三、案例分析

1. 病史特点：

（1）中年女性，长期慢性病程。

（2）周身疼痛，但无明确疼痛部位。

（3）夜间睡眠差。

（4）入院化验指标均无明显异常。

2. 诊断和诊断依据

（1）诊断：纤维肌痛综合征。

（2）诊断依据（如表 4-4-1 所示）。

表 4-4-1　《纤维肌痛综合征诊断标准》（2016 年修改版）

2016 年修改版《纤维肌痛诊断标准》要求患者同时满足以下条件：
a. 弥漫疼痛指数（WPI）≥ 7 和症状严重程度评分（SSS）≥ 5 或弥漫疼痛指数为 4~6 同时症状严重程度评分≥ 9； b. 全身疼痛，5 个区域内至少有 4 个出现疼痛，其中额、胸和腹部疼痛不包括在全身疼痛范围内； c. 症状持续在相同水平 3 个月以上； d. 纤维肌痛的诊断并不影响其他疾病的诊断，不排除其他临床重要疾病的存在

续表

2016 年修改版《纤维肌痛诊断标准》要求患者同时满足以下条件：
界定：
1）弥漫疼痛指数是指过去 1 周时间内身体出现疼痛的部位数量，患者多少个部位有疼痛，评分在 0 和 19 之间。

左侧上肢（区域 1）	右侧上肢（区域 2）	轴向区域（区域 5）
左额	右额	颈部
左肩	右肩	上背部
左上臂	右上臂	下背部
左下臂	右下臂	胸部
		腹
左侧下肢（区域 3）	右侧下肢（区域 4）	
左髋（臀部、转子）	右髋（臀部、转子）	
左大腿	右大腿	
左小腿	右小腿	

2）严重程度评分分数：疲劳；睡醒后萎靡不振；认知障碍

上述 3 个症状在 1 周前的严重程度按以下积分：

无 =0 分

轻微、间断 =1 分

中等、经常存在 =2 分

重度、持续、影响生活 =3 分

SSS 的总分为上述三种症状的积分（0~9）加上患者过去 6 个月内出现的以下症状积分（0~3）的总和。

最终分数在 0~12

头痛（0~1）

下腹部疼痛或者绞痛（0~1）

抑郁（0~1）

说明：纤维肌痛综合征严重程度（FS）评分为 WPI 和 SSS 的总分。

3. 鉴别诊断

（1）肌筋膜疼痛综合征。肌筋膜疼痛综合征，多见于男性，称为局限性纤维炎，也称为压痛点痛，易与纤维肌痛综合征混淆。肌筋膜疼痛综合征的疼痛部位比较局限，压痛点通常称激发点。按压激发点，疼痛会放射到其他部位。肌筋膜疼痛综合征与纤维肌痛综合征在诊断、治疗和预后上均有不同之处。

（2）慢性疲劳综合征。慢性疲劳综合征是在持久的体力活动或单位时间内工作过度所产生的一种主观不适感觉。客观上患者在继续从事活动或工作时失去了完成工作量的能力。慢性疲劳综合征的症状和体征均为非特异性的。多数患者以流感样症状起病，表现为发热、咽痛、咳嗽、肌痛、疲劳，实验室检查可有 γ 球蛋白升高、CD4/CD8 下降和 NK 细胞活性下降。慢性疲劳综合征与纤维肌痛综合征有多项重叠症状，常同时存在，

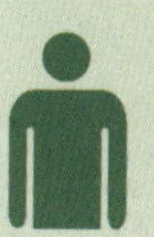

甚至有研究者认为它们实质上可能是同一疾病的两种不同表现。慢性疲劳综合征无特效疗法，可给予抗病毒药、免疫球蛋白、镁、大剂量维生素 C、抗抑郁药和免疫调节剂等药物治疗。

（3）风湿性多肌痛。风湿性多肌痛为四肢近端肌肉疼痛和发僵为特征的综合征，以肩、膝、腕关节疼痛明显，但多为非侵蚀性。多见于 50 岁以上的人群。持续 4 周以上的多肌痛或关节痛，急性期患者实验室检查血沉和 C– 反应蛋白明显升高，短时间内小剂量泼尼松治疗有效。纤维肌痛综合征缺少全身症状及血沉增快，易与风湿性多肌痛鉴别。

（4）甲状腺功能减退和甲状旁腺功能亢进。尽管都会出现肌痛、弥漫性疼痛和明显的疲乏，但体检会发现甲状腺增大，皮肤粗糙、干燥和增厚，高血压等，实验室检查可发现促甲状腺激素水平增高，甲状腺素水平降低，肌酸激酶升高等。

（5）其他疾病。如系统性红斑狼疮、多发性肌炎、类风湿关节炎、甲状腺功能减退症等都可表现为肌痛、疲劳和全身乏力等，通过特征性的体征和特异的实验室异常不难鉴别。

四、处理方案及基本原则

1. 纤维肌痛综合征一经诊断，对患者的宣教极为重要

给患者以安慰和解释，使患者认识到纤维肌痛综合征无任何内脏器官受损，可以得到有效的治疗，不会恶化或致命。

2. 纤维肌痛综合征的治疗

目前纤维肌痛综合征仍以药物治疗为主，但可辅以非药物治疗，如患者宣教及认知行为治疗、水浴疗法、需氧运动等，可以明显提高疗效，减少药物不良反应。因此，最佳治疗方案应由风湿科、神经科、医学心理科、康复科及疼痛科等多学科医生共同参与制订，针对不同个体采取药物和非药物联合的协同治疗。

3. 转诊及社区随访

纤维肌痛综合征为少见疾病，目前缺乏相关基层诊疗“指南”。《中国纤维肌痛康复指南（2021）》认为，康复治疗是纤维肌痛的基础及主要治疗方法，一经诊断就需要社区协助患者康复运动。《中国纤维肌痛康复指南（2021）》对纤维肌痛康复原则、康复评定和康复治疗相关内容提出了相应的推荐意见，旨在为康复科和风湿免疫科医生、物理治疗师及社区医生对纤维肌痛康复实践提供最佳依据。有关纤维肌痛的多种管理“指南”均明确提出纤维肌痛的治疗以非药物治疗为主，药物治疗适用于存在严重疼痛或睡眠障碍的患者，如上述方法无效或患者功能严重障碍，需采取包括药物治疗和非药物治

疗的综合治疗，而康复治疗是最重要的非药物治疗。

基层医生应做到早识别、早诊断，在部分患者出现危急重症情况时积极转诊。

五、要点与讨论

1. 纤维肌痛综合征的概念

纤维肌痛综合征是一种病因不明的以全身广泛性疼痛以及明显躯体不适为主要特征的一组临床综合征，常伴有疲劳、睡眠障碍、晨僵以及抑郁、焦虑等精神症状。

2. 纤维肌痛综合征的发病特点

纤维肌痛综合征在临床上比较常见，好发于女性，多见于 20 ~ 70 岁人群。患病率随年龄增长而升高；风湿科门诊中该病所占比率高达 15.17%，仅次于骨关节炎。国内目前尚无确切的流行病学统计资料。

3. 纤维肌痛综合征的临床表现

根据患者存在慢性广泛性肌肉疼痛及发僵，常伴有失眠、易醒、多梦及精神不振等睡眠障碍的表现，疼痛可累及全身、颈、胸、下背部、肩胛带及骨盆带肌肉最常见的特点，结合全身可出现多处压痛点，在排除其他疾病后可做出诊断。

4. 纤维肌痛综合征患者压痛点

大多数纤维肌痛综合征患者压痛点的分布具有一致性，已确定的 9 对（18 个）解剖位点为（如图 4-4-1 所示）：①枕骨下方肌肉附着点两侧；②第 5~ 第 7 颈椎横突间隙

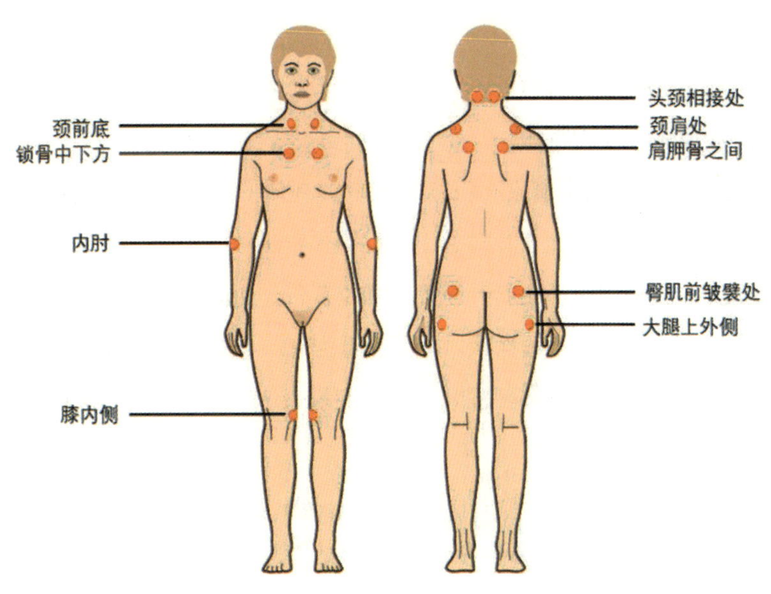

图 4-4-1　纤维肌痛压痛点分布

前面的两侧；③两侧斜方肌上缘中点；④两侧肩胛棘上方近内侧缘的起始部；⑤两侧第2肋骨与软骨交界处的外上缘；⑥两侧肱骨外上髁远端2cm处；⑦臀部外上象限，臀肌前皱襞处的两侧；⑧两侧大转子的后方；⑨两侧膝关节脂肪垫褶皱线内侧。

5.2016年修改版《纤维肌痛综合征评分量表》

纤维肌痛综合征评分越高，就越有可能找到社会性的不利证据，如低收入、文化水平低下、儿童虐待，同时我们也会发现更为严重的心理痛苦和异常。这些因素对于纤维肌痛综合征类似症状的发生及加重有一定作用，不同于其他临床症状疾病评估方法。纤维肌痛程度以肌肉骨骼疼痛为中心，非关节性肌肉骨骼疼痛是量表的核心部分。

6. 纤维肌痛综合征的检查

骨扫描：对排除骨骼系统炎性或侵蚀性病变有益。

MRI和CT：病史或体检有可疑神经系统体征时，应该做MRI和CT检查，扫描相应的脊椎。

心电图、肌电图和神经传导检测：主要用于排除心脏和神经肌肉疾病。

7. 治疗纤维肌痛综合征的药物

（1）抗抑郁药物：抗抑郁药物是治疗纤维肌痛综合征的首选药物，可明显缓解疼痛，改善睡眠，调整全身状态。然而，对于压痛点的改善效果并不理想。

1）三环类抗抑郁药物（TCAs）：阿米替林应用最为广泛，可以明显缓解全身性疼痛，改善睡眠质量，提高患者情绪。然而，其抗胆碱能作用明显，并常伴抗组胺、抗肾上腺素能等其他不良反应。初始剂量为睡前12.5mg，可逐步增加至每晚25mg，1 ~ 2周起效。

2）5-羟色胺（5-HT）再摄取抑制剂（SSRIs）：SSRIs疗效不优TCAs，但与TCAs联合治疗效果优于任何一类药物单用。常用药物有氟西汀，起始剂量20mg，2周后疗效不明显，可增至40mg，1次顿服。

3）5-羟色胺和去甲肾上腺素（NE）再摄取抑制剂（SNRIs）：常用药物度洛西汀，用药剂量为60~120mg/d，分2次口服，不良反应包括失眠、口干、便秘、性功能障碍、恶心及烦躁不安、心率增快、血脂升高等；米拉普伦，可降低F1Q、VAS评分，改善纤维肌痛综合征的疼痛及全身不适症状。用药剂量为25 ~ 100mg/d，分2次口服；文拉法辛也可较好地缓解疼痛，改善抑郁症状，起始剂量为37.5mg/d，分3次口服，剂量可根据疗效酌情增加至75mg/d。

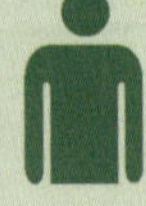

4）高选择性单胺氧化酶抑制剂（MAOIs）：MAOIs抗胆碱能不良反应或中枢兴奋作用较少。对于纤维肌痛综合征患者，吗氯贝胺可缓解疼痛，调节情绪，治疗剂量为300 ~ 450mg/d，分2~3次口服。MAOIs禁止与TCAs，SSRIs、SNRIs以及哌替啶、可待因等联合使用。

（2）肌松类药物：环苯扎林，治疗剂量为 10mg，睡前口服，或每次 10mg，2 ~ 3 次 / 天。常见不良反应如嗜睡、口干、头晕、心动过速、恶心、消化不良、乏力等，发生率超过 85%。

（3）第二代抗惊厥药：普瑞巴林，是首个被美国食品药品监督管理局（FDA）批准用于纤维肌痛综合征治疗的药物，不良反应呈轻、中度，与剂量相关，包括头晕、嗜睡、体重增加、水肿等。起始剂量为 150mg，分 3 次口服，1 周内如无不良反应，剂量增加至 450mg，可与 TCAs、SSRIs 等联合应用。

（4）镇静药：镇静催眠类药物可以缩短入睡时间。减少夜间苏醒次数，提高睡眠质量，可有助于纤维肌痛综合征患者改善睡眠，但对疼痛缓解效果不明显。如唑吡坦 10mg，每晚睡前口服。

（5）激素类药物：目前普遍认为糖皮质激素对纤维肌痛综合征无效，不推荐使用。

六、思考题

1. 纤维肌痛综合征的诊断要点有哪些？

2. 纤维肌痛综合征的基本治疗原理是什么？

3. 纤维肌痛综合征的发生与什么有关?

4. 哪些情况下需要考虑纤维肌痛综合征?

七、科普小常识

1. 什么是纤维肌痛综合征，主要症状有哪些?

纤维肌痛症也被称为“纤维肌痛综合征”，是一种临床常见但却鲜为人知的，以全身广泛性疼痛以及明显躯体不适为主要特征的慢性疼痛性疾病。此外，许多患者还会出现疲劳、睡眠障碍、头痛、晨僵、肠易激综合征和情绪障碍，如抑郁和焦虑。

2. 纤维肌痛综合征真的存在吗? 为什么医生说我“想太多”？

1992 年，纤维肌痛综合征就已被纳入国际疾病分类（ICD），获得了国际认可，同年世界卫生组织也将纤维肌痛认定为一种疾病。2018 年，IASP（国际疼痛研究学会）特别工作组与世界卫生组织合作，在最新疾病分类（ICD-11）中将纤维肌痛综合征归类于慢性弥漫性疼痛。最新疾病分类对纤维肌痛综合征分类的调整意味着国际医学界对纤维肌痛综合征有了更专业的认知和定位，也从侧面反映了纤维肌痛综合征将逐渐在全球范围内更加得到重视。

但是，国内医生对纤维肌痛综合征的认识存在严重欠缺。

仅约 1/3 的医生知道 1990 年美国风湿病学会制订的《纤维肌痛综合征诊断标准》，其他的如治疗、发病机理等方面的认识更少。另外还有一项对国内 700 多位风湿专科医生的问卷调查显示，仅 1/5 的受调查者表示对处理纤维肌痛综合征有一定经验，国内无论是院校医学教育还是继续医学教育都缺乏纤维肌痛综合征相关内容。

由此形成了病人东痛西痛，医生也头痛的尴尬局面。部分缺乏经验的医生或许将纤维肌痛综合征草草归为“躯体化障碍”，甚至有些患者辗转求医得到的只是一句：“你想太多了！”

3. 听说纤维肌痛综合征主要影响老年人，我这么年轻不可能患这个病吧？

纤维肌痛综合征是一种常见的慢性疼痛疾病，相关“指南”明确指出，女性发病率约为男性的 3 倍，并且可以发生在各个年龄群体的患者中。纤维肌痛综合征不是单纯的身体疾病，而是属于“心身疾病”的范畴。临床发现，许多纤维肌痛综合征患者同时伴有广泛性焦虑、惊恐发作、创伤后应激障碍等心理障碍或者是在遭受巨大压力后开始出现症状，如童年受虐待、失业、亲友过世、生产等。随着社会生活压力的加重，纤维肌痛综合征患者正趋于年轻化。

4. 我的压痛点并没有很多，为什么医生说我也是纤维肌痛综合征？

从前，纤维肌痛综合征压痛点常常作为诊断非常重要的参考依据，但是最新的“指南”已经不再将计算压痛点作为诊断纤维肌痛综合征的主要方法。研究发现，许多纤维肌痛综合征的患者不符合压痛点标准。医生们意识到，过度依赖压痛点来诊断纤维肌痛会导致太多患者被漏诊，并且早期强调压痛点的标准也忽略了许多纤维肌痛综合征患者所经历的其他慢性症状，包括睡眠困难、疲劳、无恢复性睡眠，以及“纤维雾”等认知问题。

5. 纤维肌痛综合征的疼痛部位一定是对称的吗？

不一定，一般来说是对称的，但也有特例，可以发生在单侧。

6. 为什么我的痛感和部位与病友们不一样？

纤维肌痛综合征的疼痛大致可分为神经病理性疼痛、肌肉痛、关节痛、头痛和腹痛。神经病理性疼痛多表现为虫爬、刺痛、灼热、瘙痒或手臂和腿部麻木等自发性疼痛或轻柔按摩等引起的轻微压力而带来的异常性疼痛。弥漫性和持续性的肌肉和软组织疼痛，通常表现为全身（包括手臂、腿部、颈部和肩部）的严重刺痛、酸痛、僵痛、胀痛。此外还可能引发关节疼痛、头痛和腹痛等。纤维肌痛综合征的症状是高度个体化的，并且会随着时间的推移、治疗效果、共病、身体整体情况等多种因素的变化而变化。

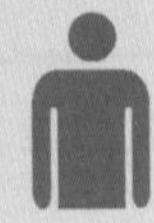

7. 我明明很开朗，怎么会得纤维肌痛综合征呢？

纤维肌痛综合征目前病因不明，它的出现可能始于某个突发事件，如身体创伤、严重的心理压力等。但也有患者表示症状随着时间的推移逐渐累积，并未伴随上述所说的诱因。大多数患者伴随有焦虑、抑郁等情绪障碍。

8. 明明是肌肉疼痛，为什么医生给我开的却是控制中枢神经系统的药呢？

纤维肌痛综合征的病因尚不清楚，各种身体或情绪因素（如感染、受伤或压力）都可能引发。目前普遍认为纤维肌痛综合征的发病机制为“中枢敏化”，即因大脑的痛觉处理方式失常、过度敏感所造成。通俗地讲，处理痛觉的中枢神经系统出了问题，本来“被蚊子咬了一口的痛觉”被中枢当成“给石头砸了一下的痛觉”传递给大脑皮层，使得身体对痛觉异常敏感，从而“哪哪都痛”。这可能涉及中枢神经系统、自主神经系统、神经递质、激素分泌、免疫系统、遗传学、精神病学等多方面。

（编者　温利星 / 审校　崔路萍）

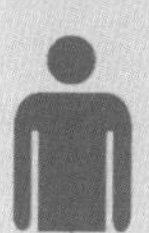

第五章

其他免疫相关疾病

第一节 IgG4 相关性疾病（案例 24）

核心提示

- ❖认识 IgG4 相关性疾病的主要表现。
- ❖掌握 IgG4 相关性疾病的诊断要点。
- ❖学会 IgG4 相关性疾病的治疗方法。

一、病历资料

1. 病史

王 ×，男，62 岁，因“双侧眼睑肿胀 4 个月”入院。

患者 4 个月前无明显诱因出现双眼睑肿胀，无视力下降，无眼干、眼痛、畏光、流泪，无心悸、胸闷、下肢水肿，无发热、头痛、乏力、纳差、恶心、呕吐，无尿量减少及泡沫尿，体重无明显变化，为进一步明确疾病原因，入住我科。

患者既往体健，否认有心脏病、肝脏病、肾脏病病史，否认特殊药物服用史，否认过敏史，家族史无特殊记载。

2. 体格检查

体温 37℃，脉搏 75 次 / 分，呼吸 20 次 / 分，血压 120/75mmHg。神清语利，皮肤无黄染，无皮疹；全身浅表淋巴结无肿大；双侧眼睑对称性水肿，眼周皮温正常，压之稍不适；巩膜无黄染，眼球无突出，瞳孔等大等圆，对光反射灵敏；颈软，甲状腺未触及肿大；心、肺、腹无明显异常；双下肢无水肿。

3. 实验室检查和辅助检查

患者入院后的相关检查项目及结果如下：

血常规：白细胞计数 5.32 × 10^9/L、血红蛋白 121g/L、血小板计数 230 × 10^9/L、嗜酸性粒细胞计数 0.94 × 10^9/L、嗜酸性粒细胞百分比 14.9%。

炎症指标：血沉 25mm/h，C- 反应蛋白未见异常。

免疫球蛋白：IgG 35.01g/L、IgA 0.71g/L、IgM 0.30g/L、IgE 26IU/mL、IgG4 6 147.4mg/L。

免疫固定电泳：阴性。

肿瘤标志物筛查：阴性。

甲状腺功能：正常范围。

免疫学指标：类风湿四项、血管炎五项、抗核抗体谱未见异常。

泪液、唾液分泌试验：正常范围。

胸、腹、盆 CT：双肺多发结节，部分为磨玻璃结节，建议定期复查；纵隔多发轻度肿大淋巴结，前列腺钙化灶。

眼眶 MRI：双侧泪腺增大，右侧为著，炎性假瘤不除外。

双眼泪腺肿物活检病理：（泪腺）（左）少许纤维组织，（右）少许泪腺组织，淋巴细胞散在灶状浸润。免疫组化显示：IgG（部分 +）、IgG4（部分 +）、IgG4/IgG > 50%。

4. 初步诊断

患者无长期药物服用史，缺乏感染性疾病的临床表现，病原学检查未见异常，暂不支持感染性疾病，肿瘤学指标未见异常，影像学未见占位性病变，结合病理检查，初步诊断为 IgG4 相关性疾病。

二、诊治经过

在评估患者血压、血糖、出血及感染等激素使用风险后，给予甲泼尼龙 40mg，1 次 / 天，静脉输注，后序贯泼尼松片 40mg/ 次，1 次 / 天，口服，逐渐减量，同时给予环磷酰胺 0.4g，1 次 /2 周静脉输注。1 周后复查，血 IgG4 下降至 2 123.4mg/L，2 周后患者眼睑肿胀减轻，经 2 个月治疗后，症状完全消失，复查血 IgG4 水平正常。

三、案例分析

1. 病史特点

本案例患者有典型的 IgG4 相关性疾病表现，特点如下：

（1）老年男性，既往体健，病史 4 个月，以双眼睑对称性、无痛性肿胀为主要表现。

（2）查体：双侧眼睑对称性水肿，压之稍不适。

（3）血清学：IgG4 水平升高，病原学、自身抗体、肿瘤标志物阴性。

（4）影像学：眼眶 MRI 显示双侧泪腺增大。

（5）病理学：（右）少许泪腺组织，淋巴细胞散在灶状浸润，IgG4/IgG ＞ 50%。

（6）治疗效果：接受糖皮质激素治疗后双眼睑肿大症状明显改善，血 IgG4 水平下降至正常范围，符合 IgG4 相关性疾病对糖皮质激素的治疗反应。

2. 诊断和诊断依据

（1）诊断：IgG4 相关性疾病。

（2）诊断依据：本案例患者临床表现为双侧眼睑无痛性肿胀，伴有血清 IgG4 水平显著升高，同时泪腺活检病理示大量分泌 IgG4+ 浆细胞浸润，IgG4+/IgG+ 浆细胞 >50%。患者肿瘤标志物阴性，自身抗体指标均在正常范围，无明确感染依据；患者无发热、消瘦，组织学检查排除了淋巴瘤等恶性肿瘤后可明确诊断为 IgG4 相关性疾病。

3. 鉴别诊断

IgG4 相关性疾病需与以下疾病相鉴别：

（1）淋巴瘤：需要通过组织活检和免疫组化检查来区分。淋巴瘤通常表现为单侧肿大淋巴结或器官肿块，且临床表现和组织学特征有所不同。

（2）类风湿关节炎：类风湿关节炎可能表现为关节炎、关节痛、晨僵等症状，需要通过血清学检查和影像学检查来鉴别。

（3）干燥综合征：干燥综合征可能表现为干燥症状（口干、眼干等）、关节痛、乏力等，需要通过唾液腺或泪腺活检、免疫学检查等来鉴别。

（4）感染性疾病：需要通过相应的实验室检查来排除感染性疾病，如结核病、梅毒等。

四、处理方案及基本原则

1. 一般治疗

对于 IgG4 相关性疾病患者的规范化治疗目前仍缺乏循证证据，目前推荐治疗药物是糖皮质激素，对于治疗效果不佳，可加用硫唑嘌呤、环磷酰胺等免疫抑制剂。

近年文献研究提示，抗 CD20 单抗可以减少糖皮质激素用量，维持疾病稳定性，也适用于治疗难治性患者。

2. 针对本案例患者的相关诊治

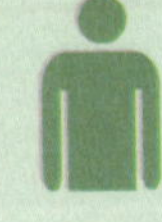

（1）患者入院后进一步完善血常规、肝肾功能、自身抗体、肿瘤标志物、病原学、IgG4、眼部 MRI、病理学等相关检查。

（2）给予激素联合环磷酰胺治疗。

（3）预防激素副作用。

（4）排除淋巴瘤并动态监测。

3. 转诊及社区随访

IgG4 相关性疾病为罕见病之一，目前缺乏相关基层诊疗“指南”。基层医生应做到早识别、早诊断，在患者出现危急重症情况时积极转诊。

五、要点与讨论

1.IgG4 相关性疾病的诊断标准

IgG4 相关性疾病的临床表现复杂多样，有时与肿瘤、感染和其他免疫性疾病难以鉴别，诊断需结合临床病史、血清学、影像学和组织病理学特征，推荐应用日本制订的《IgG4 相关性疾病（IgG4–RD）综合诊断标准（2020）》，内容如下：

（1）临床及影像学特征：1 个或多个器官显示特征性的弥漫性 / 局限性肿大、肿块形成或结节样表现。单一器官受累时，不包括单纯淋巴结肿大。

（2）血清学诊断：血清 IgG4 浓度升高（>7.42mmol/L）。

（3）病理学诊断（下述 3 条标准中符合 2 条）：

1）大量淋巴细胞和浆细胞浸润，伴纤维化。

2）组织中浸润的 IgG4+ 浆细胞 /IgG+ 浆细胞比值 >40%，且每高倍镜视野下 IgG4+ 浆细胞 >10 个。

3）典型的组织纤维化，尤其是席纹状纤维化，或闭塞性静脉炎。

符合上述（1）（2）（3）项，确诊 IgG4 相关性疾病。

符合上述（1）（3）项，可能诊断 IgG4 相关性疾病。

符合上述（1）（2）项，可疑诊断 IgG4 相关性疾病。

补充说明：

（1）结合器官特异性诊断标准：若根据上述诊断标准不能确诊 IgG4 相关性疾病，亦可结合脏器特异性诊断标准（IgG4 相关性自身免疫性胰腺炎、IgG4 相关性泪腺和唾液腺炎、IgG4 相关性肾脏疾病、IgG4 相关性硬化性胆管炎、IgG4 相关性眼病、IgG4 相关性呼吸道疾病、IgG4 相关性大动脉周围炎 / 动脉周围炎 / 腹膜后纤维化等的诊断标准）进行诊断。

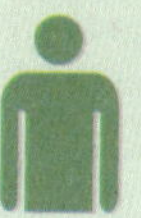

（2）排除诊断：IgG4 相关性疾病必须与累及脏器的肿瘤相鉴别（如癌、淋巴瘤），与类似疾病相鉴别（如干燥综合征、原发性硬化性胆管炎、多中心 Castleman 病、继发

性腹膜后纤维化、韦格纳肉芽肿、结节病、变应性肉芽肿性多血管炎等）。高热、C-反应蛋白 / 中性粒细胞明显升高的患者，应除外与感染、炎症相关疾病。

（3）病理学诊断：与针吸活检或内镜活检获得的组织样本相比，IgG+ 浆细胞计数通常在手术切除器官，尤其是剔除的组织中更多。因此，对针吸活检或内窥镜活检标本，可降低对 IgG+ 浆细胞计数的要求。

席纹状纤维化是指梭形细胞、炎性细胞和细胶原纤维排列整齐，形成席纹状或漩涡状。闭塞性静脉炎是指纤维静脉闭塞伴炎性细胞浸润。两者均有助于 IgG4 相关性疾病的诊断。上述病理学诊断中符合（1）（3），仅适用于 IgG4 和（或）IgG 染色不佳者。

（4）激素治疗反应：不提倡激素试验性治疗。如果患者使用中高剂量激素治疗后反应不佳，建议重新考虑诊断。

2. 诊断上常见误区

IgG4 相关性疾病在诊断过程中存在一些常见的误区，包括以下几个方面：

（1）仅依赖血清 IgG4 水平：血清 IgG4 水平升高是诊断 IgG4 相关性疾病的重要指标，但并非所有患者都会出现明显的血清 IgG4 升高。因此，仅依赖血清 IgG4 水平可能会导致漏诊。

（2）误认为是感染性疾病：由于 IgG4 相关性疾病的临床表现和影像学表现缺乏特异性，易被误认为是感染性疾病，延误了正确的诊断和治疗。

（3）误认为是肿瘤或癌症：由于 IgG4 相关性疾病可累及多个器官系统，且部分病例可出现肿块或肿胀等表现，易被误认为是肿瘤或癌症，导致不必要的恐慌和治疗。

（4）未进行组织活检：IgG4 相关性疾病的确诊需要通过组织活检来确定 IgG4 阳性浆细胞浸润和纤维化改变，仅凭临床表现和影像学表现不能确诊。

（5）漏诊其他自身免疫性疾病：IgG4 相关性疾病与其他自身免疫性疾病（如类风湿关节炎、系统性红斑狼疮等）有时会有重叠的临床表现，易导致漏诊或误诊。

综上，诊断 IgG4 相关性疾病时需注意避免以上常见误区，综合考虑临床表现、实验室检查、影像学表现和组织活检结果，以确保诊断的准确性。

3.IgG4 相关性疾病的高危人群

（1）中老年人群：IgG4 相关性疾病多见于中老年人，尤其是 50 岁以上的人群。

（2）男性：IgG4 相关性疾病男性发病率较高，男女比例约为 3：1。

（3）存在过敏史或自身免疫疾病史的人群：过敏和自身免疫性疾病可能与 IgG4 相关性疾病发病机制有关，因此存在过敏史或自身免疫疾病史的人群可能更容易患上 IgG4 相关性疾病。

（4）家族遗传因素：家族中患有 IgG4 相关性疾病的人群，可能存在遗传倾向，也更容易患上 IgG4 相关性疾病。

（5）慢性炎症或感染史人群：曾有慢性炎症或感染史的人群，可能更容易患上 IgG4 相关性疾病，因为慢性炎症可能会引发免疫反应，导致疾病发生。

4.IgG4 相关性疾病的危急重症

IgG4 相关性疾病虽然大多数情况下表现为慢性进展性疾病，但在部分患者中也可出现一些危急重症情况，包括：

（1）呼吸道狭窄或阻塞：可由于颈部、纵隔或气道周围淋巴结受累导致气道狭窄或阻塞，表现为呼吸困难、喘息等症状，严重者可危及生命。

（2）胰腺炎：IgG4 相关性胰腺炎可导致胰腺组织严重炎症和纤维化，引起剧烈腹痛、恶心、呕吐等症状，严重者可出现胰腺坏死、感染等危及生命的情况。

（3）肾功能损害：IgG4 相关性肾病可引起肾功能损害，表现为蛋白尿、血尿、水肿等症状，严重者可导致肾衰竭。

（4）中枢神经系统受累：IgG4 相关性脑膜炎可导致中枢神经系统受累，表现为头痛、意识障碍、癫痫等症状，严重者可危及生命。

（5）动脉炎和动脉瘤：IgG4 相关性动脉炎和动脉瘤可导致血管壁破裂或血管狭窄，引起出血、缺血等危及生命的情况。

（6）视神经受累：IgG4 相关性眼疾可导致视神经受累，表现为视力下降、视野缺损等症状，严重者可导致永久性视力损害。

六、思考题

1.IgG4 相关性疾病的诊断依据是什么？为什么单纯依靠血清 IgG4 水平可能会导致漏诊或误诊？

2.IgG4 相关性疾病的治疗方案有哪些？

3.IgG4 相关性疾病的转诊和社区随访在治疗中的作用是什么？基层医生在随访过程中应注意哪些问题？

七、科普小常识

IgG4 相关性疾病患者平时应注意些什么？

避免环境刺激：尽量避免吸入有害气体、尘埃或其他刺激性物质，以减少炎症反应。

保持良好的生活习惯：均衡饮食，保证营养充足，避免过量摄入高脂肪、高糖和高

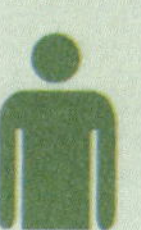

盐食物。注意休息，避免过度疲劳，保持良好的睡眠质量。

定期随访和检查：定期进行血清 IgG4 水平监测和影像学检查，以及其他相关检查，如肝肾功能、血脂等。

避免感染：注意个人卫生，保持环境清洁，避免接触已知感染源。随时注射疫苗并按照医生建议接种。

遵医嘱用药：严格按照医生的用药建议使用药物，避免自行更改剂量或停药。

注意药物副作用：注意观察用药后是否出现不良反应，如胃肠道不适、皮肤反应等，及时告知医生。

注意情绪调节：避免长期精神紧张、焦虑和抑郁情绪，保持心情舒畅。

参加适当的运动：适当参加有氧运动，如散步、游泳等，有助于增强体质，改善免疫功能。

注意身体反应：注意观察身体变化，如体重变化、食欲变化、皮肤状况等，及时告知医生。

（编者　郭莹莹 / 审校　崔路萍）

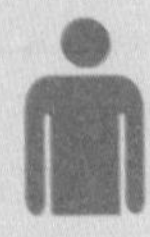

第二节　原发性胆汁性胆管炎（案例25）

核心提示

❖认清原发性胆汁性胆管炎的临床表现。

❖掌握原发性胆汁性胆管炎的诊断要点。

❖学会原发性胆汁性胆管炎的治疗方法。

一、病历资料

1. 病史

刘××，女，56岁，主因“口眼干伴皮肤瘙痒半年”入院。

患者2023年11月无明显诱因出现口眼干，伴牙齿片状脱落，伴皮肤瘙痒，影响睡眠，伴乏力，无发热、腹痛、腹胀、皮疹、关节肌肉疼痛等不适。

2024年2月患者就诊于我科门诊。实验室检查显示：丙氨酸氨基转移酶、天冬氨酸氨基转移酶、碱性磷酸酶、谷氨酰转肽酶升高，抗核抗体阳性，胞浆型，滴度1∶1 000，抗线粒体抗体M2型阳性，定量 > 800RU/mL。我科拟诊为“结缔组织病、原发性胆汁性胆管炎”，收患者住院。

患者有高血压病史5年，血压控制可，否认糖尿病、心脏病病史，否认肝炎、结核病病史，否认特殊药物服用史，否认手术史、外伤史、输血史，否认食物、药物过敏史，家族史无特殊记载。

2. 体格检查

体温36.5℃，脉搏80次/分，呼吸20次/分，血压136/85mmHg。一般情况可；皮肤、黏膜正常，未见蜘蛛痣；双肺呼吸音清；心律齐，心脏各瓣膜听诊区未闻及病理性杂音；

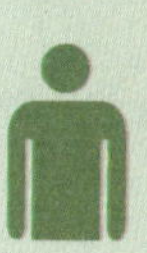

腹平坦，无压痛、反跳痛及肌紧张，肝、脾肋缘下未触及，Murphy 征阴性，肠鸣音 3 次 / 分；脊柱及关节无特殊。

3. 实验室检查和辅助检查

血常规：白细胞计数 8.6×10^9/L，血红蛋白 135g/L，血小板计数 235×10^9/L。

尿、便常规：未见异常。

肝功能：丙氨酸氨基转移酶 63U/L，天冬氨酸氨基转移酶 138U/L，碱性磷酸酶 546U/L，谷氨酰胺转移酶 659U/L。

肾功能：正常。

凝血系列：凝血酶原时间 10.2s，凝血酶原活动度 110%，国际标准化比值 0.94，活化部分凝血酶时间 35.9s，D 二聚体 194ng/mL。

甲肝、乙肝、丙肝、戊肝等肝炎标志物：阴性。

甲胎蛋白：阴性。

自身抗体系列：抗核抗体滴度 1∶1 000（胞浆型），抗线粒体抗体 M2 型阳性，抗线粒体抗体 M2 型定量 > 800RU/mL。

IgG 18.2g/L、IgM 5.34g/L。

血沉：60mm/h。

唾液分泌试验：基础 0.13mL/min，刺激后 1.0mL/min。

腹部超声：肝脏大小形态正常，肝内回声增强，胆囊、胰腺、脾脏、双肾大小未见异常。

肝脏超声造影和瞬时弹性成像：肝脏硬度值 10.3kPa，脂肪衰减值 211dB/m。

唇腺活检病理：（唇腺）送检唇腺组织，腺泡轻度萎缩，腺泡间见淋巴细胞灶 > 1/4mm^2（4 平方毫米组织内大于 50 个淋巴细胞）。

4. 初步诊断

干燥综合征、原发性胆汁性胆管炎。

二、诊治经过

患者干燥综合征合并原发性胆汁性胆管炎，实验室检查显示丙氨酸氨基转移酶、天冬氨酸氨基转移酶、碱性磷酸酶、谷氨酰转肽酶升高，血沉快，IgG、IgM 升高，肝脏形态尚可，未见明显肝硬化失代偿表现。给予甲泼尼龙片 12mg，1 次 / 天，口服；加用硫酸羟氯喹 0.2g，2 次 / 天，口服，调节免疫；熊去氧胆酸胶囊（UDCA）250mg，3 次 / 天，口服，利胆。用药 2 周后，皮肤瘙痒、乏力症状减轻。复查肝功能：丙氨酸氨基转移酶 38U/L，天冬氨酸氨基转移酶 51U/L，碱性磷酸酶 246U/L，谷氨酰胺转肽酶 159U/L。

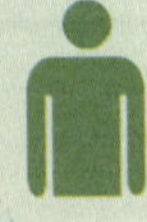

三、案例分析

1. 病史特点

（1）中年女性，以口眼干伴全身皮肤瘙痒为主要表现。

（2）否认肝炎病史、特殊药物服用史，否认饮酒史。

（3）体格检查无特殊。

（4）实验室检查和辅助检查：丙氨酸氨基转移酶、天冬氨酸氨基转移酶、碱性磷酸酶、谷氨酰转肽酶等异常，炎性指标高，抗核抗体、抗线粒体抗体 M2 型阳性，唾液、泪液分泌减少，唇腺活检阳性。

2. 诊断和诊断依据

（1）诊断：干燥综合征（诊断依据详见相关章节）、原发性胆汁性胆管炎。

（2）诊断依据：①有胆汁淤积引起的皮肤瘙痒症状；②除外病毒性肝病、脂肪肝、药物肝、酒精肝等；③肝酶、胆酶异常；④抗线粒体抗体 M2 型阳性，定量大于正常高限；⑤熊去氧胆酸治疗有效。

3. 鉴别诊断

（1）原发性硬化性胆管炎（PSC）。与原发性胆汁性胆管炎类似，PSC 也是一种慢性胆管疾病，但它涉及胆管的炎症和纤维化，导致胆管狭窄和胆汁流出受阻。PSC 经常与炎性肠病（如溃疡性结肠炎）相关联。

（2）药物或毒素引起的胆汁淤积。某些药物（如抗生素、抗癫痫药、口服避孕药等）或毒素（如酒精）可导致胆汁淤积，其症状和体征可能与原发性胆汁性胆管炎相似。

（3）自身免疫性肝炎（AIH）。AIH 是另一种自身免疫性肝脏疾病，其特点是肝脏的炎症和损伤。AIH 的一些表现可能与原发性胆汁性胆管炎重叠。

（4）遗传性胆汁淤积性疾病。例如 Gilbert 综合征、Dubin-Johnson 综合征和 Rotor 综合征等遗传性疾病，这些病症会影响胆汁的正常流动和代谢。

（5）肝内胆管结石或胆管癌。胆管内的结石或肿瘤可阻塞胆汁流动，引起胆汁淤积，其症状可能与原发性胆汁性胆管炎相似。

（6）肝硬化。由于多种原因引起的肝脏长期损伤和瘢痕形成，肝硬化可导致胆汁淤积和肝功能受损。

（7）感染性肝病。例如肝吸虫病（由肝吸虫引起的寄生虫感染），可能导致胆管炎症和胆汁淤积。

四、处理方案及基本原则

1. 治疗原则

（1）基础治疗：13 ~ 15mg/kgUDCA 是治疗原发性胆汁性胆管炎的一线用药，其作用机制包括利胆、细胞保护、抗炎、免疫调节等，具有改善生化指标、缓解病理改变和延缓病程进展的作用。对肝功能异常和肾功能不全的原发性胆汁性胆管炎患者，无需调整 UDCA 的剂量。主要不良反应包括腹泻、胃肠道反应、皮肤瘙痒等，但发生率较低。UDCA 应长期服用，停药可能导致生化指标反弹甚至疾病进展。

（2）二线治疗：对 UDCA 治疗反应欠佳的原发性胆汁性胆管炎患者，目前 FDA 批准的二线治疗药物仅有 6- 乙基鹅去氧胆酸 – 奥贝胆酸，这是一种法尼酯 X 受体（FXR）激动剂，目前国内正在进行 I 期临床试验。

（3）探索性治疗：近年来发现贝特类降脂药如非诺贝特、苯扎贝特等，有改善 UDCA 治疗反应不佳的原发性胆汁性胆管炎患者生化指标的疗效。由于药品说明书尚未更新，目前未将原发性胆汁性胆管炎列入适应证，正式使用还需等待药品说明书更新。

（4）对症及相关并发症治疗：瘙痒是原发性胆汁性胆管炎最突出的症状，针对瘙痒的主要药物是消胆胺和利福平。消胆胺抑制胆汁酸在肠道的重吸收，推荐剂量为 4 ~ 16g/d，与 UDCA 等药物服用时的时间间隔需至少 4 小时。消胆胺不耐受或疗效不佳的原发性胆汁性胆管炎患者，可使用利福平作为二线治疗，推荐剂量为 150mg，2 次 / 天，疗效欠佳者可逐渐加量至 600mg/d，使用过程中需密切监测肝功能。

针对乏力，目前尚无明确有效药物。血脂显著升高且具有心血管高危因素的原发性胆汁性胆管炎患者，可考虑加用降脂药物，他汀类药物和贝特类药物相对安全，注意监测肝功能。骨质疏松治疗与绝经后骨质疏松治疗大致相同，主要以补充钙剂和维生素 D 为基础，国外推荐剂量为元素钙 1500mg/d，维生素 D 800IU/d。另外，联合双膦酸盐类药物治疗可能有效，目前尚无针对原发性胆汁性胆管炎病因改善骨密度的治疗方式。

门静脉高压的处理与其他类型肝硬化相似。如有食管胃底静脉曲张，需采用非选择性 β 受体阻滞剂，严重时需使用内镜下曲张静脉结扎术等预防出血的措施；如出现腹水，可使用螺内酯、呋塞米等利尿剂。部分原发性胆汁性胆管炎患者可在肝硬化发生前出现窦前性门静脉高压，这些患者肝脏合成功能尚可，不适合肝移植，必要时可采取门 – 体静脉分流或断流手术。

（5）肝移植：如患者出现顽固性腹水、自发性腹膜炎、反复食管胃底静脉曲张破裂出血、肝性脑病、肝细胞癌等预计存活时间少于 1 年的情况，可考虑肝移植。

2. 针对本案例患者的相关诊治

（1）患者入院后进一步完善肝炎筛查、甲胎蛋白、凝血、炎性指标、免疫球蛋白、肝硬度等相关检查。

（2）嘱咐患者避免服用肝损害药物。

（3）小剂量激素联合羟氯喹治疗干燥综合征，熊去氧胆酸利胆。

（4）监测肝功能。

3. 转诊及社区随访

随诊评估管理：原发性胆汁性胆管炎是一种慢性疾病，需长期随诊，医患配合。初次诊断后，给予 UDCA 治疗，一般推荐 1 个月后复诊，之后可每 3 个月复诊 1 次。6 ~ 12 个月后如评估患者对 UDCA 的治疗反应欠佳，则加用二线治疗，之后可每 1 ~ 3 个月复查 1 次，根据评估生化指标情况及对药物的耐受情况调整治疗，直至达到生化指标缓解；如对 UDCA 的治疗反应良好，则可改为每 3 ~ 6 个月复查 1 次。

随诊过程中，除评价生化指标外，还需关注患者心理状况，可通过瘙痒或乏力的视觉模拟评分等量表评估；另外，还应定期检查患者肝脏超声影像学改变、骨密度等骨质疏松相关指标、血脂，评估心血管事件风险，评估甲胎蛋白等肝脏恶性肿瘤发生风险，了解食管静脉曲张等门静脉高压情况，综合评估患者的生活质量及病情进展情况。

五、要点与讨论

1. 原发性胆汁性胆管炎的诊断标准

（1）生化指标异常：碱性磷酸酶升高且持续超过 6 个月，同时伴有谷氨酰转肽酶升高。

（2）自身抗体检测：血清抗线粒体抗体、抗线粒体抗体 M2 型或抗 SP 100 抗体、抗 gp210 抗体阳性。

（3）组织学特征：肝脏组织病理学提示，有非化脓性破坏性胆管炎和小叶间胆管破坏等改变。

以上 3 条满足 2 条，诊断即可成立。

2. 诊断上常见误区

（1）忽视轻微的异常实验室指标：原发性胆汁性胆管炎的早期可能只表现为轻微的碱性磷酸酶升高。由于这种程度的升高很容易被忽视或归因于其他非肝脏原因，可能导致误诊。

（2）混淆抗体检测：抗线粒体抗体是原发性胆汁性胆管炎的一个关键标志，但其

缺失不排除原发性胆汁性胆管炎的诊断。5% ~ 10% 的原发性胆汁性胆管炎患者可能抗线粒体抗体阴性，而抗核抗体的特异亚型可能在这些患者中呈阳性。因此，专注于单一抗体可能会误导诊断思路。

（3）与原发性硬化性胆管炎（PSC）的混淆：原发性胆汁性胆管炎和 PSC 都会导致胆管炎症和胆汁淤积，但它们是两种不同的疾病，治疗和预后也有所不同。仅依赖于影像学检查而不结合抗体检测和临床表现，可能导致二者混淆。

（4）肝脏活检的过度依赖：尽管肝脏活检是诊断原发性胆汁性胆管炎的金标准之一，但不是所有情况都需要进行肝脏活检。在抗线粒体抗体阳性和碱性磷酸酶持续升高的情况下，可能无需活检即可确诊。过度依赖活检可能增加患者的不必要风险。

（5）忽略临床症状的轻微性或缺失性：早期原发性胆汁性胆管炎可能几乎没有症状或仅有非特异性症状，如疲劳和皮肤瘙痒。将这些症状归咎于其他更常见的原因可能导致误诊。

（6）对年轻患者或男性患者的诊断偏见：虽然原发性胆汁性胆管炎更常见于中老年女性，但年轻人和男性也可能发病。忽视这一点可能导致在这些人群中漏诊。

（7）混淆其他肝病：诸如自身免疫性肝炎、药物性肝损伤等其他肝脏疾病也可能表现为碱性磷酸酶、丙氨酸氨基转移酶的升高，应当小心鉴别。

六、思考题

1. 在诊断原发性胆汁性胆管炎时，哪些临床表现和实验室检查结果被认为是关键指标？请列举并解释其重要性。

2. 目前原发性胆汁性胆管炎的标准治疗方案是什么？

3. 原发性胆汁性胆管炎患者的长期管理策略包括哪些方面？

七、科普小常识

1. 原发性胆汁性胆管炎有哪些饮食禁忌？

（1）一般情况下，患者应以能量适中的蛋白质、丰富的维生素、低脂肪、易消化、种类多样、营养均衡、口味适合、有助食欲为原则。

（2）每天饮食量保持恒定，以低盐、低脂肪、少糖、高蛋白为佳，不吃辛辣、油腻、油炸、黏硬的食物，勿暴饮暴食，并且要注意饮食卫生，防止腹泻。

（3）绝对禁酒（包括啤酒及米酒），少喝饮料，可饮热茶。

2. 易患人群在日常生活中怎样做到早预防、早治疗？

早期原发性胆汁性胆管炎患者没有症状，而且治疗比较棘手。建议：

（1）定期体检。

（2）重视相关的临床表现，如疲劳、乏力、皮肤瘙痒、消化吸收不良。

（3）检查发现胆汁淤积的表现，包括碱性磷酸酶和谷氨酰转肽酶升高，一般高于正常值上限的 3 ~ 5 倍，转氨酶轻度或中度升高。

（4）抗线粒体抗体阳性是最突出的免疫异常指标。

（5）合并自身免疫疾病者，如干燥综合征、系统性红斑狼疮、自身免疫性甲状腺炎等，应及时做相关检查。

（编者　郭莹莹 / 审校　崔路萍）

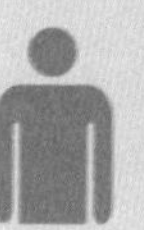